Albert Rosenfeld:

Die zweite Schöpfung

Neue Aspekte
des menschlichen Lebens

Droemer Knaur

Inhalt

Über dieses Buch

Die Synthese des Menschen ist jetzt in Reichweite. Hatten wir bisher erlernt, unsere materielle Umwelt zu verändern, so erwirbt die Menschheit gerade die Fähigkeit, sich selbst umzugestalten. Die Organverpflanzung ist Tatsache geworden, und aus embryonalem Material lassen sich prinzipiell Organe in Erwachsenengröße züchten. Bald wird es möglich sein, die Persönlichkeit von Kriminellen und Neurotikern zu verändern, die Zeugung eines Menschen ohne die sexuelle Vereinigung zu bewirken; Embryonen wachsen in Retorten heran, und die Erbmasse kann so manipuliert werden, daß Lebewesen entstehen, die es bis dahin nicht gab. Es wird möglich werden, den Menschen zum Teil einer Maschine zu machen – auch einer Denkmaschine –, fähig, in der Luft, unter Wasser oder im Weltraum zu existieren und zu funktionieren.
Solche tiefen Eingriffe in die körperliche und geistige Welt stellen alle unsere elementaren Begriffe in Frage: Gesundheit und Krankheit, Jugend und Alter, Mann und Frau, das Gute und das Böse, Leben und Tod, die familiären Beziehungen ebenso wie die individuelle Identität. In dieser Situation unternimmt es Rosenfeld, die biologische Zukunft zu betrachten. Dieses Buch greift den Argumenten von morgen vor, nennt deutlich die aufkommenden Besorgnisse, aber erfaßt auch im voraus die Hoffnungen und günstigsten Möglichkeiten.
»Die zweite Schöpfung« ist eine glänzend geschriebene, kenntnisreiche Zukunftsdiagnose, die vor dem Leser alle neueren biologischen Forschungen ausbreitet und deren Resultate in Beziehung setzt zu Philosophie und Theologie, Recht und Gesetz, Sitte und Moral. Was in den nächsten Jahrzehnten an biologischer Umwandlung auf uns zukommt, wird hier umfassend, klar und deutlich der Öffentlichkeit vorgestellt.

März 1973
Vollständige Taschenbuchausgabe
Droemersche Verlagsanstalt
Th. Knaur Nachf., München/Zürich
Mit freundlicher Genehmigung der
Econ Verlag GmbH, Düsseldorf-Wien

Titel der Originalausgabe:
THE SECOND GENESIS

Aus dem Amerikanischen übertragen von
Heinz Kotthaus
Umschlaggestaltung Jan Buchholz / Reni Hinsch
Gesamtherstellung: Richterdruck Würzburg
Printed in Germany
ISBN 3-426-00307-4

Für Robert und Shana,
die an der zweiten Schöpfung teilhaben werden
und hoffentlich ihren Nutzen daraus ziehen.

Und Gott der Herr
machte den Menschen aus einem Erdenkloß,
und er blies ihm ein
den lebendigen Odem in seine Nase.
Und also ward der Mensch
eine lebendige Seele.

1. Mose 2,7

Als der Staub der Erde
sich des Staubes bewußt wurde,
begann eine Verwandlung
im Antlitz der Erde.

Charles und Mary Beard
The Rise of American Civilization

Vorwort

Demnächst: die Beherrschung des Lebens. Allen Lebens, einschließlich des menschlichen Lebens. Beherrscht durch den Menschen selbst.
Und außerdem: eine neue Schöpfung – die zweite Schöpfung. Der Schöpfer, diesmal bekannt – der Mensch. Das Erschaffene – wiederum der Mensch. Aber ein neuer Mensch. Nach einem neuen Bilde. Nach einer ganzen Reihe neuer Bilder. Was werden diese neuen Bilder sein?
Sie werden sich ganz von dem Menschenbilde unterscheiden müssen, das wir kennen – dem Menschenbild, das uns nach Vietnam geführt hat, zu den Rassenunruhen, zu der Bedrohung mit Kernwaffen, zu der Gefahr eines von Abgasen und Abwässern der Industrie vergifteten, übervölkerten Planeten.
Zu diesen Dingen ist es mehr oder weniger durch das Verschulden des Menschen gekommen, denn sie haben, wie sich nicht bestreiten läßt, seiner Kontrolle unterstanden. Wenn er erstaunliche neue Macht gewinnt, wie es der Fall ist, mit unendlich größeren Wirkungsmöglichkeiten, wird uns das nicht mit unmeßbarer Beschleunigung einem unvermeidlichen Untergang zutreiben – hundert schweren Explosionen, gefolgt von drei Milliarden Todesseufzern?
Wenn wir daran glauben, dann allerdings.
Das neue Menschenbild kann aber auch überraschende Alternativen bieten. Seine Erschaffung wird die entschlossene Hingabe der besten Geister der Menschheit an die weitest abgesteckten Ziele, an die fernsten Reichweiten der Vorstellungskraft erfordern.
Vergebliche Bemühungen?
Alles andere als das. Was wir vom Menschen glauben, was wir für den Menschen wollen, wird einen nachhaltigen Einfluß darauf haben, was wirklich mit dem Menschen geschieht.

Was glauben wir vom Menschen?
Eine Zukunftsphantasie – aber vielleicht gar nicht so phantastisch und einer so fernen Zukunft angehörend – mag dazu dienen, die Antwort zu verdeutlichen:
Stellen wir uns einen Diktator mit einer ihm unterworfenen Bevölkerung vor. Der Diktator ist ein Mensch, der überzeugt ist, zu wissen, was für jedermann das beste ist – für ihn selbst die absolute Macht, für seine Untertanen das Gefühl des Glücklichseins. Ihm stehen alle elektronischen und chemischen Mittel und Methoden zur Verfügung, mit denen sich das menschliche Gehirn beherrschen läßt, und ebenso die neuesten

Methoden zur Kontrolle der menschlichen Fortpflanzung. Er kann ganze Bevölkerungen »künstlich« heranziehen, ohne daß dazu eine sexuelle Betätigung oder der Verband der Familie erforderlich wäre. Wenn er will, kann er auch in die Köpfe seiner Untertanen Elektroden einpflanzen oder »Gehirndrogen« schon in früher Jugend verabreichen.

Wenn er dies tut, kann er seine Untertanen wie die Sklaven arbeiten lassen, sie aber gleichzeitig in einem Zustand ständigen Glücksempfindens erhalten, indem er die entsprechenden Zentren im Gehirn stimuliert. Praktisch niemand in einer solchen Gesellschaft hätte eine Freiheit der Entscheidung in einem Lebensbereich, wo nach unserer Auffassung die Möglichkeit der freien Entscheidung wichtig ist. Aber alle wären sehr glücklich.

Warum sollte sich noch jemand bemühen, glücklich zu werden, wenn er schon das Empfinden hat, glücklich zu sein? Wenn sich jedermann glücklich fühlt, kann dann etwas nicht in Ordnung sein?

Wenn uns etwas an diesem Bild allgemeinen Glücklichseins stört, wenn wir es etwa tief deprimierend finden sollten, ist dies dann nicht die Folge eines Vorurteils, das uns unsere Zivilisation eingibt? Oder ist dieses »Glücklichsein« vielleicht *nicht* das Ziel menschlichen Strebens? Oder, wenn dies doch sein sollte, wie können wir es definieren? Können wir die Frage beantworten, die uns neben anderen Sir Julian Huxley so beharrlich stellte: Wofür sind die Menschen da?

Die Antworten (es gibt mehr als eine) auf solche Fragen können nicht bis zur Zeit solcher Zukunftsbilder aufgeschoben werden. Wir müssen einige bessere Antworten schon jetzt finden, auch schon im Zusammenhang mit unseren etwas prosaischen Lebensverhältnissen.

Vor nicht langer Zeit wurde ein reicher Reeder bei einem Verkehrsunfall tödlich verletzt und in aller Eile ins Krankenhaus transportiert. Obwohl er bei der Ankunft schon für tot gehalten wurde, gab sich ein Team von Ärzten die größte Mühe, sein Herz wieder zum Schlagen zu bringen. Es gelang, aber nur für die Dauer von vierzig Minuten, während der es schwach und ungleichmäßig schlug. Als weitere Bemühungen der Ärzte ergebnislos verliefen, erklärten sie ihn schließlich für tot. Unterdessen wurde in den gleichen kritischen vierzig Minuten von der einzigen Tochter des Reeders ein Mädchen geboren. Die Tochter hatte gegen den Wunsch ihres Vaters geheiratet. Aus diesem Grunde hatte er sie enterbt und alles, was er besaß, seinem Sohn vermacht. Er hatte aber 100000 Dollar für jedes Kind seiner Tochter ausgesetzt, das vor seinem Tode das Licht der Welt erblicken würde.

War dieses neugeborene Kind berechtigt, die ausgesetzte Summe zu erhalten? War der Großvater dieses kleinen Mädchens tot, als er in das Krankenhaus eingeliefert wurde, oder war er lebendig?

Gewiß, nach allen herkömmlichen Begriffen war er tot. Aber heutzutage gelingt es Ärzten häufiger, Patienten wiederzubeleben, die noch vor kurzem als unwiderruflich tot angesehen wurden. Die Ärzte müssen in solchen Fällen wahre Wunder vollbringen, um das Herz wieder zum Schlagen zu veranlassen, aber manchmal gelingt es, und dann ist der scheinbar Tote dem Leben wiedergeschenkt. Wäre dies auch bei dem Reeder gelungen, dann hätte niemand bestritten, daß er noch lebend in das Krankenhaus eingeliefert wurde. Es sei denn, jemand wolle behaupten, er sei vom Tode ins Leben zurückgeholt worden.

Die Erbschaftsfragen, die sich aus diesem Fall ergaben, wurden außergerichtlich geregelt, so daß sich kein Jurist mit diesen Fragen befassen mußte. Betrachten wir jedoch einen anderen Fall, über den es zu einer gerichtlichen Entscheidung kam. Einer von ihrem Mann geschiedenen Frau war das Sorgerecht für ihr Kind zugesprochen worden. Nun versuchte sie, ihrem Mann das Recht zu nehmen, das Kind in regelmäßigen Abständen zu sehen. Er habe keine Ansprüche darauf, erklärte sie, weil sie das Kind durch künstliche Befruchtung empfangen habe, wofür der Arzt den Samen von einem anonymen Spender beschaffte. Der geschiedene Mann protestierte energisch gegen diese Begründung. Die künstliche Befruchtung war mit seinem vollen Wissen und Einverständnis erfolgt, und das Kind war in der Ehe geboren. Er hatte wie jeder Mann die Freuden und Sorgen der Schwangerschaft seiner Frau miterlebt und mit der gleichen Ängstlichkeit wie andere Männer auch im Wartezimmer der Klinik auf das erlösende Wort gewartet. Er hatte das Kind geliebt und dafür gesorgt, als sei es sein eigenes, und er betrachtete sich als den eigentlichen Vater des Kindes.

Vom Gericht wurde ihm das Recht zuerkannt, dieses Kind regelmäßig sehen zu dürfen. Als aber die Mutter von New York, wo dieses Urteil gefällt wurde, nach Oklahoma[1] verzog, wo sie die Angelegenheit wieder vor Gericht brachte, sahen die dortigen Richter die Sache in einem ganz anderen Licht und befanden, daß der geschiedene Ehemann keine elterlichen Vorrechte besäße, da er in keinem Sinne der echte Vater des Kindes sei.

Wenn nun aber dieser Mann nicht als Vater des Kindes anzusehen ist, wer dann? Der anonyme Fremde, von dem der Samen zur Befruchtung stammte? Wenn ja, konnte dieser jetzt das Kind als sein eigenes beanspruchen? Konnte er verlangen, das Kind regelmäßig zu sehen? Und hinsichtlich der Pflichten – konnte er gezwungen werden, für den Unterhalt des Kindes zu sorgen? Konnte ihn das Kind beerben? Hatte der gesetzliche Ehemann der Mutter, wenn das Kind geboren wurde, das Recht, dieses Kind zu enterben und als unehelich zu erklären?

1 Oklahoma legalisierte vor kurzem als erster US-Staat die künstliche Befruchtung.

Nichts von alledem ist etwa eine juristisch amüsante Haarspalterei. Es sind absolut praktische Fragen, die sich aus den Problemen ergeben und die wirklich existierende Menschen bewegen. Zu ähnlichen Kompliziertheiten kommt es jedesmal, wenn Biologie oder Medizin einen wichtigen Fortschritt machen. Ein solcher Fortschritt braucht keinen Umsturz des bisherigen Wissens darzustellen. Es kann sich um eine relativ einfache neue Methode handeln, etwa um eine Möglichkeit, ein eben stehengebliebenes Herz wieder in Gang zu setzen oder eine Frau künstlich zu befruchten. Sobald eine solche Entdeckung gemacht und die Technik erlernt worden ist, sobald sie mit ausreichender Sicherheit angewendet werden kann, werden diejenigen, die glauben, daß sie notwendig ist, dazu neigen, sie anzuwenden. Es gibt aber immer eine spürbare Verzögerung, bis die Mechanismen und Haltungen der Gesellschaft einschließlich des Gesetzes sich der neuen Wirklichkeit anpassen, die von der Wissenschaft geschaffen worden ist. Wenn sich die Macht der Menschen, das Leben zu beherrschen, immer schneller verstärkt, wird die erwähnte Verzögerung nicht nur in Einzelfällen bedauerlich sein, sondern sie könnte katastrophale Ausmaße annehmen.
Das Nachhinken der gesetzlichen Vorschriften und der menschlichen Haltung war bis jetzt nur deshalb einigermaßen erträglich, weil die bis jetzt zutage getretenen Probleme fast kindisch einfach und schlicht waren im Vergleich zu den alptraumhaften Kompliziertheiten – juristischer, gesellschaftlicher, ethischer, moralischer, philosophischer, religiöser, ästhetischer und politischer Art –, denen wir uns bald gegenübersehen werden. Wenn die Wissenschaft, wie anzunehmen ist, weiter so stürmische Fortschritte macht, wird sich das Leben der Menschheit so radikal verändern, daß eine für uns alle gänzlich neue Welt entstehen wird.
»Eine Sache, die neu ist«, sagte der verstorbene Dr. J. Robert Oppenheimer in einer Vorlesung anläßlich der Zweihundertjahrfeier der Columbia-Universität, »das ist das Vorherrschen des Neuseins, die Veränderung des Maßstabs und des Auswirkungsbereichs der Veränderungen, so daß sich die Welt zusehends ändert und die Jahre eines Menschenlebens nicht ein geringes Wachstum, eine andere Ordnung oder eine Änderung dessen begleiten, was ein Mensch in seinen jungen Jahren gelernt hat, sondern eine große Umwälzung im Wissen seiner Zeit.« Oppenheimer hielt diese Vorlesung 1954, noch in der – wissenschaftlich gesprochen – guten alten Zeit, ehe der erste Sputnik auf seine Umlaufbahn gebracht wurde, ehe die Biochemiker ihren großen Durchbruch bei der Enträtselung der in Molekülen verschlüsselten Erbanlagen erzielten. Die Welt verändert sich inzwischen mit noch halsbrecherischer Geschwindigkeit, und die diese Änderungen begleitenden Probleme werden uns bald überwältigen.

Um die radikal gewandelte Welt der nahen Zukunft zu beschreiben, muß die Wissenschaft nach neuen Wörtern suchen. Sir Julian Huxley schlug vor, den neuen Menschen »transhuman« zu nennen. Dr. Kenneth Boulding glaubt, die neue Zivilisation werde ein solcher Sprung nach vorn sein, daß sie am besten als »Nachzivilisation« zu bezeichnen wäre. Dr. Harlow Shapley nennt sie das psychozooische Reich. Der verstorbene französische Jesuit Père Teilhard de Chardin, Naturwissenschaftler und Philosoph, prägte eine ganze neue Terminologie für die Zukunft.

»Welche Ausdrücke wir auch benutzen«, sagte Dr. Jonas Salk, Arzt, Naturforscher und Biophilosoph, »die Zeit ist gekommen, der Menschheit die große Auswirkung biologischen Denkens und Wissens bewußt zu machen. Dieses Bewußtsein wird zu der weiteren Befreiung des Menschen und zum Gedeihen seiner großen Möglichkeiten führen. Es wird aber auch notwendig für ihn sein, die neuen Gefahren zu vermeiden, welche die Befreiung mitbringt. Hier kann nur sein Empfinden für menschliche Werte ihm als Richtschnur dienen. Inzwischen müssen jedoch schon die politischen Manager der menschlichen Gesellschaft davor gewarnt werden, was auf die Menschheit zukommt.«

Der folgende Bericht wird keinesfalls eine umfassende Reportage der kühnen und oft auch erschreckenden Untersuchungen sein, die gegenwärtig von den Biologen und den Forschern unter den Ärzten vorangetrieben werden, noch wird er vollständige Beschreibungen einiger dieser Untersuchungen bringen. Dieser Bericht ist vielmehr ein Versuch, eine Vorbereitung darauf zu bieten, »was auf die Menschheit zukommt« – als Folge gegenwärtiger Forschung, jüngster Entdeckungen und neuerer Leistungen auf verschiedenen wissenschaftlichen Gebieten, besonders dort, wo des Menschen neue Fähigkeiten eine Rolle spielen, sich an seinem Körper – und damit auch an seiner Psyche – zu vergreifen[2]. Nicht, daß an den Versuchen des Menschen, sich am Körper zu vergreifen, etwas absolut Neues wäre; manche dieser Versuche sind auch erfolgreich gewesen, wie die Geschichte der Medizin lehrt. Im gewissen Sinn vergreifen wir uns schon an unserem Körper, wenn wir

2 Ich verwende den Ausdruck »sich vergreifen«, um damit jeden Eingriff des Menschen in den normalen Ablauf der körperlichen Vorgänge zu bezeichnen, alles, das den Gang der Ereignisse ändert, die eingetreten wären, wenn er nicht eingegriffen oder »sich vergriffen« hätte. Die Folgen können günstig oder schädlich sein. »Sich vergreifen« hat oft einen negativen Nebensinn, der die Schädlichkeit der Folgen andeutet, und ich glaube, der Grund dafür, daß ich das Wort hier verwende, war für mich die Tatsache, daß Neuerungen in der Medizin, obwohl sie zumindest später den Patienten zugute kommen sollen, anfangs oft etwas Alarmierendes an sich haben. Der wissenschaftliche Experimentator ist gewöhnlich von Dingen und Ideen an sich und wie sie funktionieren völlig in Anspruch genommen; die Folgen für die Menschheit – ob gut oder schlecht – stehen nicht immer im Vordergrund seines augenblicklichen Denkens.

eine Aspirintablette oder ein Antibiotikum einnehmen, wenn wir uns den Blinddarmfortsatz oder die Mandeln herausnehmen lassen und selbst wenn wir nur zum Zahnarzt oder zur Gymnastikstunde gehen.

Die neueste Art von Eingriffen stellt jedoch eine radikale Abweichung von allem dar, was wir bisher kannten. Es handelt sich um den Ersatz ganzer versagender Körperteile durch Verpflanzung von Organen aus einem anderen Körper oder durch Austausch gegen künstliche Ersatzmechanismen; die Kontrolle von Körper, Geist und Verhalten durch Elektronik, Medikamente und Kybernetik; das Einfrieren toter Körper für eine mögliche irdische Wiederauferstehung dank der zunehmend raffinierten Wissenschaft der Zukunft. Bei manchen Methoden erfolgen die Eingriffe vor der Geburt, wenn sich der Embryo noch in der Gebärmutter befindet, oder auch in der Weise, daß Kinder durch eine Befruchtung innerhalb oder außerhalb einer Gebärmutter, mit oder ohne sexuellen Verkehr erzeugt werden, ganz zu schweigen von den weiteren Möglichkeiten, künftige Generationen durch eugenische Maßnahmen oder durch molekulare Manipulationen der Gene nach Wunsch zu verändern.

Die Forscher kommen täglich der Entzifferung der schwierigsten biochemischen Verschlüsselungen näher, und jede neue Entdeckung bedeutet eine weitere Möglichkeit, unseren Körper und unseren Verstand zu manipulieren. Was wird gewünscht: Bildung durch Injektion? Ein Katalog von Ersatzkörperteilen? Ein größeres, leistungsfähigeres Gehirn? Ein Heilmittel gegen das Altern? Unsterblichkeit in der Tiefkühltruhe? Elternlose Kinder? Körpergröße und Hautfarbe auf Bestellung? Die Fähigkeit, Sonnenlicht direkt in Energie umzusetzen, wie es die Pflanzen tun, ohne Lebensmittel als Energieübertrager? Man braucht es nur zu nennen und kann sicher sein, daß sich jemand ernstlich damit beschäftigt.

Im Jahre 1965 erklärte ganz nüchtern Dr. Charles C. Price von der Universität von Pennsylvania, damals Präsident der American Chemical Society: »Die Synthese des Lebens ist jetzt in Reichweite.« Er schlug vor, die Vereinigten Staaten sollten die Schaffung des Lebens im Laboratorium zu einem nationalen Ziel machen, vergleichbar der Entsendung von Astronauten zum Mond. Heute wird im Kreise von Wissenschaftlern wohl über nichts häufiger gesprochen als über den Einfluß auf die Vererbung des Menschen und seiner Evolution durch den Menschen selbst. Und diese Diskussionen lassen kaum einen Zweifel daran, daß dem Menschen ein solcher Einfluß möglich sein wird. Es geht nur darum, wann und nicht ob dieses Ziel eines Tages zur Wirklichkeit wird.

Die meisten Forscher stimmen darin überein, daß die erregendsten Zukunftsentwicklungen Einsichten und Entdeckungen entstammen werden, die noch nicht gemacht sind, und Folgen haben werden, die noch gar nicht abzusehen und vorzustellen sind. Wir leben also in einer Zeit, in der nicht nur alles möglich erscheint, was wir uns ausdenken können, sondern die Möglichkeiten reichen über das *hinaus*, was wir uns vorstellen können. In solch einer Zeit ist es schwer, die Physik von der Metaphysik, die »geistesgestörten Wissenschaftler« der Zukunftsromane von den absolut geistesgesunden Wissenschaftlern unserer Tage zu unterscheiden oder einen Strich zwischen dem zu ziehen, was eine reale Möglichkeit, und dem, was blühender Unsinn ist. Es gibt einfach keine sichere Möglichkeit, Zweifel dieser Art auszuräumen. Die Wissenschaftler mögen die phantasievollen Ausmalungen durch Journalisten bedauern – aber es ist schwer, die eigenen, noch hemmungsloseren Spekulationen der Wissenschaftler selbst zu übertreffen. Und sie geben als erste zu, daß sie uns nicht genau zu sagen vermögen, was wirklich geschehen wird.

Es existieren mächtige Institutionen, die uns raten könnten, was geschehen *muß* – die mächtigste unter diesen dürfte die Religion sein. Ohne Rücksicht darauf, was die Wissenschaftler möglich gemacht hat, beeinflußten moralische Billigung oder Mißbilligung in der ganzen Geschichte der Menschheit, was der Mensch von den Fortschritten sofort annahm, was er langsamer annahm und was er völlig zurückwies. In der neuen Zeit jedoch wird wahrscheinlich kein Fortschritt völlig ignoriert werden können.

Der Physiker Johannes M. Burgers war bei seiner Pensionierung von der Universität von Maryland so beunruhigt über Versuche, die zur Erschaffung von Menschen im Laboratorium führen könnten, daß er für eine fünfzigjährige Einstellung der Arbeiten plädierte, die zu diesem Ziele führen könnten. Er sagte: »Es mag antifortschrittlich klingen. Ich würde nicht wollen, daß das Verbot für ewig gelten soll. Aber im Augenblick wartet noch. Wartet, bis das Bildungsniveau des Menschen höher ist. Wartet, bis ihr mehr über das Leben wißt.« Lewis Mumford hat entsprechend vorgeschlagen, auf den Gebieten der Naturwissenschaft und Technik sich eine freiwillige restriktive Selbstdisziplin aufzuerlegen. Aber die wissenschaftliche Neugier ist in der Welt von heute eine der stärksten Antriebskräfte, und die Preise, die für die erfolgreiche Betätigung dieser Neugier ausgesetzt sind, erweisen sich oft als nicht unbeträchtlich.

Wissenschaftler in verschiedenen Ländern gehen jedem Weg der Forschung nach, der sie zufällig anzieht, ohne Rücksicht auf die vorherrschenden moralischen Einstellungen (es sei durchaus zugegeben, daß anfangs das Wohl der Menschheit in den Überlegungen mitspielt). Einige der Entdeckungen und erzielten Leistungen werden sich zunächst nur wenig und nur auf einen kleinen, beschränkten Teil der Bevölkerung der Erde auswirken. Aber die Möglichkeiten und die Vorteile, die jenen zufallen können, welche diese Leistungen ausnützen, werden so überwältigend sein, daß die übrige Welt nicht lange darauf verzichten wird. Und diejenigen, die uns leiten, einschließlich der Theologen, werden nicht in der Lage sein, uns zuverlässig richtig zu leiten, ohne diese Entdeckungen zu berücksichtigen.

Die unerfreulichen Begleiterscheinungen biomedizinischer Entdeckungen werden von manchen als zu sehr in der Zukunft liegend angesehen, um uns mehr als flüchtig in Anspruch zu nehmen, noch dazu in einer Zeit, in der uns überwältigende Gegenwartsprobleme so in Anspruch nehmen wie das Überleben im nuklearen Zeitalter, die Bevölkerungsexplosion und die stark belasteten Beziehungen zwischen Menschen verschiedener Hautfarbe. Es wäre aber verkehrt, die biomedizinischen Probleme, welche die Entdeckungen auf diesem Gebiet mit sich bringen, als nicht dringend anzusehen. »Es sind *keine* Probleme der Zukunft«, erklärte Dr. Joshua Lederberg, Nobelpreisträger und Biologe an der Stanford-Universität, »diese Probleme sind schon da.« Wenn das Wissen des Menschen – und damit seine Macht – neue Dimensionen annimmt, dann bleibt kaum eine menschliche Vorstellung, kaum etwas, das dem Menschen als »Wert« gilt, zu sakrosankt, um nicht einer radikalen Neueinschätzung unterzogen zu werden. Gesundheit und Krankheit, Jugend und Alter, Mann oder Frau, das Gute oder Böse – all diese werden eine gewandelte Bedeutung annehmen. Leben und Tod werden neu definiert werden müssen. Die Familienbeziehungen werden ganz zwangsläufig anders werden, und selbst die individuelle Identität wird schwer festzustellen sein. Nichts wird unter den Transhumanen der Nachzivilisation des psychozooischen Reiches selbstverständlich sein. Um überhaupt eine Ähnlichkeit mit den heutigen menschlichen Werten zu erhalten, werden die führenden Persönlichkeiten der Menschheit in neuen Kategorien denken.

Im Herbst 1965 veröffentlichte die Zeitschrift »Life« eine vierteilige Serie unter dem Titel »The Control of Life«, welche die Aufmerksamkeit der Leser auf die weitreichenden möglichen Folgen biomedizinischer Fortschritte lenken und ihnen klarmachen sollte, daß in der Tat die Einstellung darauf dringlich geworden ist, wie es wissenschaftliche Kreise – Lederberg und Salk wurden hier genannt – betonten. In den Jahren seither ist über diese Folgen in einer zunehmenden Zahl von Vorlesungen, Seminaren, Symposien, Büchern, Artikeln, Kanzelpredigten und Rundfunk- und Fernsehprogrammen laut und deutlich gesprochen worden.

»Wo ich heute auch hingehe«, sagte Dr. Richard Farson, Direktor des Western Behavioral Sciences Institute, »überall findet eine Diskussion über dieses Thema statt, sei sie organisiert oder spontan. Jeder will wissen, wie es mit der Menschheit weitergeht, wie der Mensch im Jahre 2000 leben wird.«

Wenn die Betrachtung der biologischen Zukunft ein so universaler Zeitvertreib wird, dann ist es an der Zeit, dieser Beschäftigung einen Namen zu geben. Hier mein Vorschlag: *Biosozioprolepsis.* Die beiden ersten Wortbestandteile verstehen sich von selbst. Prolepsis ist ein in der Rhetorik gebräuchlicher Ausdruck, der die Vorwegnahme von Argumenten, die *Vorausbeantwortung* vermutlich auftauchender besorgter Fragen in der Absicht, die Besorgnis abzuschwächen, bedeutet. Indem wir unsere Vorstellungen auf die Möglichkeit der biologisch-soziologischen Zukunft richten, versuchen wir, vorauszuahnen, welche Gefahren in den biomedizinischen Fortschritten liegen könnten, und wir versuchen, ihnen durch Voraussicht – und entsprechendes Verhalten – zu begegnen. Wir wollen noch einen Schritt weitergehen und unter Prolepsis auch die Vorauserfassung der Hoffnungen, der günstigen Möglichkeiten verstehen, damit wir im voraus Wege finden, die Vorteile, welche die Zukunft schließlich auch bringen kann, zu nutzen. Biosozioprolepsis ist also eine Art Zukunftsdiagnose, welche die Gesamtheit der möglichen Einflüsse, gut oder schlecht nach unseren heutigen Vorstellungen, erfaßt, welche die Biologie auf die menschliche Gesellschaft haben könnte. Wir wollen Biosozioprolepsis kurz BSP nennen.

Die Hoffnungen und Gefahren, die wir mit der BSP vorauszuahnen versuchen, beruhen alle auf der Tatsache, daß der Mensch, der schon gelernt hat, seine materielle Umwelt umzugestalten, jetzt die Fähigkeit erwerben oder erhalten wird, sich selbst umzugestalten. Der Staub der Erde, der sich eben dieses Staubes bewußt wurde, wird fähig sein, sich selbst zu schaffen oder umzugestalten, ohne des Odems des ursprünglichen Schöpfers zu bedürfen – und sich nach praktisch jedem Bilde zu gestalten und damit aktiv an der zweiten, der neuen Schöpfung teilzuhaben.

Es gibt einen Science-fiction-Band von Frederik Pohl mit dem Titel »The Case Against Tomorrow«, was ungefähr bedeutet »Was gegen die Zukunft spricht«. Ähnlich hätte auch der Titel dieses Buches lauten können – aber nur ähnlich, nicht genau. Ich versuche nicht, alle nicht verlockenden Aussichten zusammenzustellen, die uns eine pessimistische Zukunftsvorstellung eingeben kann, um damit gegen die Zukunft zu sprechen. Wenn ich darauf eingehe, so trete ich nicht für sie ein und behaupte nicht, daß sie unweigerlich kommen müßten. Wenn ein Arzt vor drohendem Typhus warnt, so bedeutet es nicht, daß er hofft, die Menschen, an die er seine Warnung richtet, würden tatsächlich daran erkranken. Im übrigen sind die Zukunftsaussichten nicht sämtlich schlecht, und ich hoffe, nach der Lektüre des Buches wird klargeworden sein, daß auch manches für die Zukunft spricht.

Selbstverständlich kümmert sich die Zukunft nicht darum, was wir von ihr erwarten. Die Zukunft wird zur Gegenwart ohne die Zustimmung oder Mißbilligung der Menschen. Was für eine Gegenwart wird es werden? Dazu können wir nicht nur einiges sagen, wir können auch einiges mitentscheiden. Wir brauchen es nicht einfach über uns ergehen zu lassen. Wenn wir einige mäßig anstrengende Übungen in der BSP auf uns nehmen, könnten wir über das Wissen und Verständnis verfügen, durch die wir in der Lage sind, das unvermeidliche Morgen so zu gestalten, daß wir unsere Abneigung gegen die Zukunft getrost vergessen können.

»Zugegeben«, schrieb Dr. René Dubos in »Man Adapting«, »auch nur in dem Versuch, festzulegen, was die richtige Haltung der Wissenschaft hinsichtlich des künftigen Wohlergehens der Menschheit wäre, läge ein Element intellektueller Heuchelei und auch der Naivität, da die Zukunft so ungewiß ist. Sich aber geschlagen zu geben wäre nur dann gerechtfertigt, wenn das Leben des Menschen ausschließlich von blinden Kräften bestimmt würde. In der Praxis ist die Zukunft eine Schöpfung des Menschen insofern, als sie das Ergebnis von Umständen ist. Freilich, die ›logische‹ Zukunft ist der Ausdruck von Naturkräften und vorausgegangenen Ereignissen. Es gibt aber auch einen ›gewollten‹ Aspekt der Zukunft, der in dem Maße in Erscheinung tritt, wie die Menschen gewillt sind, sie sich vorzustellen und zu gestalten.«

»Der Mensch«, schrieb Dr. Shapley, »muß als halbes Tier und halber Engel sich natürlich in Übereinstimmung mit den biologischen Gesetzen verhalten; er ist aber in der Lage, diese abzuändern. Es ist möglich und mit Sicherheit sehr wünschenswert, daß die Menschen der Zukunft unsere Mängel korrigieren und auf der Grundlage unseres Denkens und Handelns eine bessere geistige und gesellschaftliche Struktur aufbauen werden.«

Die Ergebnisse wissenschaftlichen Unternehmungsgeistes müssen nicht unbedingt eine Fülle des Leides für die Menschheit bringen. Im Gegenteil, das neue Wissen und die neue Macht über die Natur können uns helfen, einige der alten und scheinbar unüberwindlichen Probleme zu beseitigen. »Kann auch ein Mohr seine Haut wandeln oder ein Parder seine Flecken?« fragt Jeremia, und er fährt fort: »So könnet ihr auch Gutes tun, die ihr des Bösen gewohnet seid.« Wenn es sich also plötzlich herausstellt, daß der Neger und der Leopard und Sie und ich alles ändern können, was wir ändern wollen, dann folgt daraus, daß es auch zum Guten sein kann.

Ich möchte nicht behaupten, daß die in diesem Buch behandelten Tatsachen und Ideen immer unkompliziert und die Lektüre gänzlich mühelos sein werden. Ich habe mich jedoch bemüht, die Darstellung so allgemeinverständlich und direkt wie möglich zu halten, und beim Stil kam es mir mehr auf Klarheit als auf Schönheit an. Der Inhalt dieses Berichts soll aber auch keine vollständige Zusammenstellung von Tatsachen auf einem Gebiet sein, auf dem die Phantasien der Romanautoren rasch zu den biologischen Tatsachen unserer Gegenwart werden.

Teil I des Buches, »Reparatur und Wartung des Menschen«, wird größtenteils Themen wie die Wiederbelebung vom klinischen Tod und die Verlängerung des Lebens durch Apparate, geriatrische Forschung und Übertragung oder Einpflanzung lebenswichtiger Organe behandeln, kurz, die Eingriffe am menschlichen Körper, die schon vorgenommen oder von den Ärzten in Betracht gezogen werden. Es sind Behandlungsmethoden, die direkt und persönlich fast jeden jetzt Lebenden beeinflussen können, und es ergeben sich daraus Probleme, die nicht nur von den Ärzten, sondern auch von der anderen Seite, den Patienten und ihren Familien, sofortige Berücksichtigung verlangen. Teil I wird auch Möglichkeiten wie die des Einfrierens menschlicher Körper behandeln – Möglichkeiten, die zwar in fernerer Zukunft liegen, wenn sie nicht gar unerreichbar sind, aber dennoch schon jetzt unsere Aufmerksamkeit beanspruchen dürfen. Die Zweifelsfragen, die sich daraus ergeben, und die Werturteile, die wir fällen müssen, können auch wertvolles Licht auf die Vorhaben werfen und uns Einsichten für diese vermitteln, deren unmittelbar zu erwartende Verwirklichung uns zwingt, ihnen einen zentralen Platz einzuräumen.

Teil II, »Die Technik der Menschenerzeugung«, wird die biomedizinischen Techniken behandeln, die vor der Geburt angewendet werden – beim Embryo in der Gebärmutter, bei den Samen- und Eizellen und bei deren molekulargenetischem Inhalt. Alle von uns, die heute schon leben, befinden sich jenseits des Stadiums solcher Eingriffe. Aber die Einflüsse der Technik der Menschenerzeugung, d.h. der vorgeburtlichen Kontrolle des menschlichen Lebens, kann durchaus die Kinder und wird mit Sicherheit die Enkel vieler, die jetzt leben, beeinflussen. Die wirklich umwälzenden Möglichkeiten der Fortpflanzung ohne Begattung und der genetischen Manipulation sind so folgenschwer, daß wir uns einen schlechten Dienst erweisen würden, wenn wir sie vorläufig ausklammerten. Wir dürfen unseren Blick nicht davon abwenden, wenn das, was wir glauben, heute an menschlichen Werten zu besitzen, erhalten bleiben soll.

Das Material von Teil III, »Management des Gehirns und des Verhaltens«, hätte auch in Teil I mitbehandelt werden können, da Gehirn und Verhalten vom Körper nicht wirklich zu trennen sind. Ich habe aber diese getrennte Behandlung vorgenommen, da es sich meiner Ansicht nach um den wichtigsten und kompliziertesten Aspekt der Steuerung des menschlichen Lebens und auch um denjenigen handelt, der für den Menschen am meisten mit Schrecken und Hoffnung beladen ist. Ich bitte im voraus um Entschuldigung für Ungenauigkeiten. Selbstverständlich habe ich mich bemüht, sie zu vermeiden, aber wahrscheinlich dürfte es bei einem Buch so unvermeidlich anmaßender Spannweite nicht gelungen sein.

Teil I
Reparatur und Wartung des Menschen

Die biomedizinische Forschung hat immer ein Hauptziel verfolgt: den Kranken zu helfen – Heilmittel für ihre Krankheiten zu finden oder doch wenigstens Mittel, die das Leiden erträglicher machen. Die Forscher der Medizin haben dieses wesentliche Ziel nicht aus den Augen verloren, und sie beabsichtigen auch nicht, diese ständige Suche nach Heil- und Linderungsmitteln und -methoden aufzugeben. Aber ein immer noch zunehmender Teil ihrer Bemühungen war in der letzten Zeit darauf gerichtet, die Grundvorgänge des biologischen Existierens und vor allem dessen Regel- und Steuerungsmechanismus zu verstehen. Die Wissenschaftler untersuchen einzelne Zellen – von den winzigsten Mikroorganismen bis zu den verschiedensten Zellen des menschlichen Körpers –, um die komplizierten Vorgänge in diesen Zellen aufzuklären. Ihre besondere Aufmerksamkeit war auf die einzelnen Moleküle in diesen Zellen gerichtet, und zwar auf die Moleküle, aus denen die Zelle aufgebaut ist, und auf diejenigen, die durch die Zelle hindurchgehen, und sie vermuten, daß selbst das quantenmechanische Wirken der Atome und Elektronen, aus denen die Moleküle bestehen, und ihre genaue Stellung im Aufbau des Moleküls von großer biologischer Bedeutung[3] sind. Sie untersuchen die Organe und Systeme des Körpers, einzeln und simultan. Sie untersuchen den ganzen Körper als eine integrierte, dynamische, zugleich empfindliche und ausgeglichene Gesamtheit im Zustand der Krankheit und dem der Gesundheit, wobei sie nicht den Einfluß der Psyche, der »Seele«, der Gefühle und der zivilisatorischen Situation auf die physiologischen Funktionen und umgekehrt übersehen. Sie untersuchen die groben und feinen Einflüsse der physikalischen Umwelt auf den Organismus des Menschen und beobachten die biomedizinischen Einflüsse der Wechselwirkung verschiedener Menschen aufeinander.

Das Spektrum der Forschung reicht von theoretischen Betrachtungen über Laboratoriumsversuche in *vitro*[4], Tierversuche, klinische Prüfungen an Menschen und statistische Erhebungen bis zu epidemiologischen Untersuchungen an ganzen Bevölkerungen. Wenn diese Mühen Frucht tragen – jene Frucht vom Baum der Erkenntnis, nicht mehr

3 Dies soll nicht bedeuten, daß es jemals möglich sein werde, biologische Systeme eindeutig durch die Physik oder die Quantenmechanik aufzuklären.

4 *In vitro* bedeutet »in Glas« und bezieht sich auf die Reagenzgläser oder andere gläserne Laboratoriumsgeräte. Der Gegensatz ist *in vivo* – in einem lebenden Organismus, gewöhnlich dem eines Versuchstiers.

verboten, sondern mit Eifer gesucht – und wenn das neue Wissen gesammelt, mit anderem vereinigt, aufbereitet und als Grundlage des Handelns benutzt wird, ist der Mensch in die Lage versetzt, nicht nur Krankheiten wirksamer zu bekämpfen, sondern auch einen besseren Zustand der Gesundheit und des Wohlbefindens zu erlangen, und zwar zugleich mit einer verbesserten Fähigkeit, sich des Lebens und seiner Freuden bewußt zu werden, und einer besseren Aussicht für ein längeres und hoffentlich auch glücklicheres, von den nur zermürbenden, nicht auch bereichernden Sorgen freieres Leben.

Eine ganze Menge glückhafter Fügungen gehört freilich auch noch dazu. Jedes neue Wissen ist ebenso ein Werkzeug wie eine Waffe. Es gibt Hoffnung, und es birgt eine Gefahr in sich. Ein Messer schneidet Brot – oder es ersticht Feinde (oder Freunde, das Messer selbst ist nicht wählerisch). Kernspaltung und Kernverschmelzung können für die Arbeit des Menschen Energie liefern oder aber als Kernwaffen den Menschen und seine Arbeit vernichten. Auf die gleiche Art gibt es keine Therapie ohne eine sie begleitende Gefahr. Um in den vollen Genuß medizinischer Entdeckungen zu gelangen, ist es erforderlich, sie gründlich und nicht nur oberflächlich zu verstehen, was wiederum Weisheit verlangt – und daran gab es noch nie einen Überfluß. Immer ist die Chance groß, daß der Mensch seine perverse Unfähigkeit behält, seine Intelligenz in seinem eigenen wohlverstandenen Interesse zu gebrauchen. Außerdem können, wie Dr. Dubos so überzeugend in »Mirage of Health« ausführte, Krankheit und Gefahr der Preis des Lebens selbst sein und die Erzielung einer perfekten Gesundheit eine Illusion. Aber wenn es so wäre, müßten wir nach dieser Perfektion streben, wenn es uns gelingen soll, auch nur in ihre Nähe zu gelangen. Robert Browning meinte, der Mensch müsse weiter zu reichen versuchen, als er zu reichen in der Lage ist.

Wenn wir zuverlässig erfahren, daß Substanzen in unserer Umgebung der Gesundheit abträglich sind, können wir hoffen, Wege zu finden, sie zu beseitigen oder unschädlich zu machen – und selbst andere Menschen davon zu überzeugen, daß zu geschehen hat, was geschehen muß. Wenn wir erfahren, daß bestimmte Verhaltensweisen schädlich für einen Menschen sind, sind wir vielleicht in der Lage, seine Verhaltensweisen zu ändern – oder ihn zumindest wissen zu lassen, was die Folgen sein würden, und ihm verschiedene Möglichkeiten zur Auswahl anzubieten (er kann natürlich, wenn es sich um seine Einstellung zu einer mit Risiko verbundenen Behandlungsmethode handelt, mit voller Überlegung und nach gewissenhafter Selbstprüfung die möglichen Folgen der Behandlung auf sich nehmen). Wenn wir etwas über die Ursachen eines Leidens in Erfahrung bringen, können wir durchaus hoffen, eine Heilungsmöglichkeit zu entdecken. Wenn wir einen biologischen Vorgang in allen Einzelheiten verstehen, gelingt es uns vielleicht, in diesen Vorgang einzugreifen, ihn zu beschleunigen, zu verlangsamen oder umzukehren. Und wenn wir die Steuerungsmechanismen des Lebens selbst genau kennenlernen, dann wird uns in gewisser Hinsicht die Steuerung in die Hand gegeben. Entscheiden wir uns dafür, uns dieser Steuerung *nicht* zu bedienen, dann müssen wir uns das ernstlich überlegt haben, ehe wir davor zurückschrecken, damit uns nicht jemand oder etwas anderes steuert.

Ein Hindernis für die erfolgreiche Anwendung der BSP[5] ist unser mühevoll errungenes empirisches Verständnis der Tatsache, daß die Folgen wissenschaftlichen Fortschrittes nicht selten unvorhersehbar sind. Überflüssig zu sagen, daß ein wesentlicher Fortschritt in der Grundlagenforschung sich nahezu immer in praktisch-technischer Hinsicht bezahlt macht. Weniger selbstverständlich – oder zumindest weniger oft ausgesprochen – ist die Tatsache, daß auch die Umkehrung gilt: Eine neues Laboratoriumsgerät, eine neue Laboratoriumsmethode kann auch zu Ergebnissen auf dem Gebiet der Grundlagenforschung führen, indem diese Neuerungen den Weg zu neuen Forschungen und Versuchen öffnen. Auf biomedizinischem Gebiet könnte eine fast beliebig große Zahl solcher konsequenzreicher apparativer oder methodischer Neuerungen genannt werden – zum Beispiel das Elektronenmikroskop oder die Verwendung radioaktiver Isotope zur Markierung biologisch wichtiger Substanzen. Mit einer besonderen Methode müssen wir uns hier ausführlich beschäftigen, da sie ein vortreffliches Beispiel für das hier Erwähnte abgibt. Es handelt sich um die Gewebekultur. Ich habe sie auch deshalb gewählt, weil ein gewisses Verständnis ihrer Möglichkeiten notwendig für das Verständnis vieler anderer Themen ist, die ich in diesem Buch noch zu behandeln gedenke.

Als Dr. Ross Harrison von der Johns-Hopkins-Universität erstmalig 1907 ein Stück Nervengewebe eines Frosches in einem Kulturmedium aus den natürlichen Körperflüssigkeiten des Frosches am Leben erhalten konnte, führte er dieses Experiment durch, um die Streitfrage zu klären, ob Nervenfasern aus einzelnen Zellen wachsen oder nicht. (Sie tun es.) Mehr als Harrisons Aufklärung der strittigen Frage setzte jedoch ein Nebenergebnis, nämlich daß es gelungen war, Gewebe außerhalb des Körpers am Leben zu erhalten, die Mediziner in Aufregung, und zwar auch Forscher, die gar kein besonderes Interesse am Nervensystem

5 Es kann nicht schaden, einen neugeprägten Begriff mehr als einmal zu definieren: BSP bedeutet Biosozioprolepsis, die Betrachtung der zu erwartenden Auswirkungen der Biologie auf die menschliche Gesellschaft – und die Anwendung der so gewonnenen Prognose zum Zweck der Vorbeugung gegen schädliche Auswirkungen und der Vorbereitung darauf, günstige Auswirkungen voll zu nutzen.

hatten. Bald wurden die verschiedensten Gewebe in verschiedenen Kulturmedien am Leben und am Wachsen erhalten (d.h., die Zellen nahmen Nährstoffe aus dem sie umgebenden Kulturmedium auf und konnten sich durch Teilung vermehren), und unter diesen Geweben befanden sich die verschiedener Vogel- und Säugetierarten einschließlich des Menschen. So wurden biomedizinische Forscher in vielen Ländern Zellenzüchter, entweder als Spezialisten dafür oder nur im Zusammenhang mit ihrem eigentlichen Forschungsgebiet. Der berühmteste Zellenzüchter in den Jahrzehnten vor dem Zweiten Weltkrieg war Dr. Alexis Carrel vom Rockefeller-Institut, der auch noch aus einer Anzahl von anderen Gründen wissenschaftlichen Ruhm genoß – darunter wegen der Einführung neuer Methoden zum Nähen von Blutgefäßen, wegen entscheidender Versuche auf dem Gebiet der Organverpflanzung und wegen der zusammen mit Charles A. Lindbergh durchgeführten Entwicklung eines »mechanischen Herzens«. Eine der eindrucksvollsten Demonstrationen Carrels der Möglichkeiten der Gewebekultur war das Leben eines Stückes von einem Hühnerherzen, das er 1912 in einem Gefäß unterbrachte. Während der verbleibenden dreiunddreißig Jahre, die Carrel noch lebte, wurde das Hühnerherzgewebe am Leben und Wachsen erhalten, und es überlebte den Forscher sogar noch um zwei Jahre. Trotz seiner glänzenden Erfolge als Chirurg und Experimentator, trotz seines Nobelpreises wurde Carrel so exzentrisch und umgab seine Forschungen mit so viel Theatralik (er ließ seine Laboranten wallende schwarze Mäntel und Kapuzen tragen), daß es dem Ansehen der Gewebekultur schadete und diese einen ungünstigen Rückschlag erlitt.
Sie wurde in den späten vierziger Jahren unseres Jahrhunderts durch eine Geldspritze zu neuem Leben erweckt. Dieses Geld wurde zur Verfügung gestellt, weil der Nationale Forschungsrat (American Research Council) der USA und die Amerikanische Krebsforschungsgesellschaft (American Cancer Society) die Wirkung von Chemikalien auf Krebszellen prüfen wollten und sie in der Gewebekultur die einfachste Möglichkeit dazu sahen. Die erfolgreiche Chemotherapie des Krebses erfordert, daß das vorgesehene Medikament Krebszellen angreift oder tötet, während gesunde Zellen relativ unbeschädigt aus der Behandlung hervorgehen müssen. Mit den Methoden der Gewerbekultur können Medikamente beliebig lange geprüft werden, ohne daß dabei das Leben von Menschen oder Versuchstieren aufs Spiel gesetzt wird, und die Ergebnisse können sowohl an Krebszellen als auch an normalen Zellen unter genau einstellbaren Bedingungen, wie sie nur im Laboratorium erzielt werden können, gemessen werden. Deshalb organisierten die beiden Institutionen eine Konferenz der führenden amerikanischen Gewebekulturexperten, die im Juni 1946 stattfand, und begannen bald, Forschungsstipendien zu vergeben. Für die Konferenz konnte kaum ein

Dutzend Spezialisten zusammengebracht werden. Sieben Jahre später zählte die neugegründete Gewebekulturgesellschaft (Tissue Culture Association) 300 qualifizierte Mitglieder, und seitdem hat sich die Mitgliederzahl mehr als vervierfacht.

Durch die Gewebekultur können Stämme von Zellen praktisch unsterblich werden. Betrachten wir den Fall von Frau Helen L., einer Dreißigerin, die an Krebs des Gebärmutterhalses 1951 im Johns-Hopkins-Krankenhaus starb. Nach ihrem Tode konnten Forscher zu wissenschaftlichen Zwecken ihren Krebs in Gewebekultur am Leben erhalten. Dr. George O. Gey benannte die Kultur HeLa-Stamm, wozu er jeweils die beiden ersten Buchstaben des Vor- und Familiennamens der Patientin verwendete. Die Krebszellen vermehrten sich, verglichen mit normalen Zellen, mit einer erstaunlichen Schnelligkeit, und sie erwiesen sich als ungewöhnlich stabil – das heißt, sie behielten ihre Eigenschaften unverändert durch viele Generationen. Deswegen ist der HeLa-Stamm seit vielen Jahren als ein Standardstamm bei Gewebekulturuntersuchungen benutzt worden, und viele Tausende von Reagenzgläsern davon sind in Laboratorien der ganzen Welt verschickt worden. Da eine Gruppe von Forschern an der Universität von Minnesota feststellte, daß der HeLa-Stamm eine ungewöhnliche Empfindlichkeit gegenüber den Polioviren besitzt, wird er auch als Mittel zur Feststellung des Vorhandenseins dieser Erreger der Kinderlähmung benutzt.

Die Gewebekultur besitzt aber nicht nur für die Feststellung des Poliovirus, sondern auch für die Bekämpfung der Krankheit selbst eine wichtige Rolle. Entscheidend für den Erfolg von Dr. Salk, schnell einen brauchbaren Impfstoff herzustellen, war die Entdeckung von Dr. John Enders und seiner Mitarbeiter an der Harvard-Universität, wie man Polioviren in einem richtig hergestellten Gewebekulturpräparat züchten kann. Bei einer Tagung in Kopenhagen im Jahre 1951, bei der Enders über seine neue Methode berichtete, konnte auch Salk über ihre Vorteile Rechenschaft geben. »Wir konnten«, sagte er, »aus den Hoden eines einzigen Affen 200 Kulturen ansetzen, die für die Zwecke immunologischer Untersuchungen 200 Affen entsprechen, wenn man dafür die gleiche Anzahl von Gewebekulturen anstelle von Tieren verwendet.«

Unter Verwendung von Gewebekulturmethoden können Forscher Zellen der Hitzeeinwirkung aussetzen, um Methoden der Verbrennungsbehandlung zu erproben, Zellen gefrieren lassen, um Erfrierungserscheinungen zu untersuchen, Zellen bestrahlen, um Bestrahlungsschäden zu untersuchen und Methoden zu ihrer Behandlung zu finden, und Zellen der Einwirkung von Smog oder Pollen aussetzen, um allergische Reaktionen von Zellen der Atemwege zu erforschen. Aus Gewebekulturuntersuchungen sind nicht nur neue Medikamente und

Impfstoffe hervorgegangen, sondern auch gänzlich neue therapeutische Methoden. Als zum Beispiel der holländische Wissenschaftler Dr. Peter Gaillard bemerkte, daß in Gewerbekultur wachsende Nebenschilddrüsen-Zellen weiterhin ihre charakteristischen Hormone erzeugten, benutzte er diese Entdeckung und pflanzte Kolonien der Zellen in die Opfer mangelnder Nebenschilddrüsentätigkeit ein. Wenn die Patienten jünger als dreißig Jahre alt waren, wuchsen die eingepflanzten Zellenkolonien an, und die gewöhnlich tödlichen Folgen des Versagens der Nebenschilddrüse blieben aus. Gaillards Erfolg regte zu vielen Versuchen an und gab Anlaß zu vielen Spekulationen über die Zukunft hormonaler Implantate, die von chemischen Verbindungen zur Empfängnisverhütung bis zu eingepflanzt bleibenden insulinerzeugenden Zellen für Diabetiker reichen.

Viele der Wissenschaftler, die sich auf die Gewebekultur spezialisiert haben, gehen dieser Tätigkeit nicht wegen eines therapeutischen Ziels nach, sondern nur, um die Möglichkeiten zu nutzen, welche die Gewebekultur für das Studium der Zellen selbst bietet.

Einer der interessantesten Teile der Zelle ist der Zellkern, das Zentrum, in dem sich die chemischen Stoffe befinden, die das Leben beherrschen. Die bedeutendste dieser Substanzen, der lebensbestimmende chemische Stoff, ist die Desoxyribonukleinsäure oder DNS – einst eine nur dem Fachmann geläufige Abkürzung, aber mittlerweile etwa so allgemein bekannt wie DDT. Obwohl die DNS schon 1869 als chemisch reine Substanz entdeckt worden ist, bewiesen erst in den vierziger Jahren unseres Jahrhunderts im Rockefeller-Institut durchgeführte Untersuchungen, daß sie zweifellos die hauptsächlichste für die Vererbung von Eigenschaften verantwortliche Chemikalie war, und erst im vorigen Jahrzehnt klärten Dr. Francis H. C. Crick und Dr. James D. Watson in Cambridge ihre Struktur auf. Diese erstaunliche Untersuchung und die daran anknüpfenden weiteren Forschungen haben gezeigt, daß in der gewundenen Spiralgestalt der Doppelwendelstruktur des DNS-Moleküls und in der komplizierten Anordnung seiner Bausteine das Geheimnis der Vererbung, der Entwicklung des Menschen, des Alterns und vielleicht auch des Verstandes und des Gedächtnisses liegen. Die an die folgende Generation weiterzugebende Vererbungsinformation des DNS-Moleküls besteht in einem Code aus vier Buchstaben, wobei jeder »Buchstabe« eine bestimmte chemische Verbindung oder Grundeinheit der DNS-Molekülkette ist. Mit ihrem Code aus vier »Buchstaben« (den chemischen Verbindungen Adenin, Thymin, Guanin und Cytosin) übermittelt die DNS ihre Informationen an die RNS, eine andere Nukleinsäure ähnlicher Struktur, wenn auch die RNS (von der es mehrere Arten gibt) aus einer geraden Anordnung und nicht aus einer Doppelwendel besteht und sich nicht selbst reproduzieren kann. Auch die RNS benutzt einen chemischen Code mit vier Buchstaben, aber eine der Grundeinheiten ist anders – an Stelle von Thymin dient bei der RNS Uracil.

Nun war das noch nicht genug, um besonders viel damit anzufangen, aber es reichte aus, um den Mechanismus der Vererbung aufzuklären zu beginnen. Den ersten großen Schritt in dieser Richtung unternahm 1961 ein junger Biochemiker der Nationalen Gesundheitsinstitute (National Institutes of Health), Dr. Marshall Nirenberg. Sein geschichtemachendes Experiment verdient eine genauere Beschreibung, da es gewissermaßen die biologische Tafel von Rosette ist, vergleichbar jener antiken Steintafel, die den Schlüssel zur Entzifferung der Hieroglyphen lieferte.

Nirenberg und seine Mitarbeiter fanden den Schlüssel, den sie suchten, die Aufklärung über den Mechanismus der Vererbung, in der Erzeugung der Proteine, die eine der wichtigsten Aufgaben der Zellen ist und weitgehend von der RNS nach Anweisungen der DNS durchgeführt wird. Proteine werden durch Zusammensetzen ihrer Bausteine, der Aminosäuren, hergestellt. Wenn die RNS Proteine herstellt, mußte sie es – so sagte sich Nirenberg – nach zwar verschlüsselten, aber sehr genauen Anweisungen tun. Irgendwie mußte sie an den vier Buchstaben des Codes in dieser oder jener Kombination erkennen, welche bestimmten Aminosäuren zum Aufbau bestimmter Proteine auszuwählen waren. Eine bestimmte Kombination der »Buchstaben« müßte das Codewort für eine bestimmte Aminosäure sein. Ein solches Aminosäure-Codewort würde mehr als zwei Buchstaben enthalten müssen, da es nicht genügend zweibuchstabige Codewörter für alle zwanzig Aminosäuren gab. Mit dreibuchstabigen Wörtern ließ sich dies dagegen sehr gut bewerkstelligen. Aber welche dreibuchstabigen Codewörter von den 64 möglichen Kombinationen würden welche Aminosäuren auswählen?

Es war, als gäbe es eine Meute von zwanzig Hunden, deren Namen man raten müßte. Auch wenn man die Namen nicht kennt, weiß man, daß die Namen verschieden sein müssen und daß jeder Hund auf seinen eigenen Namen und auf keinen anderen reagiert. In dieser Situation bleibt nichts übrig, als sich zu überlegen, welche Hundenamen wahrscheinlich sind, und sie nacheinander zu rufen. Wenn man »Cäsar« ruft, und es geschieht nichts, versucht man es mit einem anderen Namen. Ruft man »Pluto«, und ein Hund kommt gelaufen, dann sind nur noch neunzehn Namen zu erraten.

Eine ähnliche Methode wendete Nirenberg an. Zuerst stellte er eine Mischung von Substanzen her, die aus lebenden Zellen gewonnen waren und unter denen sich alle Aminosäuren befanden. Er überzeugte sich, daß seine genau zusammengestellte Mischung keine RNS enthielt, die den Versuch hätte stören können. Dann stellte er eine künstliche

RNS her, die ausschließlich aus einer ihrer vier Codechemikalien bestand – aus dem Uracil, das man als den Codebuchstaben U auffassen kann. Das einzige dreibuchstabige Wort, das sich allein mit dem Buchstaben U zusammensetzen läßt, lautet UUU, und die Reihenfolge spielt dabei keine Rolle, denn wie man auch die Buchstaben vertauscht, es kommt immer wieder UUU dabei heraus.

Indem er diese künstliche RNS, die nur aus U-Verbindungen bestand, zu dem Aminosäurengemisch hinzugab, erhielt Nirenberg ein Protein, das nur aus einer einzigen Aminosäure bestand, Phenylalanin. Ein Irrtum war nicht möglich – Nirenberg hatte mit der Aminosäure in ihrer eigenen Sprache gesprochen. Statt »Cäsar« zu rufen, hatte er nach »UUU« gerufen, und Phenylalanin war erschienen. Damit war klar, daß UUU Phenylalanin bedeutete. In dem neuen Molekülwörterbuch war Phenylalanin das erste Wort, das aus dem Genetischen übersetzt worden war.

Andere Forscher wendeten kurz danach ebenfalls Nirenbergs Methode an und riefen sozusagen die anderen Hundenamen, die ihnen einfielen. In Wirklichkeit bestand dieses Rufen natürlich aus komplizierten und sorgfältigen chemischen Untersuchungen, wobei auch oft radioaktive Markierungssubstanzen verwendet wurden, um den Verbleib bestimmter chemischer Stoffe festzustellen. Bei ihrer Arbeit hatten sie Komplikationen zu überwinden, wie sie Nirenberg bei seinem grundlegenden ersten Schritt nicht begegnet waren. Ihre künstliche RNS mußte aus mehr »Buchstaben« als nur U bestehen. Außerdem spielt bei Wörtern, die aus mehr als einem Buchstaben bestehen, deren Reihenfolge eine Rolle – thu bedeutet nicht Hut.

Trotz all dieser Schwierigkeiten lernten die Forscher die Codewörter – oder zumindest die Buchstaben, aus denen die Codewörter zusammengesetzt sind – von allen zwanzig Aminosäuren kennen. Sie fanden auch heraus, daß es manchmal mehr als ein Codewort für die gleiche Aminosäure gibt – ebenso, wie »Frau« und »Weib« im wesentlichen gleichbedeutend sind. Der Organismus hat dank dieser zwei Codewörter eine bessere Überlebenschance. Steht eine der mit einem Codewort zu vergleichenden Chemikalien nicht oder nicht ausreichend zur Verfügung, dann gäbe es für die Aminosäure noch eine andere Möglichkeit, und die lebenswichtige Proteinsynthese käme nicht unweigerlich zum Stillstand.

Unter den vielen Entdeckungen, die sich anschlossen, befand sich auch die, daß es eine genetische Interpunktion gibt. Das DNS-Molekül ist nicht eine einzige, ununterbrochene Kette, die aus nichts als den Codechemikalien besteht. Ab und zu werden die genetischen Informationen durch Interpunktionszeichen unterbrochen. Die Anweisung zum Beispiel, wie ein bestimmtes Protein herzustellen ist, kann vielleicht eintausend Sprossen der DNS-Leiter in Anspruch nehmen. Am Ende dieser Anweisungen folgt dann etwas Protein, das den Punkt am Schluß des Satzes darstellt.

In einer Rekordzeit seit dem Nirenberg-Versuch haben die Forscher enorme Fortschritte bei der Entzifferung des genetischen Codes gemacht. Und nun scheint sich herauszustellen, daß dieser Code ganz allgemein für die ganze lebendige Welt gilt[6]. Die Kombination von Grundeinheiten, welche die Herstellung eines bestimmten Proteins diktiert, diktiert die Herstellung des gleichen Proteins in Hefezellen, Schlangen oder Menschen – und ebenso schon in den Dinosauriern.

Den Wissenschaftlern gelang bereits der Aufbau von DNS aus chemischen Bausteinen im Laboratorium. Sie haben Mutationen, Veränderungen der Erbanlagen, durch Bestrahlung von Pilzen und Fruchtfliegen und durch Mischen der DNS einer Bakterienart mit der einer anderen herbeigeführt und dadurch eine bleibende Änderung der Erbeigenschaften verursacht. Außerdem haben sie einige der Erbschäden bei Menschen – wie die Sichelzellenanämie und die als Phenylketonurie (PKU) bezeichnete Form der geistigen Unterentwicklung – auf die Abwesenheit oder das Fehlen einer bestimmten chemischen Substanz oder auch nur eines kleinen Teils dieser Substanz zurückführen können. Das meiste davon gelang mit relativ grobschlächtigen Methoden, die jetzt rasch verfeinert werden. Obwohl die Wissenschaft der Molekularbiologie noch in den Kinderschuhen steckt, sind ihre Möglichkeiten noch gar nicht abzuschätzen, und es ist noch Bedeutendes davon zu erwarten.

Was die Molekularbiologie von aller ihr vorausgehenden Biologie unterscheidet, ist die Tatsache, daß sie in einzelne Moleküle eingreift. Die Biologen waren vorher darauf angewiesen, ganze Organismen oder höchstens Teile von ihnen zu untersuchen. Allmählich kam der Umgang mit einzelnen Zellen dazu – gewöhnlich toten Zellen, die künstlich gefärbt und unter dem Mikroskop untersucht wurden. Durch die

6 Diese Auffassung ist im Augenblick dieser Niederschrift noch umstritten. So führten zum Beispiel die gleichen Ergebnisse aus der gleichen Versuchsreihe, die Dr. Nirenberg auf diesen Gedanken brachten, Dr. Barry Commoner zum entgegengesetzten Schluß. Am überzeugendsten erschien mir eine von Dr. Philip Handler und seinen Mitarbeitern durchgeführte Versuchsreihe, an der er arbeitete, ehe er die Duke-Universität verließ und Präsident der Nationalen Akademie der Wissenschaften (National Academy of Sciences) wurde. Wie im »Journal of Biological Chemistry« berichtet wird, wählten Handler und seine Mitarbeiter ein wichtiges genetisches Enzym, die Phosphoglukomutase, und sie waren imstande, sie aus dem menschlichen Organismus ebenso wie aus mehreren Tier- und Pflanzenarten zu isolieren: aus dem Kaninchen, dem Hai, der Flunder, Austern, Hühnern, Bierhefe, Kartoffeln, Bataten und drei Bakterienarten. In allen Fällen bewirkte das Enzym die gleiche biochemische Umwandlung – zumindest im Reagenzglas.

Gewebekultur ist die Zelle im lebenden Zustand zugänglich geworden und läßt sich beinahe nach dem Belieben des Experimentators verändern. Aber selbst eine einzelne Zelle ist noch ein ziemlich großer und komplizierter Gegenstand. In jedem beliebigen Augenblick ist sie von der gleichzeitigen Ausführung von Myriaden chemischer Reaktionen abhängig, an denen nicht nur Tausende von Molekülen, sondern Tausende verschiedener *Arten* von Molekülen beteiligt sind. Deshalb stellt das Zurückgehen auf diese einzelnen Moleküle einen wirklich revolutionären Fortschritt dar.

Um die Größe dieses Fortschritts und seinen entscheidenden Charakter ganz zu erfassen, stelle man sich einen Astronomen vom Mars vor, der das Leben auf der Erde untersucht hat. Er hat sein möglichstes getan, was ihm aus der Entfernung gelang, er hat uns mit den besten Instrumenten erforscht, die ihm zu Gebote standen – ebenso wie der bisherige Biologe sein Bestes mit dem Mikroskop tat. Alles, was der Forscher vom Mars beobachten konnte, und auch dies nur auf ganz unbestimmte Weise, waren Dinge, die von ganzen Völkern bewerkstelligt wurden. Er hat keine Idee davon, daß es einen Napoleon oder einen Newton geben könnte oder wie Taten und Leistungen solcher Einzelmenschen das Schicksal von Millionen beeinflussen. Was er über das Verhalten des Menschen weiß, ist naturgemäß begrenzt.

Plötzlich aber kann er dank einiger bemerkenswerter neuer Techniken und Instrumente etwas über Einzelmenschen herausfinden. Er erfährt, daß sie mittels einer Sprache sich verständigen und ihr Leben regeln. Weiter noch: es gelingt ihm, die Buchstaben des Menschenalphabets herauszufinden. Wenn es ihm nun gelänge, mit diesen Buchstaben selbst Wörter zusammenzusetzen! Man kann sich die Erregung dieses Forschers vom Mars vorstellen und sich ausmalen, wie rasch seine Kenntnis vom Leben auf der Erde wachsen würde, wie auf einmal das Gewimmel einen Sinn bekäme.

Die Biologen auf der Erde sind genau an diesem Punkt angelangt. Bisher konnten sie nur Zellen beobachten. Eine Zelle ist nicht ein Individuum, sondern, wie Dr. Salk oft erklärt hat, eine Gemeinschaft – eine hochorganisierte Gemeinschaft, in der eine große und unterschiedliche Bevölkerung von Molekülen ihren verschiedenen Tätigkeiten nachgeht. Jetzt, nachdem die Biologen die Moleküle – die wahren Individuen in der Zellengemeinschaft – zu beobachten und zu manipulieren gelernt haben, ist ihre Erregung noch größer als die unseres imaginären Marsastronomen, denn was sie untersuchen, ist nicht das Leben auf einem anderen Planeten, sondern das Leben, das in ihren eigenen Körpern pulsiert. Die Forschung wird begreiflicherweise mit allem Nachdruck fortgesetzt. Wenn es den Molekularbiologen wirklich gelingt, die im DNS-Molekül verschlüsselt enthaltenen genetischen Daten lückenlos zu entziffern, dann wäre es nur logisch, wenn es ihnen auch gelänge, die Anweisungen in diesem Code abzuwandeln oder zu verbessern oder gar eigene genetische Instruktionen herauszugeben. Die vielleicht einmal mögliche Kontrolle über das genetische Material ist sicherlich von überragender Bedeutung für jedes medizinische Problem, für das es noch keine Lösung gibt. Es kann sogar sein, daß dadurch viele medizinische Fragen neu aufgeworfen werden, die heute als beantwortet und erledigt angesehen werden.

Vor mehreren Jahren fuhr ich mit meiner Familie von New York nach Philadelphia in unserem alten Chrysler, der uns viele Jahre lang ohne jede Störung wunderbare Dienste geleistet hatte. Aber an jenem Sonnabendmorgen, auf dem New Jersey Turnpike, war es auf einmal mit dem Motor aus. Er gab einfach auf und war danach nur noch für den Schrottplatz zu gebrauchen. Damals mußte ich denken: Wenn es sein muß, möchte auch ich einmal so enden, plötzlich und aus voller Kraft heraus.

Ein großer Biologe des 19. Jahrhunderts, Dr. Ilja Metschnikow, hatte ungefähr den gleichen Gedanken und fragte sich, warum so viele Menschen innerlich nicht zu sterben bereit waren, wenn ihre Zeit gekommen schien. Der Gedanke verließ ihn nicht, und schließlich kam er auf die Lösung: Die Menschen hatten diese Einstellung, weil sie gewöhnlich starben, ohne das Alter erreicht zu haben, das sie prinzipiell zu erreichen fähig waren. Sein Wunsch, die Spanne des menschlichen Lebens zu verlängern, führte ihn in späteren Jahren zu einer Reihe von Torheiten. (Es ist natürlich leicht, sie viele Jahre danach Torheiten zu nennen. Wenn diese Torheiten sich im nachhinein als wundervolle Ideen erwiesen hätten, wie es bei schon mancher Torheit der Fall war, würden wir sie jetzt auch als wundervolle Ideen bezeichnen.)

Jeder Mensch lernt schon früh, daß die Tage des Menschen gezählt seien. Jeder einzelne hofft natürlich, seine Zahl der Lebensjahre werde hoch sein. »Das Altern«, meinte der britische Biologe Dr. Alex Comfort, »ist bei Menschen nicht beliebt.« Es ist aber nicht nur beim einzelnen Menschen unbeliebt, sondern geradezu eine Tragödie für die ganze menschliche Gesellschaft. Gerade wenn der Mensch schließlich einen Zeitpunkt in seinem Leben erreicht hat, an dem sein mühevoll errungener Schatz an Kenntnissen und Erfahrung ihn vielleicht in die Lage versetzen würde, seinen Mitmenschen von wesentlichem Nutzen zu sein, in dem Zeitpunkt, in dem er mit der Erziehung seiner Kinder fertig ist und seine hauptsächlichen gesellschaftlichen Verpflichtungen erfüllt hat, so daß er frei wäre, um sich auf das Schöpferische konzentrieren zu können, das er sich gewöhnlich sein Leben lang versagen mußte, gerade in diesem Zeitpunkt lassen seine Kräfte nach, und sein Organismus beginnt hinfällig zu werden. Dadurch aber verliert nicht nur der einzelne Mensch jene wertvollen Jahre, sondern uns allen gehen die Leistungen verloren, die gerade erst in diesen späten Lebensjahren hervorgebracht werden könnten. Es ist nicht verwunderlich, daß George Bernard Shaw darüber klagte, die Jugend werde an die Jungen verschwendet.

In seinem Wunsch nach einem langen Leben verläßt sich der Mensch stark auf die medizinische Wissenschaft, und er ist damit nicht fehlgegangen. Die Medizin hat stets ihre besten Erfolge darin gehabt, den Tod hinauszuschieben, und sie kann auf eine stolze Sammlung von krankheitsbekämpfenden Medikamenten, Heilverfahren, Geräten, Impfstoffen und chirurgischen Glanzleistungen zurückblicken, durch die in den Vereinigten Staaten die durchschnittliche Lebenserwartung bei der Geburt von 47 Jahren im Jahre 1900 auf die biblischen 70 Jahre im Jahre 1968 gestiegen ist.

Dieser starke Anstieg der Lebenserwartung ist aber irreführend. Diese statistischen Zahlen besagen nur, daß sich die *durchschnittliche* Lebensdauer erhöht hat. Das heißt, dank einer wesentlichen Herabminderung der Kindersterblichkeit und der Bekämpfung einer Anzahl von Infektionskrankheiten, an denen früher viele Menschen schon in jungen Jahren starben, können *mehr* Menschen damit rechnen, ein höheres Alter zu erreichen. In der Zeit des amerikanischen Bürgerkriegs waren nur 3% der amerikanischen Bevölkerung über 65 Jahre alt; heute beträgt der Anteil schon fast 10%. Im letzten Jahrhundert hat sich die über 65 Jahre alte Bevölkerung verdreifacht und die in mittlerem Alter hat sich verdoppelt – nicht nur in der Personenzahl, sondern im Verhältnis zu der übrigen Bevölkerung. Etwas hat sich jedoch gar nicht geändert: In bezug auf den altersbedingten Abbau der Kräfte und Fähigkeit ist ein alter Mann heute noch genauso alt wie ein alter Mann früher. Es gibt medizinische Linderungsmittel, um das Leben alter Menschen erträglicher zu machen – ganze Apotheken voll Medikamente von Psychopharmaka über Antikoagulantien bis zu Geschlechtshormonen, und dazu noch chirurgische Spezialmethoden und Narkosemittel, die Operationen an älteren Patienten möglich machen, die früher als zu riskant unterlassen werden mußten. Aber noch niemandem ist es gelungen, ein Mittel zur Verjüngung des Organismus zu finden. Allerdings hat sich die Medizin noch nicht ernsthaft darum bemüht. Was die Wissenschaftler zu erreichen trachten, ist in dem Motto im Titelkopf des »Journal of Gerontology« ausgedrückt: »Den Jahren Leben geben, nicht dem Leben Jahre.«

Lange zu leben, aber nicht zu altern; weiterzuleben und dabei Körperkraft und geistige Fähigkeit zu behalten, davon haben Amerikaner mindestens schon seit Benjamin Franklin geträumt, und die meisten

Gerontologen[7] haben diesen Traum weitergeträumt – aber noch ist es genau das geblieben: ein Traum. Wenn alte Menschen in früheren Zeiten robuster erschienen, so liegt das daran, daß sie tatsächlich robuster waren. Wer auch in früheren Zeiten lange am Leben blieb, *mußte* entweder eine ungewöhnlich zähe Konstitution besitzen oder ungewöhnliches Glück haben, um so lange durchzuhalten. Die leistungsfähigen und produktiven Achtzig- und Neunzigjährigen unserer Zeit – etwa Churchill, Adenauer, Schweitzer, Picasso, George Bernard Shaw, Bertrand Russell – behielten ihre Fähigkeiten nicht dank einer medizinischen Unterstützung, sondern dank der gesunden Konstitution, die sie geerbt hatten. Meistens gelingt es uns heute nur, die Menschen länger am Leben zu erhalten, indem wir ihnen sehr viele verschiedene medizinische Hilfe angedeihen lassen. Viele werden, wie es Dr. Edward I. Bortz, ein Mitglied des Komitees für Altersprobleme der Amerikanischen Ärztegesellschaft (American Medical Association), genannt hat, »chemische Methusalems« – mit Folgen, welche die menschliche Gesellschaft schon belasten. Dr. Comfort, selbst einer der hervorragendsten Gerontologen der Welt, verglich diese nur vor sich hin vegetierenden älteren Mitmenschen mit Tithonos aus der griechischen Mythologie – Tithonos, dem Eos Unsterblichkeit von Zeus erwirkte, aber vergaß, auch um die ewige Jugend für ihn zu bitten – Tithonos, der zu ewiger Hinfälligkeit verdammt war und schließlich um seinen Tod bat.

Natürlich gibt es gute Gründe, daß wir in der Zukunft besser dastehen werden. »Die Gerontologie beabsichtigt«, sagt Comfort in »The Nature of Human Nature«, »die Langlebigkeit des Menschen durch Verlangsamung des Alterns zu erhöhen. Ob es möglich sein wird, dies zu erreichen, eine wie große Änderung wir zu bewirken hoffen können und mit welchen Mitteln dies geschehen könnte, das ist noch nicht bekannt, aber da allein in den USA 600 Forschungsgruppen täglich an den mit dem Altern zusammenhängenden Problemen arbeiten und auch in anderen Ländern diese Arbeiten verstärkt durchgeführt werden, müßte bald mit Ergebnissen zu rechnen sein.«

Wie bald? Dr. H. Bentley Glass, der bedeutende Biologe der Johns-Hopkins-Universität, der vor kurzem ein hohes Amt an der Staatsuniversität von New York in Stony Brook übernahm, sagte bei einem Vortrag voraus, daß um das Jahr 2000 herum die meisten Menschen bis zum Alter von 90 oder 100 Jahren voller Lebenskraft bleiben werden.

7 Die wissenschaftlichen Disziplinen *Geriatrie* und *Gerontologie* überschneiden sich vielfach. Um wenigstens eine wenn auch unzulängliche Abgrenzung vorzunehmen: Die *Geriatrie* befaßt sich hauptsächlich mit der ärztlichen Betreuung der alten Menschen, mit den Krankheiten des Alters, während die *Gerontologie* hauptsächlich den Alterungsprozeß selbst untersucht mit dem Fernziel, Möglichkeiten zu finden, das Altern im günstigen Sinne zu beeinflussen.

Nach Ansicht von Dr. James Bonner vom California Institute of Technology sind »die Biologen nahe daran, einen Weg zu finden, die Senilität zu beseitigen und dadurch dem Menschen eine Lebensspanne von 200 Jahren zu ermöglichen«. Viele Forscher würden diese Schätzung als zu optimistisch bezeichnen und Zweifel und Kritik an der Zeitangabe »nahe daran« in Bonners Voraussage vorbringen[8]. Ganz abgesehen von der zeitlichen Festlegung machen es neuere Untersuchungen über das Altern, einschließlich der Arbeiten Bonners selbst, deutlich, daß es Gründe für neuen Optimismus gibt. Es kann nicht mehr als leichtfertig – oder gar als »journalistisch« (Lieblingsscheltwort von Akademikern) – angesehen werden, davon zu sprechen, daß die Erreichung solcher Lebensspannen in einer nicht zu nebelhaft fernen Zukunft möglich sein kann.

Wenn man von den wenigen hartnäckigen Jungbrunnensuchern absieht, die im Lauf der Geschichte immer wieder einmal aufgetreten sind, ist das Altern als ein unvermeidlicher Vorgang und seinem Charakter nach als unergründlich angesehen worden. Diese Ansicht wurde im zwanzigsten Jahrhundert durch eine Anzahl von Versuchen erschüttert, bei denen es gelang, zu zeigen, daß Tiere in frühen Entwicklungsstadien veranlaßt werden können, in ihrer Entwicklung »auf der Stelle zu treten« – zum Beispiel durch kontrollierte Unterernährung – und danach mit dem normalen Wachstum fortzufahren. Dr. Clive M. McCay von der Cornell-Universität war der Pionier auf diesem Gebiet. In einigen seiner Versuche ließ er junge Ratten auf der Stelle treten, d. h., er hielt ihre Entwicklung an, sorgte aber dafür, daß sie körperlich aktiv und gesund blieben, und zwar über einen Zeitraum von mehr als drei Jahren, was ihrer normalen Lebenserwartung entspricht. Eine Kontrollgruppe von Ratten, die so viel Futter erhielt, wie sie wollte, starb, wie erwartet, im Alter von drei Jahren. Von diesem Zeitpunkt an durfte die Versuchsgruppe der Tiere leben und fressen, wie sie wollte, wobei sie die vollen drei Jahre der normalen Entwicklung auslebte. McCay verdoppelte auf diese Weise ihre Lebensdauer. Bisher besteht noch keine Möglichkeit, die aus diesem Versuch gewonnenen Erkennt-

8 Dr. Jean-Bourgeois Pichat, der dem französischen Nationalen Institut für demographische Studien vorsteht, sagte 1966 voraus, daß innerhalb von fünfzig Jahren manche Menschen praktisch ewig leben könnten, und er stützte seine Voraussage auf die Annahme, daß das Wissen dann so fortgeschritten wäre, daß eine Behandlung schon bei der Geburt einsetzen könnte. Im Juni 1967 schrieb Dr. Augustus B. Kinzel, Gründer und erster Präsident der Nationalen Akademie der Technik (National Academy of Engineering), in der Zeitschrift »Science«: »Wir werden das Problem des Alterns völlig lösen, so daß Unfälle praktisch die einzige Todesursache sein werden.« Stephen Leacock schrieb einmal eine heitere Satire über eine Gesellschaft, die diesen utopischen Zustand erreicht hatte, und in der jedermann seine ganze Zeit darauf verwendete, schrecklich vorsichtig zu sein, um keinen Unfall zu erleiden.

nisse auf den Menschen anzuwenden; es könnte sogar gefährlich sein, das zu tun, da sich die Entwicklung des Menschen stark von der Entwicklung der Ratten unterscheidet. Aber McCay hat überzeugend nachgewiesen, daß eine scheinbar unveränderliche maximale Lebensdauer doch geändert werden kann.

Die größten Geheimnisse sind natürlich noch nicht gelöst. Was läßt einen Menschen schneller als einen anderen altern? Was läßt einen Teil des Körpers unbrauchbar werden, während andere Teile gesund und brauchbar bleiben? Ist in jedem Menschen so etwas wie ein Wecker eingebaut, der unweigerlich, ohne daß etwas daran geändert werden kann, bestimmt, wann die Zeit des Körpers abgelaufen ist? Wird der Organismus als Ganzes unbrauchbar und stirbt – oder werden einzelne Zellen zu alt und sterben, und sind deshalb Senilität und Tod statistische Folgen dessen, was in größeren Mengen von Zellen vor sich geht? Ist das Altern und die Geschwindigkeit des Alterns durch unsere Erbmasse vorbestimmt, oder können wir beides durch die Wahl unserer Umwelt und unserer Lebensweise beeinflussen? Natürlich beeinflussen wir sie insofern, als wir unser Leben leicht durch Unbedachtheit oder Torheit verkürzen können. Die Frage ist aber, ob wir unser Leben über die als normal geltende Zeit hinaus verlängern können, indem wir uns vernünftig verhalten – wenn wir wüßten, was in diesem Sinne vernünftig wäre. Dr. Comfort ist der Ansicht, wir könnten nicht wirklich unser Leben bedeutend über die gegenwärtige normale Lebenserwartung hinaus verlängern, zumindest nicht mit irgendwelchen Methoden oder medizinischen Erkenntnissen, die zur Zeit der Geriatrie zur Verfügung stehen. Woher sind, wenn überhaupt, die radikal neuen Methoden zu erwarten? Von radikal neuen Einsichten in den Charakter des Alterungsprozesses selbst, Einsichten, die vielleicht die Gerontologen erlangen werden. Die nutzbringendsten dieser Einsichten könnten sich durch Untersuchungen des genetischen Materials gewinnen lassen, nämlich der Nukleinsäuren der Zelle, DNS und RNS. Die DNS in der befruchteten Eizelle, von der alles ausgeht, enthält, wie ein riesiger Computer, die vollständigen genetischen Anweisungen, die dann als kompliziertes Programm den Ablauf des Lebens der betreffenden Organismen steuern. Wenn sich die Zelle, die der Keim des Ganzen ist, teilt und die geteilten Zellen sich wieder teilen und so fort, dann erhält jede neue Zelle ihren vollen Anteil genetischen Materials[9]. Somit hat der

9 Um einer möglichen Verwirrung jener Leser vorzubeugen, die von der Fülle dessen etwas überwältigt werden, was sie über Neuerungen in der Biologie erfahren: Die Chromosomen, jene fadenähnlichen Massen im Zellkern, gibt es noch immer, und das »genetische Material« besteht nach wie vor aus Chromosomen. Die Gene sind Teile der Chromosomen, und die Gene bestehen aus den Nukleinsäuren (DNS bei den höheren Organismen, aber RNS manchmal bei Viren).

Kern jeder Zelle in dem vollständigen Organismus immer noch alle Anweisungen in sich. Durch eine Anzahl hemmender und anregender bzw. auslösender Substanzen (manche der Hemmstoffe sind *Histone* und manche der Auslösestoffe *Hormone*) werden die jeweils erforderlichen Gene angeschaltet, um im richtigen Zeitpunkt ihre Anweisungen abzugeben, und wieder abgeschaltet, wenn ihre Aufgabe erfüllt ist. Man nimmt an, daß diese Schaltvorgänge im Zellkörper statt im Zellkern selbst vor sich gehen. Eine als Hemmstoff wirkende Chemikalie könnte sich zum Beispiel um ein Enzym herumlegen, um es daran zu hindern, seine Aufgabe über die vorgesehene Zeit hinaus auszuüben. Obwohl ein ständiger Informationsaustausch zwischen Zellkern und Zellkörper stattfindet, nimmt man an, daß der Zelle das »Wissen« von den genetischen Instruktionen der DNS übermittelt worden ist.

Die meisten der neun oder zehn Billionen Zellen im durchschnittlichen menschlichen Körper haben die Fähigkeit, sich zu ersetzen, wenn sie verbraucht sind oder sterben. Jedoch sind nicht alle Zellen dazu in der Lage. Unter denen, die nicht dazu in der Lage sind, befinden sich so entscheidende Zellgewebe wie Nerven und Herzmuskeln. Eins, was somit sicherlich zum Altern beiträgt, ist der Verlust unersetzbarer Zellen. Selbst die Zellen, die sich zu ersetzen vermögen, scheinen im Lauf der Jahre ihre Leistungsfähigkeit oder überhaupt ihre Fähigkeiten zu verlieren – zumindest genug von ihnen, um den Zustand des ganzen Organismus oder lebenswichtiger Teile davon zu beeinflussen. Zellen können ihre Fähigkeit verlieren, die gleichen Mengen von Flüssigkeit wie früher zu speichern; deshalb werden wir im Alter trockener und dürrer. Sie können aber auch weniger fähig werden, Nährstoffe aufzunehmen und Abfallstoffe auszuscheiden, wodurch sie überfüllt und träge werden. Man nimmt an, daß sich viele sich nicht erneuernde Zellen in Bindegewebe verwandeln, und das Bindegewebe des Körpers wird mit der Zeit fasrig und ähnelt immer mehr vulkanisiertem Gummi in seiner Struktur. Ein wesentlicher Faktor des Alterns ist wahrscheinlich die Schädigung oder Zerstörung des genetischen Materials selbst, so daß das Instruktionsprogramm verwaschen wird und sich mit Fehlern und Irrtümern überträgt. Dr. Comfort vergleicht dies mit einem Photokopierverfahren. »Wenn wir ein Negativ durch Photographieren einer Photographie herstellen, dann von dem Negativ eine Kopie anfertigen und diese neue Photographie wiederum photographieren und so weiter, werden die Kopien eine immer schlechtere Bildqualität besitzen. Es könnte sein, daß etwas Ähnliches vor sich geht, wenn die aufeinanderfolgenden neuen Zellen immer weniger leistungsfähig werden, so daß die neuen Zellen, die ein alter Mensch hervorbringt, in mancher Hinsicht weniger lebensfähig sind als die neuen Zellen, die er erzeugte, als er noch ein Kind war.«

Der verstorbene Dr. Leo Szilard entwickelte, als er von der Atomphysik zur Biologie übergegangen war, die Theorie, dieser Effekt könne durch genetische Mutationen verursacht sein, die in einer oder wenigen Zellen auf einmal und an irgendeiner Stelle vor sich gingen – etwa wenn ein Teilchen der kosmischen Strahlung durch einen Zellkern hindurchgeht, worauf dann die getroffene Zelle die für die vollkommene Reproduktion gesunder neuer Zellen notwendigen Informationen mangelhaft oder fehlerhaft weitergibt. Im Lauf der Zeit werden mehr und mehr Zellen in dieser Weise getroffen, bis schließlich die Häufung Alterung, Senilität und Tod zur Folge hat.

Daneben gibt es noch andere Theorien, und es stehen nicht genügend Daten zur Verfügung, um zu sagen, welche davon die einzig richtige ist. Aber welcher Mechanismus auch der Zellenalterung zugrunde liegen mag, eine immer größere Zahl von Wissenschaftlern ist bereit, der optimistischen Auffassung Ausdruck zu geben, daß der Mensch einmal imstande sein wird, diese Mechanismen zu seinem Nutzen zu beherrschen – und dieser Nutzen dürfte darin bestehen, daß er länger und bei guter Kraft zu leben vermag. Was im wesentlichen dazu Hoffnung gibt, ist die Tatsache, daß jede Zelle *alle* ursprünglichen Anweisungen enthält – mindestens bis zu dem Zeitpunkt, in dem diese Anweisungen irgendwie undeutlich oder lückenhaft werden. Mit der Aussicht, das genetische Material manipulieren zu können – eine Aussicht, die nach Meinung mancher Wissenschaftler, unter ihnen Dr. Barry Commoner, Ordinarius für Biologie an der Washington-Universität in St. Louis, überbewertet wird –, eröffnen sich allerlei Möglichkeiten. Die Zellen, die ihre Fähigkeit verloren haben, sich selbst zu reproduzieren, können vielleicht gelehrt werden, wie sie es wieder tun können. Diejenigen Zellen, die in einer Weise degeneriert sind, daß es wissenschaftlich aufklärbar ist, können in bezug auf fehlerhafte Gene korrigiert oder durch einwandfreie Zellen ersetzt werden. Vorstellbar scheint die Möglichkeit, solche Korrekturen oder Austauschmaßnahmen mittels eines künstlichen Virus vorzunehmen. Wir wissen, daß die infizierenden Kerne von Viren aus DNS oder RNS bestehen. Sie wandern in den Zellkern ein und übernehmen entweder den genetischen Apparat der Zelle oder gliedern sich in die Nukleinsäuren der Zelle ein. Künstliche Viren wurden bereits im Laboratorium hergestellt – die RNS-Type von Dr. Sol Spiegelman an der Universität von Illinois und DNS-Viren von Dr. Arthur Kornberg an der Stanford-Universität. Wenn Viren aus den vom Menschen perfekt kopierten DNS-Molekülen hergestellt werden konnten, dann müßte es möglich sein, von Zeit zu Zeit neue Dosen zuzuführen – vielleicht mittels Injektion –, um die nachlassenden Fähigkeiten der Zellen zu erneuern.

Wenn wir den genauen Inhalt, die Strukturen und die Mechanismen der Histone und Hormone (oder was sonst die hemmenden und auslösenden Substanzen sein mögen, welche die Gene ein- und wieder ausschalten) kennenlernen, dann müßte diese Kenntnis die Möglichkeit bieten, den Alterungsvorgang aufzuhalten oder sogar etwas umzukehren. Für das Studium des Alterungsvorgangs in Zellen steht den Forschern eine ganze Sammlung von Medikamenten zur Verfügung, die den Vernetzungsvorgang[10] bei großen Molekülen hemmen oder fördern und welche die Synthese von DNS, RNS und Proteinen begünstigen oder stören. Eine Versuchsreihe hat verlockende, aber noch nicht endgültige Beweise dafür gebracht, daß das Nachlassen des RNS-Synthese (ein von der DNS gesteuerter Vorgang) in der Leber einer alten Ratte durch Verabreichung von frischer DNS von einer jungen Ratte wieder in Gang gebracht werden kann.

Die vielleicht erzielbare Kontrolle über die Nukleinsäure mag allein noch nicht genügen. Wahrscheinlich müssen am Zellenkörper Wiederherstellungsmaßnahmen durchgeführt werden, ebenso am Bindegewebe, und außerdem muß der komplizierte Informationsaustauschvorgang zwischen Zellenkern und Zellenkörper ebenfalls unter eine gewisse Kontrolle gebracht werden. Wichtig für uns ist aber die Tatsache, daß genaue Kenntnisse über all dieses schon gesammelt und sinnvolle experimentelle Untersuchungen immer häufiger vorgeschlagen und auch durchgeführt werden.

Lange ehe all das für die Kontrolle der Zellenalterung notwendige Wissen vorliegt, könnte es gelingen, Interimsmaßnahmen zu finden, die dazu beitragen, das Altern wesentlich zu verlangsamen. Als eine dieser Möglichkeiten hat Dr. Denham Harman von der Universität von Nebraska – ein Chemiker und Arzt, der früher an der Universität von Kalifornien Strahlungsschäden an Zellen untersuchte – eine interessante Theorie entwickelt. Die Wirkungen schädlicher Bestrahlungen erschienen ihm bei seinen Beobachtungen sehr ähnlich den Alterserscheinungen. Er wußte, daß durch Bestrahlung »freie Radikale« erzeugt werden – die vereinfacht als Bruchstücke chemischer Verbindungen auf der Suche nach anderen Teilen, mit denen sie sich zusammentun können, zu beschreiben sind –, und er glaubte, daß die freien Radikale für die Erscheinungen, die er beobachtet hatte, verantwortlich sind. Er wußte auch, daß die Zellen normalerweise einige freie Radikale erzeugen, wenn auch nicht in der gleichen Menge. Konnten sie eine der Nebenursachen des Alterns sein? Bei der Suche nach Möglichkeiten,

10 Das Vernetzungsphänomen – die gegenseitige Verknüpfung langkettiger Moleküle durch zufällig eintretende chemische Bindungen – wurde viele Jahre lang von Dr. Johan Bjorksten, dem Leiter seiner eigenen Forschungsstiftung in Madison, Wisconsin, untersucht. Nach Ansicht von Bjorksten sind Vernetzungsvorgänge der entscheidende Faktor beim Altern.

Strahlungsschäden zu bekämpfen, rückgängig zu machen oder zu vermindern, waren einige recht wirkungsvolle Medikamente entdeckt worden. Harman beschloß, diese Medikamente gegen Strahlungsschäden als mögliche Mittel gegen das Altern zu verwenden. Am Ende einer Versuchsreihe, die sich über fünfzehn Monate erstreckte und zu der Mäuse verwendet worden waren, die keiner Bestrahlung ausgesetzt wurden, war er überzeugt, das Leben der Tiere um etwa 25% verlängert zu haben. Noch kein handgreiflicher Beweis für irgend etwas, aber ein verheißungsvoller Anfang, von dem ausgehend er mit immer mehr ermutigenden Ergebnissen weiterarbeitet.
Die Hoffnung auf einen wirklich wesentlichen Fortschritt bei der Verlängerung der Lebensspanne des Menschen oder eine fühlbare Erneuerung der Lebenskraft in den heutigen Altersjahren scheint in der genetischen Kontrolle zu liegen. Diese Art der Kontrolle umfaßt auch andere Arten – die Kontrolle des Krebses und die der Abbauerscheinungen. Ein ganzes Organ, etwa eine Leber oder Niere, könnte aus einer einzelnen Zelle herangezogen, in richtiger Weise instruiert und ernährt werden; theoretisch könnte sogar ein ganzer Mensch aus einer einzelnen Zelle, die an irgendeiner Stelle seines Körpers entnommen wurde, neu herangezogen werden, wenn das genetische Material sich in perfektem Zustand befände und alle auslösenden und hemmenden Substanzen dieser Zelle so einverleibt würden, wie sie einmal in der befruchteten Eizelle vorhanden waren, aus der dieser erneut heranzuziehende Mensch einst hervorgegangen ist.

Die Schätzungen der Fachleute darüber, wie lange es dauern könnte, bis diese Art der genetischen Technik möglich wird, schwanken recht beträchtlich. Unterdessen versuchen die Ärzte weiterhin ihr Bestes mit den Möglichkeiten, über die sie bereits verfügen. Dr. Hans Selye bemerkt in »The Stress of Life«, daß kein Mensch wirklich an hohem Alter stirbt. »Wir sterben unweigerlich«, sagt er, »weil ein lebensentscheidender Teil des Organismus im Verhältnis zum übrigen Körper zu rasch abgenutzt worden ist. Das Leben, die biologische Kette, die unsere Teile zusammenhält, ist nur so stark wie ihr schwächstes Glied.« In dieser Hinsicht gleicht der menschliche Organismus einem Auto. Die meisten Wagen neigen, im Gegensatz zu meinem alten Chrysler, der plötzlich vollständig aufgab, dazu, nur stückweise aufzugeben. In Autos können die mangelhaften Teile repariert oder ausgetauscht werden – ein Vorteil, den sie gegenüber dem Körper des Menschen besitzen, wenn auch vielleicht nicht mehr lange.
Der chirurgische Austausch unserer kranken, geschädigten oder verbrauchten Körperteile und lebenswichtigen Organe gegen künstliche oder verpflanzte natürliche Teile könnte noch während der Spanne unse-

res Lebens zu einer Routinesache werden. Transplantationen oder Verpflanzungen sind schon alles andere als selten, obwohl sie vorläufig noch nur dann ausgeführt werden, wenn alle anderen Mittel versagt haben. Nierenverpflanzungen sind häufiger als alle anderen vorgenommen worden; bis jetzt wurden etwa 1500 bis 2000 dieser Operationen in der ganzen Welt durchgeführt, seit die ersten Operationen dieser Art im Peter-Bent-Brigham-Krankenhaus in Boston vorgenommen wurden, und Hunderte dieser Patienten sind noch am Leben – davon einige seit über fünf Jahren. Leber-, Lungen- und Herztransplantationen, ganz zu schweigen von einer Bauchspeicheldrüse einschließlich Zwölffingerdarm, die auch verpflanzt wurde, sind in Form der Übertragung von Tier zu Tier, von Tier zu Mensch, von Mensch zu Tier, von menschlichem Leichnam zu Mensch und von Mensch zu Mensch erfolgt; das heißt, die Operationen gelangen technisch-chirurgisch, wenn auch einige der Patienten danach nicht mehr lange lebten. Das große Hindernis der erfolgreichen Organverpflanzung ist, wie der Biologe und Nobelpreisträger Peter Brian Medawar ungefähr zur gleichen Zeit erklärte, als die ersten Nierenverpflanzungen vorgenommen wurden, die Abstoßung des transplantierten Organs durch den Körper, für den es eine fremde Substanz ist[11]. Die Anwesenheit fremden Gewebes regt den immunologischen Verteidigungsmechanismus des menschlichen Körpers zum Angriff an, als handle es sich um eine Armee den Körper überfallender Mikroorganismen. Deshalb wird das verpflanzte Organ, nachdem es kurze Zeit im Körper seine Funktion erfüllt hat, unwirksam gemacht und beginnt abzusterben. In seltenen Fällen ist die Situation umgekehrt: es ist das transplantierte Organ, das den Körper zurückweist, in den es eingepflanzt wurde – und es ist dann der *Körper*, der zu verkümmern beginnt und schließlich abstirbt. Bei der Paarung von Organempfängern mit möglichen Organspendern ist es üblich geworden, die Gewebe – etwa ähnlich wie es bei der Wahl einer zum Empfänger passenden Blutgruppe geschieht – zu typisieren; im Idealfall sollten Spender und Empfänger eineiige Zwillinge sein,

11 Eine Ausnahme bildet die Hornhaut, die durchsichtige Vorderseite des Augapfels, die mit Erfolg vom Auge eines Menschen auf das Auge eines anderen verpflanzt werden kann. Die Hornhaut wird nicht abgestoßen, weil 1. sie sich an einer einzigartigen Stelle befindet, wo sie mit Blut versorgt wird, ohne direkt an den Blutkreislauf angeschlossen zu sein, wodurch sie für die Antikörper unerreichbar bleibt, und 2. die Eigenart der Hornhautzellen bewirkt, daß sie mit geringerer Wahrscheinlichkeit von Antikörpern beeinflußt wird; deshalb werden transplantierte Stücke der Augenhornhaut viel langsamer abgestoßen als andere Körpergewebe. Als Dr. Hector Castellanos von der Temple-Universität und Dr. S. H. Sturgis von der Harvard-Universität Stücke vom Eierstockgewebe in die Gebärmütter von Patientinnen einpflanzten, umgaben sie diese Implantate mit Augenhornhaut, um zu verhindern, daß die eingepflanzten Gewebe abgestoßen wurden. Vier Jahre später sonderten die Implantate noch immer weibliche Hormone ab.

aber die wenigsten von uns sind in der Lage, eine solche Bedingung zu erfüllen. Verschiedene Methoden wie Bestrahlung in hohen Dosen, hochwirksame Medikamente und das Abziehen von Lymphflüssigkeit durch chirurgische Dränageschläuche sind benutzt worden, um die Immunreaktion des Körpers zu untersuchen und das Anwachsen von Fremdtransplantaten zu ermöglichen. Aber diese groben Methoden können auch den Patienten praktisch hilflos gegen eine Infektion machen, die ihn befällt. Als Christiaan N. Barnard, der berühmte südafrikanische Herzchirurg, seinem Patienten Louis Washkansky ein fremdes Herz einpflanzte, war die Operation chirurgisch ein voller Erfolg, und das neue Herz erfüllte seine Aufgabe sehr ordentlich. Aber gegen die Lungenentzündung, die den Operierten ins Grab brachte, konnten die Ärzte nichts tun.

Die Ärzte haben immer größere praktische Erfolge bei der Anwendung die Immunreaktion unterdrückender Methoden, aber eine viel bessere Lösung des Problems der Organüberpflanzung liegt in der Möglichkeit, das Immunsystem selektiv zu unterdrücken. An dem Tage, an dem der Teil des Verteidigungssystems des Körpers, das fremde Gewebe abstößt, ausgeschaltet werden kann, während der infektionsbekämpfende Teil des Mechanismus intakt bleibt, wird die Transplantation eine viel alltäglichere Operation in jedem größeren Krankenhaus der ganzen Welt werden.

Es ist auch nur eine Frage der Zeit, wann künstliche Organe zur Verfügung stehen werden. Schon jetzt ist es üblich, künstliche Herzteile, ansehnliche Stücke von Blutgefäßen und Herzschrittmacher einzupflanzen, und Patienten, die an eine Herz-Lungen-Maschine oder an eine »künstliche Niere« angeschlossen sind, können auch ganz gut leben. (Es handelt sich hierbei um Maschinenarten, die ebenso wie Beatmungsgeräte, Stimulatoren und ähnliche Hilfsmittel Patienten um Tage, Wochen oder Monate weiterleben lassen, während die gleichen Patienten früher unweigerlich sofort gestorben wären.) Wenn die erforderlichen technischen Fortschritte bei der Suche nach neuen Werkstoffen, der Miniaturisierung und der von äußeren Stromquellen unabhängigen Stromversorgung erzielt werden, wird es möglich sein, künstliche lebenswichtige Organe völlig in den Körper einzupflanzen, wo sie wie natürliche Organe funktionieren.

Ohne in eine medicotechnische Groteske verfallen zu wollen, erscheint es doch denkbar, uns vorzustellen, daß wir eines Tages mit etwa einer Augenhornhaut aus einem durchsichtigen Kunststoff, einigen Knochen aus Metall und Arterien aus Dacron herumgehen; oder vielleicht mit Drüsen, einer Niere und der Leber von einem anderen Menschen, einer Organbank oder vielleicht gar von einem Fließband; mit einem künstlichen Herzen, einem umgewandelten Kreislaufsystem und von einem

Kleincomputer gesteuerten elektronischen Einrichtungen, die Muskel-, Nerven- oder Stoffwechselfunktionen ersetzen, die gestört waren. Man nimmt sogar an – freilich wird es während unserer Lebenszeit fast bestimmt nicht mehr verwirklicht werden –, daß auch das Gehirn eines Tages ersetzbar sein kann, entweder durch ein Gehirn, das von einem anderen Menschen übertragen wird, oder durch ein elektronisches oder mechanisches Gebilde irgendeiner Art. Dies würde jedoch eine viel kompliziertere Chirurgie erfordern; Dr. Robert J. White von der Western Reserve University in Cleveland, der berühmt dafür ist, ein Affengehirn außerhalb des Körpers am Leben erhalten zu haben, glaubt, es werde viel leichter sein, einen ganzen Kopf zu verpflanzen[12] – wie es die Russen bereits mit Erfolg bei Hunden durchgeführt haben.

Man hat sich ferner überlegt, daß für den Fall, daß der Austausch alter Organe oder Organteile eine ärztliche Routinemethode wird, die Verpflanzungsoperationen als Vorbeugungsmaßnahme durchgeführt werden könnten – *ehe* ein Organ oder ein Teil eines Organs völlig unbrauchbar werden, ehe sie andere Organe nachteilig beeinflussen. Außerdem ist die Möglichkeit nicht auszuschließen, daß neue Organe erfunden werden könnten, die uns Fähigkeiten geben, welche wir noch nicht besitzen.

Wohl in noch fernerer Zukunft liegt die Möglichkeit, dem Körper beizubringen, seine eigenen Organe und Gliedmaßen zu regenerieren, wozu einige niedrigere Ordnungen des Tierreichs fähig sind[13]. Forschungen auf diesem Gebiet werden durchgeführt, bringen jedoch nicht so rasche Erfolge und geben nicht zu dem gleichen Optimismus Anlaß wie z. B. auf dem Gebiet der Molekularbiologie.

Weit weniger phantastisch als diese Zukunftshoffnungen sind mancherlei ärztliche Verfahren, die – obwohl sie ihrem Charakter nach den her-

12 Der verstorbene Dr. J. B. S. Haldane, der immer gern bizarren Gedanken nachging, schrieb 1949: »Wäre der Kopf von König Karl I. oder König Ludwig XVI. etwa innerhalb einer Minute [nach der Hinrichtung] an eine Pumpe angeschlossen worden, die das Gehirn mit sauerstoffreichem Blut versorgt hätte, dann wären die Köpfe fast sicherlich nach vielleicht einer halben Stunde wieder genug zum Leben erwacht, um die Augen zu öffnen und die Lippen zu bewegen, und wahrscheinlich wäre auch das Bewußtsein wiedergekehrt. Sollte ich einmal an einem nichtoperierbaren Krebs erkranken, dann wird man hoffentlich mit mir diesen Versuch anstellen.«

13 Salamander zum Beispiel regenerieren normalerweise Gliedmaßen, die sie verloren haben. An der Western Reserve University in Cleveland ist es Dr. Marcus Singer gelungen, Frösche – die normalerweise diese Fähigkeit nicht besitzen – zu veranlassen, abgetrennte Gliedmaßen zu regenerieren. Ähnliches wurde von Dr. Lew. W. Poleschaew in der Sowjetunion erreicht, der auch angibt, bei der Regenerierung von Schädelknochen und Zähnen Erfolg gehabt zu haben, und der Zuversicht Ausdruck gibt, es könne gelingen, das Herz zu veranlassen, durch Krankheit verlorengegangene Herzmuskeln zu regenerieren.

kömmlichen ärztlich-chirurgischen Methoden viel näher stehen – weitreichende Auswirkungen haben. Eine der einfachsten und direktesten ist auch eine der interessantesten: das Wiederingangsetzen eines stehengebliebenen Herzens. In den letzten Jahren ist es üblich geworden, das Stehenbleiben des Herzens nicht mehr als das unvermeidliche Ende des Lebens anzusehen. »Ich erinnere mich noch«, schrieb Dr. William P. Williamson von der Universität von Kansas im »Journal of the American Medical Association«, »daß das Aufhören des Schlagens des Herzens eine Beobachtung war, bei der wir den Patienten einfach für tot erklärten; heute ist es ein medizinisches Syndrom, das Herzstillstand genannt wird« – also ein Zustand, der sich wie eine Krankheit behandeln läßt[14].

Die Herzwiederbelebung findet zwar am häufigsten in Krankenhäusern statt, aber es hat Fälle gegeben, in denen ein Arzt sich von einem Passanten ein Taschenmesser borgt, einen Brustkorb öffnet, hineinlangt und das Herz massiert, bis es wieder zu schlagen beginnt. (Die wenigsten Ärzte würden sich gern dazu bereit finden; sie müssen gewärtig sein, sich eine Anklage wegen eines Verstoßes gegen die Regeln der ärztlichen Kunst zuzuziehen.) Im Jahre 1967 »starben« zwei Kinder der gleichen Familie in Boston an aufeinanderfolgenden Tagen und wurden im St.-Elisabeth-Krankenhaus wieder zum Leben gebracht. Im Jahre 1965 hörte in Rio de Janeiro das Herz einer schwangeren Frau zu schlagen auf; während ihr Brustkorb geöffnet wurde, kam ihr Kind durch Kaiserschnitt zur Welt, und zur gleichen Zeit, als das Herz des Neugeborenen von ihrem Organismus getrennt weiterschlug, begann ihr eigenes Herz wieder zu schlagen. Menschen sind vom »Tode« durch starke Kälteeinwirkung, Autounfälle, Stürze aus größerer Höhe und Stromschlag gerettet worden. Die meisten Fälle von Herzstillstand ereignen sich bei Operationen oder kurz nach einer Operation, und in vielen Krankenhäusern gibt es jetzt routinemäßige Alarmsysteme und sich für solche Fälle bereithaltende Gruppen mit Wiederbelebungsgeräten, um sofort eingreifen zu können, wenn das Herz eines Patienten zu schlagen aufhört. Es ist auch nicht ungewöhnlich, daß der gleiche Patient mehrmals wieder ins Leben zurückgebracht wird. Es ist nicht mehr nötig, den Brustkorb zu öffnen. Es wurden viele Methoden zur Massage des Herzens im geschlossenen Brustkorb ausgearbeitet, und es gibt jetzt Maschinen, die anhaltender und ermüdungsloser, als es die Hände von Menschen sein könnten, diese Aufgabe ausführen, erforderlichenfalls unterstützt von wirksamen Medikamenten und elektrischen Stimulatoren. Keine dieser Behandlungen ist schonend, keine

14 »Stillstand der Atmung«, schrieb Dr. Williamson ferner, »ist ein anderes Symptom, das früher den Tod bedeutete, heute aber mit einer sinnreichen und ausgezeichnet wirksamen Maschine, der Eisernen Lunge, bekämpft werden kann.«

risikofrei – es können zum Beispiel Rippen brechen oder ein Organ geschädigt werden. Aber die Alternative ist der Tod – der nach allen früheren Kriterien bereits eingetreten wäre.

Ab und zu kommt ein visionär ungewöhnlich begabter Mensch, der beruflich mit BSP-Aufgaben zu tun hat, auf den Gedanken, daß er selbst es nicht mehr erleben wird, daß der Mensch die Macht über die biologischen Vorgänge des Lebens und des Todes erlangt. Von dieser Annahme ausgehend, schlägt er in aller Ruhe ein Programm vor, das ihm selbst nüchtern und ganz vernünftig erscheint, aber viele andere nüchterne und vernünftige Menschen veranlaßt, ihn für einen Narren zu halten. Wenn er jedoch trotz dieser unfreundlichen Einschätzung seiner Mitmenschen bei seinem Gedanken bleibt, kann er bald viele Anhänger haben. Dann aber verlangt die bloße Tatsache, daß es ihm gelungen ist, so viele Anhänger zu finden, selbst Aufmerksamkeit.

Eine solche visionäre Persönlichkeit ist Robert C. W. Ettinger, ein ruhiger, gelehrter Physikprofessor am Highland Park College in Michigan. Seine ungewöhnlichen Vorschläge hat er in einem Buch »The Prospect of Immortality« auführlich dargelegt. Die Hartnäckigkeit, mit der er seine Gedanken verfolgte, hat zu einer rasch wachsenden Bewegung mit einem höchst unwahrscheinlich anmutenden Ziel geführt: unter geringstmöglicher Schädigung Leichen rasch einzufrieren statt sie zu beerdigen oder zu verbrennen. Ettinger glaubt, es sei äußerst sinnvoll, schon jetzt zu beginnen, Leichen durch Kühlung für den Tag frisch zu erhalten, an dem sie durch die ärztliche Kunst und medizinische Wissenschaft der Zukunft wiedererweckt werden können. Wie nicht anders zu erwarten, haben Ettingers Vorschläge zu lebhaften Auseinandersetzungen geführt, und die meisten Wissenschaftler weigern sich, sie ernst zu nehmen[15]. Obwohl Forschungen über das Einfrieren ganzer Körper durchgeführt werden, dürfte es noch lange dauern, bis brauchbare Resultate erzielt werden, da der Einfrierungsvorgang selbst beträchtliche Schäden verursacht – ein Mangel, den Ettinger als erster anerkennt.

Das Erstaunliche ist, daß Ettingers Ideen eine gewisse vernünftige Basis in dem Wissenschaftszweig der Kryobiologie, der Kunst des Einfrierens lebender Organismen, haben. Außerdem stießen sie sofort auf eine Aufnahmebereitschaft des Publikums. Organisationen wie die »Life Extension Society«, die Lebensverlängerungsgesellschaft, und die »Cryonics Society«[16] entstanden, deren Hauptzweck es ist, Ettingers

15 Ettinger ist es jedoch gelungen, ein ansehnliches wissenschaftliches Beratergremium zusammenzubringen, dessen Mitglieder sich erboten haben, ihren fachlichen Rat und wissenschaftliche Hilfe zur Verfügung zu stellen, wo immer es möglich ist, und die deshalb mindestens als seinem Programm »nicht abgeneigt« gelten.

16 Mehrere von diesen sind jetzt in den Cryonics Societies of America zusammengeschlossen.

Gedanken zu vertreten. In einer Anzahl von Städten in den Vereinigten Staaten und anderen Ländern existieren bereits örtliche Zweigorganisationen mit Büros und einer interessierten Mitgliederschaft. Sie waren fleißig tätig und durchaus nicht erfolglos in ihren Bemühungen, Unterstützung für ihr »Einfrierprogramm« von Ärzten, Juristen, Pädagogen, Geistlichen, Politikern und der allgemeinen Öffentlichkeit zu erhalten. Viele Anhänger des Gedankens haben letztwillige Verfügungen für sich und ihre Angehörigen getroffen, im Schnellgefrierverfahren konserviert und aufbewahrt zu werden, um die Chance einer künftigen Auferweckung vom Tode zu haben. Es stehen für diesen Zweck speziell konstruierte isolierte Nicht-Särge zur Verfügung, und es sind auch schon ein paar dieser Nicht-Begräbnisse erfolgt. Das erste – wenigstens das erste, von dem die Öffentlichkeit erfuhr – fand am 12. Januar 1966 statt, als der Körper von Dr. James H. Bedford, eines Psychologieprofessors, von einem Ärzteteam in Glendale in Kalifornien eingefroren und in einer hermetisch abgedichteten Kryokapsel nach Phoenix in Arizona gebracht wurde, wo er mittels flüssigen Stickstoffs bei der Temperatur von –196° C lagert. Seit damals sind noch andere eingefroren worden, und mindestens siebenhundert weitere haben ihren Wunsch, eingefroren zu werden, bei der Life Extension Society in Washington registrieren lassen. Einige Mitglieder dieser Gesellschaft führen ihre Mitgliedskarten bei sich und tragen um das Handgelenk ein Armband mit Anweisungen über das Einfrieren, die besagen, wie verfahren werden soll, falls sie plötzlich sterben; und einige Verbände der Cryonics Societies haben motorisierte Rettungseinheiten bereitgestellt, die mit allen für das Schnellgefrieren erforderlichen Geräten ausgestattet sind.

Selbst wenn sich herausstellen sollte, daß Ettingers Gedanken wissenschaftlich nicht stichhaltig sind, ergibt sich aus der Tatsache, daß viele Menschen *glauben*, das Einfrieren sei vernünftig, und entsprechend handeln, dieselbe Art von Problemen – einschließlich wissenschaftlicher und biomedizinischer Probleme –, wie wenn das Einfrieren tatsächlich eine vernünftige Maßnahme wäre.

»Wir haben von abstrakten Vorstellungen wie einer keimfreien Welt, einer unendlichen Lebensdauer und der intelligenten, sich selbst vermehrenden Maschine gehört«, sagte Dr. Lederberg in der Diskussion nach einem Seminar über die Biologie der Zukunft. »Jede von ihnen läßt sich möglicherweise nicht vollkommen verwirklichen.« Es kann sich herausstellen, daß dies auch für die Synthese des Lebens im Laboratorium oder für die völlige Beherrschung des genetischen Materials durch den Menschen gilt. »Aber es muß nicht so sein«, meinte Lederberg, »und es lohnt sich durchaus, darüber nachzudenken. Diese Abstraktionen stellen uns vor Probleme, mit denen wir uns befassen müssen, entweder um mit dem Leben weitteifern oder um zur zweckmäßigen gesellschaftlichen Dynamik in möglichst klarer Form zu gelangen. Es ist zwecklos, darüber zu streiten, ob wir das System jemals völlig verstehen werden. Möglicherweise verstehen wir auch ein mechanisches System niemals vollständig, und doch ist es von größtem Wert, ein reibungsloses System zu postulieren, um andere Eigenschaften untersuchen zu können.«

Auch die Aufbewahrung tiefgekühlter Leichen für eine vielleicht einmal mögliche Wiederbelebung ist eine Abstraktion wie die wahrscheinlich unmögliche Maschine, die völlig reibungsfrei arbeitet. Aber sie kann als Mittel brauchbar sein, um die vielen verschiedenen Probleme zu diskutieren, die durch die BSP hervorgerufen werden. Es ist allmählich an der Zeit, einen näheren Blick auf einige dieser Schwierigkeiten zu werfen.

Inzwischen dürfte klar sein, daß es in der Praxis der BSP keine Allwissenheit geben kann. Keiner der Fachleute ist in der Lage, uns zu sagen, welche unter den bisher beschriebenen Möglichkeiten zu verwirklichen sein wird. Aber nehmen wir einmal an, es stellt sich heraus, daß *alle* sich als Maßnahmen herausstellen, die durchführbar sind. Sollen wir dann, nur weil wir können? Beginnen nicht schon einige recht grauenhaft auszusehen?

Gewiß wird nicht jeder von uns begeistert über die Zukunftsaussichten von der völligen Kontrolle des Lebens durch den Menschen sein. Schon die Erwähnung des Themas ruft gewöhnlich ebenso Schauder wie Entzücken hervor. Aber wenn wir die Forschung bremsen würden, die in jene Richtung führt, weil wir Bedenken hegen, würde das bedeuten, auf viele erstrebenswerte Fortschritte der Medizin noch unendlich lange zu verzichten. Da kaum jemand von uns auf diese Vorteile verzichten will – zumindest nicht, soweit sie uns selbst oder unseren Angehörigen und Freunden zugute kommen könnten –, scheint es sicher, daß die Forschung und die Versuche mit mindestens dem bisherigen Tempo fortgesetzt werden.

Während die Vorteile, die wir alle in bezug auf bessere Heilverfahren und eine längere Lebensdauer zu erhalten hoffen, relativ unumstritten sind, werden die Wege zu diesen Zielen – die Forschung und die Versuche selbst ebenso wie ihr Zeitpunkt und die Art, in der die Ergebnisse angewendet werden – sicherlich ständig umstritten sein. Es sei nur an die Probleme erinnert, die im Zusammenhang mit den Organübertragungen auf den Gebieten der Moral, der Ethik und des Rechtswesens diskutiert werden.

Hat ein Mensch das Recht, einen anderen zu bitten, eine seiner Nieren zu opfern und sich der größeren Operation zu unterziehen, die mit der

Entfernung einer Niere verbunden ist, um dieses Organ einem anderen Menschen zu geben – mag er ihm auch nahestehen –, damit dieser die Aussicht (nicht immer eine zuverlässige Aussicht) hat, eine begrenzte Zeit weiterzuleben? Chirurgen, die einem Spender ein Organ entnehmen, werden stets von der Befürchtung geplagt, sie könnten den Spender auf dem Operationstisch verlieren. In diesem Fall hätten sie entscheidend dazu beigetragen, einen gesunden Menschen zu töten, um nur vielleicht einen kranken Menschen zu retten. »Jedem Arzt ist das erhöhte Risiko bekannt«, schrieb Dr. J. Russell Elkinton 1964 in einem Leitartikel in den »Annals of Internal Medicine«, »das für einen Patienten mit nur einer Niere besteht, der an Pyelonephritis erkrankt oder in dessen Nierenschlagader eine Embolie eintritt. Ist es vertretbar, daß man es riskiert, einen gesunden Menschen der Möglichkeit (wenn auch nicht Wahrscheinlichkeit) auszusetzen, sein Leben um 25 oder 30 Jahre zu verkürzen, um das Leben eines anderen Menschen um 25 oder 30 Monate oder weniger zu verlängern?

Noch ernster ist«, fährt Elkinton fort, »die mögliche Störung der geistigen und seelischen Gesundheit des Spenders und der Familie des Patienten. Ich weiß von einem Bruder eines Patienten, der es ablehnte, eine Niere zu opfern – und dann ein schweres seelisches Trauma erlitt; ich weiß von einer anderen Familie, die dadurch zerbrach, daß die Mutter eine Niere für ihr Kind opferte, obwohl der Ehemann und Vater dagegen war. Solche psychologischen Komplikationen gibt es bei vielen schwierigen klinischen Situationen, am häufigsten aber bei der Organübertragung [17].«

Es ist nicht einmal sicher, daß ein Mensch das gesetzliche Recht hat, freiwillig eines seiner Organe zur Verfügung zu stellen (besonders dann nicht, wenn er noch minderjährig ist), der Entfernung eines Organs eines sterbenden Angehörigen nach dessen Tode zuzustimmen oder über die Verwendung seiner eigenen Organe nach seinem Tode Bestimmungen zu treffen. Viele der Gesetze, welche das Schicksal der Leichen bestimmen, gehen auf viel ältere Vorschriften zurück, in Amerika und England zum Beispiel auf das englische »Common Law«, das bis ins sechzehnte Jahrhundert zurückreicht. Meist besagen die Vorschriften, daß die Erben keine Besitzrechte erlangen, die sie in die Lage versetzen, über die Leiche oder Teile von ihr zu verfügen; der nächste Angehörige erhält lediglich das Recht, den Leichnam zu beerdigen.

Auf das Verlangen der Ärzte versuchen manche Staaten, diese Mängel

17 In einer Predigt sagte kürzlich Canon Michael Hamilton von der Kathedrale in Washington: »Als Christ glaube ich, daß ein Mensch mit einer von ihm abhängigen Familie nicht eindeutig dazu verpflichtet sein kann, seine eigene Gesundheit zum Beispiel dadurch zu gefährden, daß er zugunsten eines Bruders auf eine Niere verzichtet.«

der Gesetzgebung zu beseitigen, so daß jedem erlaubt wird, seine Organe zur Übertragung zur Verfügung zu stellen, oder – falls er versäumt hat, das zu tun – seine nächsten Angehörigen zu ermächtigen, die notwendige Erlaubnis zu geben[18]. Einige der vorgeschlagenen Gesetze würden Ärzte berechtigen, Organe mit oder ohne Zustimmung zu entnehmen – oder selbst dazu qualifizierten Gerichtsmedizinern erlauben, Organe im Verlauf routinemäßig durchgeführter Leichenöffnungen zu entfernen. Im Augenblick jedoch gibt es überhaupt keine absolute legale Sicherheit auf diesem neuen Gebiet, eine Situation, die viele Ärzte beklagenswert finden. »Die Gesellschaft«, meint Dr. Henry K. Beecher von der Harvard-Universität, »kann es sich schlecht leisten, auf die Gewebe und Organe unrettbar bewußtloser Patienten zu verzichten, da solche Gewebe und Organe für die Untersuchung und experimentelle Arbeiten zum Nutzen jener dringend benötigt werden, die durch solche Arbeiten gerettet werden könnten.«

Dr. Roy Cohn, Professor der Chirurgie an der Stanford-Universität, berichtet von einem jungen Mann, der durch einen Unglücksfall einen Kopfschuß erhielt, durch den zwar sein Gehirn zerstört wurde, aber seine Organe keinen Schaden erlitten. Er wurde durch maschinelle künstliche Beatmung am Leben erhalten. »Die Familie des jungen Mannes erbot sich, seine Nieren zur Verfügung zu stellen, aber die gesetzliche Unsicherheit hinsichtlich des Rechtes der Familie des Patienten, ein solches Angebot zu machen, ebenso die Bedenken in bezug auf das Recht der Ärzte, dieses Anerbieten anzunehmen, waren derartig schwerwiegend, daß von diesen unschätzbar wertvollen Nieren kein Gebrauch gemacht werden konnte.«

Nicht alle Chirurgen sind so sehr darauf bedacht, gesetzlichen Schwierigkeiten aus dem Weg zu gehen – und ein paar davon mußten dies später bereuen. Da gab es den Fall eines Mannes, der totgeprügelt in ein Krankenhaus gebracht worden war. Seine Frau gab die Erlaubnis, eine seiner Nieren zu entfernen und einem sterbenden anderen Patienten einzusetzen. Vierundzwanzig Stunden lang blieb der Totgeschlagene an eine Herz-Lungen-Maschine angeschlossen, um den Kreislauf und den Herzschlag künstlich aufrechtzuerhalten, um die Niere frisch und ungeschädigt herausoperieren zu können. Als nun aber der Totschläger vor Gericht gestellt wurde, verteidigte er sich damit, daß nicht er das Opfer

18 Im September 1967 setzte Massachusetts als erster Bundesstaat der USA ein Gesetz in Kraft, das »anatomische Schenkungen« ermöglichte und das von Dr. William J. Curran, einem Professor der Rechtswissenschaft der Bostoner Universität, in Zusammenarbeit mit Chirurgen aus Boston ausgearbeitet worden war. Im Juli 1968 billigte die National Conference of Commissioners on Uniform State Laws ein vorgeschlagenes neues Gesetz über anatomische Schenkungen in der Hoffnung, daß alle 50 Bundesstaaten der USA es übernehmen würden.

getötet hatte, da es ja noch einige Zeit im Krankenhaus am Leben geblieben war. Die Ärzte seien es gewesen, die den armen Mann umgebracht hätten, als sie ihm die Niere herausnahmen und die Herz-Lungen-Maschine abstellten. (Das Gericht übernahm seine Gedankengänge nicht.)
In mehr als einem Fall enthielten die verpflanzten Nieren, ohne daß es die Ärzte wußten, aktive Krebszellen. In diesen Fällen war zwar die Nierenübertragung ein Erfolg, aber die Patienten starben an Krebs.

Abgesehen von den moralisch schwierigen Lagen für die Ärzte und für die menschliche Gesellschaft entstehen Probleme persönlicher, philosophischer Art im Zusammenhang mit einigen unserer ältesten und grundsätzlichsten Vorstellungen von uns selbst. Ein Mensch konnte es bisher als Gewißheit annehmen, daß er eine ganz bestimmte Person war, ein unverwechselbares Individuum mit einem Namen und einer bestimmten, wiedererkennbaren Eigenheit, die er behielt, gleich was er in den Wechselfällen des Lebens von der Geburt bis zum Tod durchmachen mußte. Und ebenso sicher war es, daß es, wenn es mit ihm zu Ende war, wirklich das Ende für ihn bedeutete: er war einfach tot. Ein Mensch lebte, oder er war tot – unwiderruflich und für immer –, und es gab kein unwirklich anmutendes Dazwischen. Aber diese bisher klaren Vorstellungen von Identität und Tod sind durch die neueren Entwicklungen der Biomedizin in Frage gestellt worden.
Auch so schon gab es in der modernen Literatur und Kunst immer beredtere Zeugnisse davon, wie fremd sich der Mensch in der heutigen Zeit fühlt, und die Psychiater wissen von Patienten zu berichten, die mehr oder weniger klar sagen: »Ich weiß nicht, wer ich bin.« So sieht sich der Mensch auch schon ohne die biologischen Neuerungen einer Krise der Identität gegenüber. Organübertragungen und eingesetzte künstliche Organe werden wahrscheinlich diese Krise noch verstärken.
»Die ›Kannibalisierung‹«, erklärte Dr. Elkinton, »war ein Ausdruck, der im Zweiten Weltkrieg auf einen bestimmten Vorgang der Kraftfahrzeugreparatur angewendet wurde. Wenn es in unzugänglichen Kampfgebieten an Ersatzteilen fehlte, kombinierte man Teile einer Anzahl von beschädigten Fahrzeugen, um auf diese Weise ein vollständiges und gebrauchsfertiges Fahrzeug zu erhalten.« Elkinton schlägt vor, wir sollten in gleicher Weise lernen, »ein beschädigtes menschliches ›Fahrzeug‹ zu reparieren und wieder in Gang zu bringen... Der Vergleich mag etwas weit hergeholt erscheinen, aber die Möglichkeit dieser Kannibalisierung des Menschen liegt mit in der Entwicklung künstlicher innerer Organe und in der experimentellen Transplantation von einem Menschen auf den anderen beschlossen.« Fast jeder von uns könnte durch die Chirurgie zu so einem »kannibalisierten« Lebewesen werden.

Der Ausdruck, den die Chirurgen für so ein Wesen neuerdings bevorzugten, ist »die Chimäre«. In der griechischen Mythologie war die Chimäre ein zusammengesetztes Ungeheuer mit einer Schlange als Schwanz, dem Körper einer Ziege und dem Kopf eines Löwen, der Feuer spie. »Seltsamerweise«, erklärt Dr. Francis D. Moore in seiner ausgezeichneten Einführungsschrift über die Transplantation, »Give and Take«, »ist die griechische Wurzel dieses Wortes die für eine sehr junge Ziege.« So erscheint der Ausdruck besonders geeignet, wenn er auf die Ergebnisse von Methoden angewendet wird, die das Altern bekämpfen und das Herannahen des Todes abwenden sollen. »Selbst in der Mythologie«, schreibt Moore, »hat die Jugend etwas mit dem Wesen der Chimäre zu tun.« Jetzt aber »ist der Ausdruck Chimäre von der Mythologie auf die Immunologie übertragen worden, um *jeden Organismus zu bezeichnen, der zwei oder mehr gesunde lebende Gewebe verschiedenen genetischen Ursprungs enthält*« (Hervorhebung von Moore).
»Was ist die moralische, legale oder psychiatrische Identität einer künstlichen Chimäre?« fragt Dr. Lederberg. Wie viele Teile eines Menschen können ersetzt und in welchem Maße kann sein Charakter und Aussehen dabei verändert werden, ehe er tatsächlich ein neuer und anderer Mensch wird? Dr. Seymour Kety, eine bedeutende Autorität auf dem Gebiet der Psychiatrie, früher an der Harvard-Universität, weist darauf hin, daß schon recht radikale Persönlichkeitsveränderungen mit Methoden wie der »Gehirnwäsche«, der Elektroschockbehandlung und der präfrontalen Lobotomie[19] bewirkt wurden, ohne daß ernstlich Fragen nach der Erhaltung der Identität gestellt wurden. Würde es aber genauso sein, wenn fremde Teile und Substanzen in den Körper eines Menschen eingeführt würden, die eine neue Biochemie und eine neue Persönlichkeit mit anderen Präferenzen, anderen Talenten, anderen politischen Ansichten – vielleicht sogar anderen Erinnerungen aufgrund anderer Erfahrungen ergäben? Was wäre, wenn die Ehefrau eines so geänderten Mannes ihn nicht mehr als ihren Ehemann anerkennen könnte, der er vielleicht tatsächlich nicht mehr sein würde? Oder könnte umgekehrt ein solcher Mann das Gefühl haben, daß sein Haus, sein Beruf und seine Familie ihm nicht mehr paßten, und könnte er sich deshalb berechtigt fühlen, alle diese Bindungen einfach aufzugeben, obwohl sie zu seinem früheren Ich sehr gut paßten? Es ist schwer zu sagen, was beunruhigender sein würde – zwiespältige Gefühle über das eigene Ich oder die Unsicherheit über die Identität eines Mitmenschen.
Sollten Gehirnübertragungen jemals möglich werden, dann würden sie

19 Unter präfrontaler Lobotomie versteht man die operative Durchtrennung von Nervenbahnen im Gehirn bei schwer erregten Erkrankten und unheilbaren Schmerzzuständen. Die Persönlichkeit des Kranken wird dabei in der Weise verändert, daß die Intelligenz erhalten bleibt, das Gefühlsleben aber verflacht.

dieses Dilemma mit Sicherheit noch verschlimmern. Dr. Moore, ein Pionier der Transplantationschirurgie an der Harvard-Universität und am Peter-Bent-Brigham-Krankenhaus, glaubt, die Vorstellung von der Möglichkeit einer Übertragung ganzer Gehirne von einem Menschen auf den anderen könne sich als nichts weiter als »müßiges Geschwätz« erweisen. Er fügt aber hinzu, der Empfänger »würde ein anderer Mensch werden«, wenn es doch gelingen sollte. Der Gehirnchirurg Robert J. White ist der gleichen Ansicht. Ein neues Gehirn – oder ein neuer Kopf einschließlich Gehirn, die verblüffendste der bisher genannten Chimären – würde die Identität des Empfängers vollständig ändern[20].
Es ist keineswegs so, daß Probleme der Identität erst dann akut zu werden drohen, wenn der Austausch lebenswichtiger Organe zu einer alltäglichen Angelegenheit geworden ist. Auch schon sehr kleine Änderungen im Gehirn können schon erstaunliche Veränderungen im Verhalten und in der Einstellung herbeiführen. Forscher, die sich mit den elektrischen Verhältnissen im Gehirn beschäftigen, haben in den letzten Jahren einen kleinen Teil des Limbussystems des Gehirns, der Amygdala heißt, erforscht und dabei entdeckt, daß dieser Teil des Gehirns der Sitz vieler unserer Grundleidenschaften und Triebe ist, einschließlich der Triebe, die zu unkontrollierbaren sexuellen Extremen wie Satyriasis und Nymphomanie führen. Winzige Veränderungen in der Chemie oder eine leichte Verwirrung in den elektrischen Strömen der Amygdalgegend oder in deren Nähe können durchaus einen Einfluß darauf haben, ob ein Mensch ein unbeherrschtes Temperament hat oder zaghaft ist, ob er das Opfer eines hemmungslosen Geschlechtstriebs wird oder im Gegenteil ein Mensch ist, der sexuell völlig uninteressiert bleibt.
Nehmen wir einmal an, der Polizei gelänge es – in einer Zukunft, die schon überraschend nahegerückt ist –, einen Sexualverbrecher festzunehmen, der seit Monaten der Schrecken aller Frauen in seinem Jagdrevier war. Nehmen wir weiter an, daß er nach all den gegenwärtig im Gesetz für solche Fälle vorgesehenen gerichtlichen Verfahren nicht in eine Haftanstalt, sondern in ein Krankenhaus geschickt wird, das Gehirnoperationen durchführt. Der Chirurg reguliert nun mit einer sehr vorsichtig vorzunehmenden Operation die unnormal arbeitende Amygdala, und damit wird aus dem Verbrecher auf einmal ein sanfter, rück-

20 In diesem Buch nur flüchtig erwähnt wird die Praxis der chirurgischen Geschlechtsumwandlung, die in einigen bedeutenderen medizinischen Institutionen zu einer achtbaren ärztlichen Arbeit zu werden begonnen hat. Sie erfordert einen wirklich radikalen chirurgischen Eingriff mit – im Fall eines Mannes, der eine Frau werden will – der Entfernung aller seiner Geschlechtsorgane und der künstlichen Herstellung weiblicher Geschlechtsteile, an die sich eine lange Hormonbehandlung anschließt. Wenn ein Chirurg in einem Nachtklub einer Striptease-Tänzerin zusehen und sagen kann: »Ich erinnere mich noch, wie sie ein stiller junger Mann war«, dann hat die Änderung der Identität aufgehört, eine akademische Frage zu sein.

sichtsvoller Mensch, der keiner Fliege etwas zuleide tun würde. Es entsetzt ihn, von Verbrechen zu hören, wie er sie selbst in seinem früheren Zustand begangen hat. Dieser Mensch ist eindeutig ganz verschieden von dem Menschen, der in den Operationssaal gefahren wurde. *Ist* er überhaupt noch derselbe Mensch? Ist er verantwortlich für die Verbrechen, die er – oder jener andere – beging? Kann er bestraft werden? Muß er straflos bleiben?

Später einmal mag es für den einzelnen wünschenswert und für die menschliche Gesellschaft notwendig sein, zu erklären, daß – ohne daß ein Todesfall vorliegt – Herr X aufgehört hat zu existieren und daß Herr Y zu existieren begann. Es würde sich um eine bildliche Art des Todes und der Wiedergeburt handeln, die aber psychologisch und vielleicht auch juristisch durchaus real wäre. Man müßte dann Herrn X für tot erklären und für Herrn Y eine Geburtsurkunde ausstellen. (Welche Todesursache wäre dann anzugeben? Welches Alter wäre auf der Geburts- bzw. Wiedergeburtsurkunde zu nennen?)

Aber selbst der Tod im alten Sinne, der physische Tod des Körpers, wird immer schwerer genau zu bestimmen sein. In der Geschichte der Medizin gibt es spektakuläre Fälle der Lebensverlängerung, des Hinausschiebens des Todes – aber in der Vergangenheit hat keiner dieser Fälle die Grundvorstellung, daß es eine scharfe Trennungslinie zwischen Leben und Tod gäbe, ernstlich in Frage gestellt. Es gab einen allgemein anerkannten Augenblick, in dem die Atmung aufhörte, das Herz stillstand oder andere lebenswichtige Organe zu arbeiten aufhörten und der Arzt einen Menschen eindeutig für tot erklären konnte. Wir kennen alle unzählige Kriminalgeschichten und Fernsehspiele, in denen ein Arzt mit der Autorität des Sachverständigen etwa vor Gericht aussagte, daß der Tod eines Menschen genau zu dieser Stunde und Minute eingetreten sei. Heute ist es gar nicht mehr so selten, daß die »Toten« wiederbelebt werden, und so leicht und schnell wird heute niemand aufgegeben. Zumindest würden sich nur noch wenige Ärzte dazu hergeben, den Zeitpunkt des Todes ganz genau festzulegen[21].

Es ist deshalb kein Wunder, daß in medizinischen Fachzeitschriften heute so häufig Arbeiten mit Titeln wie »Wann ist ein Patient offiziell tot?« erscheinen. Die Ärzte unterscheiden neuerdings sehr sorgfältig zwischen verschiedenen Arten des Todes, zum Beispiel zwischen dem klinischen Tod (aus dem der Patient jetzt möglicherweise wiederbelebt

21 Es gibt zum Beispiel genaue Unterlagen über den Fall eines Mannes, der als hoffnungslos aufgegeben wurde, nachdem in einem Krankenhaus im amerikanischen Mittelwesten stundenlang ohne Erfolg an seiner Wiederbelebung gearbeitet worden war. Als seine Frau telefonisch von seinem Tode benachrichtigt wurde, erlitt sie einen Kollaps und starb an einem Herzanfall. Unterdessen begann aber ihr für tot erklärter Mann auf dem Operationstisch doch noch wieder zu atmen und überlebte seine Witwe.

werden kann, und zwar nicht nur einmal, sondern vielleicht häufiger) und dem biologischen Tod, bei dem die Zellen und Organe, besonders das Gehirn, nicht wiedergutzumachende Schäden erleiden. (Robert Ettinger beharrt in seiner Werbung für das »Einfrierprogramm« darauf, daß es in Zukunft praktisch *keinen* Schaden geben werde, der nicht durch ärztliche Kunst wiedergutgemacht werden könne.)

Wie die schon beschriebenen Fälle hinreichend beweisen, wird eine genaue und allgemein anerkannte Definition des Todes von höchster Bedeutung für die Chirurgen sein, die sich mit Organübertragungen befassen. Wenn das Ärzteteam in Stanford in der Lage gewesen wäre, den jungen Mann, dessen Gehirn durch einen Schuß zerstört worden war, für tot zu erklären, obwohl sein Herz künstlich am Schlagen erhalten wurde, hätten die Ärzte seine gesunden Nieren auf zwei andere Patienten übertragen können, die an unheilbaren Nierenleiden erkrankt waren und dem sicheren Tod entgegengingen. So aber mußten drei Menschen sterben, von denen zwei hätten gerettet werden können – zumindest befristet. (Im Fall der ersten Herzübertragung in Südafrika *waren* die Ärzte bereit, die junge Frau wegen der Gehirnzerstörung bei einem Autounfall für tot zu erklären. Als ihr Herz stillstand, versuchten sie nicht, es wieder in Gang zu bringen – das taten sie erst, als es sich in der Brust des Empfängers befand.)

»Ich habe Patienten gesehen«, schrieb Dr. Williamson von der Universität von Kansas, »bei denen der Gehirnstamm ausgeschaltet war, die erweiterte starre Pupillen und völlige Lähmung aufwiesen, bei denen die natürliche Atmung aufgehört hatte und die Atmung nach einem Luftröhrenschnitt mit einem mechanischen Gerät aufrechterhalten wurde. Mit Flüssigkeitszufuhr, den erforderlichen Elektrolyten und guter Pflege kann das praktisch isolierte Herz in einem solchen Patienten manchmal noch eine Woche in Gang erhalten werden.« Ist ein solcher Patient noch wirklich am Leben? Wäre es Mord, die Maschine abzuschalten, das Herz aufhören zu lassen, zu schlagen, und es dann zwecks einer Übertragung auf einen anderen Menschen herauszunehmen?

Im Fall des Herzens ist es offensichtlich schwierig, eine Antwort zu finden. Ein Herz ist nicht nur ein einzigartiges und unentbehrliches Organ, sondern es ist auch recht vergänglich. Während eine Niere ungefähr drei Stunden Zeit zwischen Tod und Übertragung läßt, muß ein Herz innerhalb dreißig Minuten nach dem Aufhören des Schlagens entfernt werden, wenn es noch frisch und verwendbar sein soll. Die nicht geringe Zahl von Herzübertragungen, seit Professor Barnard seinen ersten großen Erfolg hatte, bewiesen überzeugend, daß es in chirurgischer Hinsicht kein Hindernis für solche Übertragungen gibt, die übrigens auch schon Hunderte von Malen an Hunden ausgeführt wurden. Was, abgesehen von den immunologischen Schwierigkeiten, den Herzübertragungen im Wege steht, ist die Seltenheit der geeigneten Umstände, unter denen Spenderherzen verfügbar sind.

Ehe wir auf diese Beschaffungsprobleme eingehen, sei besser darauf hingewiesen, daß die Wahl idealer *Empfänger* bei weitem nicht einfach ist. Ein hervorragender Herzchirurg sagte zu mir unter vier Augen, er werde zögern, jemals das Herz eines Menschen vor dem Tode herauszunehmen, da selbst ein schwerkrankes Herz eine bemerkenswerte und unvorhersehbare Wiederherstellungsfähigkeit besitzt. Mindestens ein Patient mit einem für unheilbar gehaltenen schweren Herzleiden, das eigentlich zum Tode führen mußte, wurde ernstlich als Herzempfänger in Betracht gezogen, bis dieser Patient alle seine Ärzte täuschte und sich genügend erholte, um nach Hause entlassen werden zu können. Die phantastische Erholungsfähigkeit selbst eines schwer geschädigten Herzens wurde niemals überzeugender demonstriert als im Wilhelmina-Krankenhaus der Universität Amsterdam. Ein siebzig Jahre alter Mann war an einem schweren Herzanfall gestorben. Anderthalb Stunden später – eine Stunde über die Zeit, die als sicher für eine Übertragung angesehen wird – nahm eine Gruppe von Chirurgen das kranke, zerstörte, siebzigjährige Herz aus dem Leichnam heraus. Die Ärzte verbanden es mit einer Maschine, die dazu bestimmt war, mit Sauerstoff angereichertes Ochsenblut durch die Herzkranzgefäße zu pumpen. Dann öffneten sie den Hahn, der das Blut fließen ließ. »Es ist erstaunlich«, bemerkte Dirk Durer, einer der Chirurgen, der später bei einem ärztlichen Kongreß über den Fall berichtete: ohne daß es notwendig war, das Herz mechanisch oder elektrisch anzuregen, begann das »tote« Organ zu schlagen, sobald das Ochsenblut zu fließen begann. Und es schlug ohne Hilfe noch sechs Stunden weiter. Dann wurde der Versuch beendet, nicht etwa, weil das Herz zu schlagen aufhörte, sondern weil die Ärzte zu erschöpft waren, um die Beobachtung fortzusetzen.

Trotz der erstaunlichen Erholungsfähigkeit des Herzens gibt es Fälle, in denen die Ärzte einer Meinung über die Hoffnungslosigkeit eines gegebenen Falles und deshalb bereit sind, ein neues Herz einzupflanzen, weil es die letzte Möglichkeit ist, das Leben des Patienten zu retten. Nach Ansicht von George Reed, eines Herzchirurgen der New Yorker Universität, wären das Fälle, in denen mehrere Herzanfälle stattgefunden haben, die Herzkranzgefäße nichtwiederherstellbar geschädigt sind, eine größere Zerstörung des Herzmuskelgewebes erfolgt ist und der Patient sich in einem chronischen Zustand des Herzversagens befindet – all dies müßte zusammenkommen. Oder aber der Patient müßte an einem der noch nicht restlos erforschten Zustände erkrankt sein, die als Myopathien bezeichnet werden und bei denen ohne Herzanfälle die Herzmuskeln so weit zerstört sind, daß das Herz nicht länger seine lebensnotwendige Funktion als Blutpumpe im Kreislauf ausreichend erfüllen kann[22]. Ein Herzanfall erfordert noch keine Transplantation; oft wird ein Patient nach einem Herzanfall völlig wiederhergestellt, wie die prominenten Fälle der Präsidenten Eisenhower und Johnson beweisen. Außerdem können viele früher als tödlich angesehene Herzfehler jetzt durch verschiedene chirurgische Behandlungsmethoden korrigiert werden, die weniger drastisch als die Herzverpflanzung sind und mehr Aussicht auf Erfolg bieten. Deshalb ist der Prozentsatz von Herzpatienten, die als Kandidaten für Herzverpflanzungen in Frage kommen, nach Ansicht von Dr. Reed sehr gering. Die persönliche Einstellung von Ärzten zu diesem Problem wurde bei einer Umfrage der Marion Laboratories, Kansas City, Anfang des Jahres 1968 sehr gut deutlich. Von 218 befragten Kardiologen erklärte mehr als die Hälfte, sie würde einer Herzverpflanzung bei sich selbst auch dann nicht zustimmen, wenn »ein fortgeschrittenes Herzleiden mit schlechter Prognose« bestünde.

Selbst wenn die Wahl von Herzempfängern kein Problem wäre, wäre es immer noch schwer, Spenderherzen zu beschaffen. »Auch nach Überwindung der letzten immunologischen Schranke«, erklärte der berühmte Herzchirurg von Houston, Dr. Michael E. DeBakey, »sind der Herztransplantation nicht Tür und Tor geöffnet. Ich kann mir nicht vorstellen, daß jemals ausreichend Spenderherzen zur Verfügung stehen werden.« Diese Überzeugung ist einer der Hauptgründe für DeBakeys Konzentration auf die Entwicklung künstlicher Herzen.

Dr. C. William Hall, einer der Mitarbeiter DeBakeys bei der Entwicklung künstlicher Herzen, äußerte sich ähnlich zu diesem Problem. »Können Sie sich irgendwelche Umstände vorstellen«, wurde er gefragt, »unter denen ein Herz, das in einem anderen Körper wieder in Gang gesetzt werden könnte, von keinem Nutzen mehr für den Körper wäre, dem es entnommen wurde?« Hall dachte einen Augenblick nach und sagte dann: »Ja. Ich kann mir so eine Situation vorstellen, aber nur eine: Wenn wir noch immer die Guillotine zur Hinrichtung benutzten, die den Kopf vollständig vom Körper trennt, dann würde ich sagen, daß der enthauptete Körper das Herz auch nicht mehr brauchen könnte.«

Es gibt noch einen anderen Umstand, von der Enthauptung abgesehen, der nach Ansicht einiger Wissenschaftler die Entfernung des Herzens rechtfertigen würde – und der, wie Dr. Hall zustimmte, in funktioneller Hinsicht der Enthauptung gleichkäme. »Dieser Fall wäre gegeben«, sagte Dr. Moore, »wann immer das Gehirn unrettbar beschädigt ist.« Dieses war die von den Ärzten Barnard in Südafrika und Norman Shumway in Stanford benutzte Rechtfertigung. Sie wurde auch von

22 Wenn eines Tages die medizinische Wissenschaft die immunologischen Probleme gelöst hat und die Herzverpflanzung eine Routineoperation sein wird, dürften die bevorzugten Patienten sehr junge Menschen sein, die ein Herzleiden haben, sonst aber ausreichend gesund sind.

Dr. Aldrian Kantrowitz vom Maimonides-Krankenhaus in Brooklyn verwendet; bei seinem ersten Fall handelte es sich um ein anenzephalisches Baby, d.h. um ein Kind, das ohne Gehirn geboren war und keine Überlebenschancen hatte. Als Kantrowitz ein neugeborenes Kind als Patienten bekam, das mit einem so schwachen und mangelhaften Herzen geboren war, daß sein Tod sicher schien, wandte er sich an Hunderte von Krankenhäusern im ganzen Lande und fand so ein anenzephalisches neugeborenes Kind, dessen Eltern die Zustimmung zu der Operation gaben. Der Grundgedanke in jedem Fall war, zwei dem Tode geweihte Menschen zu nehmen und einen davon durch die Schaffung einer künstlichen »Chimäre« zu retten.

Ein nicht wiedergutzumachender Hirnschaden wurde auch von Dr. James D. Hardy von der Universität von Mississippi als ausreichende Rechtfertigung für die Entfernung des Herzens angesehen. Hardy war der erste Chirurg, der eine Lungentransplantation durchführte und der, wenn nicht Zufälle dazwischengekommen wären, auch schon Jahre vor Barnard und den anderen die erste Herzverpflanzung durchgeführt hätte. Bei drei Gelegenheiten hielt Hardy Herzspender künstlich am Leben und operationsbereit, aber der Zeitpunkt war jeweils nicht ganz der richtige für einen Empfänger. Bei einer anderen Gelegenheit war der Herzempfänger bereit, und als die Chirurgen nicht länger warten, andererseits aber den Herzspender nicht mit Sicherheit für tot erklären konnten, setzten sie dem Patienten ein Herz ein, das einem Schimpansen entnommen war. Das Affenherz arbeitete eine Zeitlang, erwies sich aber schließlich als unzureichend für die Aufgabe, die Blutmenge eines Menschen durch dessen Körper zu pumpen.

Unter anderem hat sich auch Dr. Hannibal Hamlin von der Harvard-Universität dafür ausgesprochen, den Tod eines Menschen als den Tod des Gehirns zu definieren, der mittels des Elektroenzephalographen festgestellt werden kann. Ein Opfer des Gehirntods, dessen Kreislauf und Atmung künstlich in Gang gehalten werden, ist nach Hamlins Ansicht nur ein »Herz-Lungen-Präparat«. »Der Patient als Person hat zu existieren aufgehört«, meinte er, »wenn sein technisch einwandfreies EEG 60 Minuten lang keine Ausschläge aufgewiesen hat« – d.h., wenn so lange Zeit keine elektrische Aktivität im Gehirn herrschte. Hamlin betonte, daß er niemals behaupten würde, »es könne möglich sein, einen so komplizierten biologischen Vorgang beim sterbenden Patienten zeitlich genauer festzulegen«.

»Wenn die Ärzte auch nicht den genauen Augenblick des Todes angeben können«, schrieb Hamlin in der »Medical Tribune«, »so sollten doch die Mediziner der Öffentlichkeit verständlich machen, daß es Tod und Leben, wie es die Ärzte früher definierten, in genau dieser Form nicht mehr gibt.« Außerdem »sollte die medizinische Wissenschaft danach streben, eine praktische Übereinstimmung von Kirche und Gesetzgeber zu erzielen, was der Tod in bezug auf die lebenswichtigen Organe ist, von denen der Gesamtorganismus abhängt, trotz der anhaltenden semantischen und begrifflichen Schwierigkeiten bei der Formulierung einer Definition, die alle Beteiligten zufriedenstellt«.

In Anbetracht dieser Schwierigkeiten ernannte die französische Akademie der Medizin ein Komitee unter dem Vorsitz des bedeutenden Chirurgen François de Gaudard d'Allaines, um diese Dinge zu untersuchen. Nach vier Monaten der Prüfung erstattete das Komitee einen Bericht, den die Akademie einstimmig durch Handzeichen annahm. Die Akademie erwirkte damit eine klare Entscheidung über die Definition des Todes, die sich nicht wesentlich von derjenigen unterscheidet, die Hamlin den amerikanischen Ärzten vortrug. Der Bericht besagte, als Tod solle hinfort der Tod des Gehirns angesehen werden, und das Gehirn werde als tot betrachtet, wenn ein negatives EEG 48 Stunden lang bestanden habe[23].

Der Patient könnte am Ende dieser Zeit von einem aus drei Ärzten bestehenden Komitee offiziell für tot erklärt werden, selbst wenn er künstlich »am Leben« erhalten würde und selbst wenn es möglich wäre, ihn in diesem Sinne eine unbefristete Zeitspanne am Leben zu erhalten. Die Billigung dieser Definition würde bedeuten, daß dem offiziell toten Körper Organe zwecks Transplantation zugunsten anderer Patienten, die andernfalls dem Tode ausgeliefert wären, entnommen werden könnten.

Die Empfehlungen der Akademie wurden in Frankreich keineswegs automatisch übernommen, nicht einmal von den Ärzten. Wenn ein Patient noch atmet und sein Herz noch schlägt, würden viele Ärzte zögern, einen Totenschein auszustellen, und wenn das Gehirn noch so tot wäre. Eine ähnliche Empfehlung hat auch keine Chance, sofort und allgemein anerkannt zu werden. »Es ist ein sehr schwieriges Problem«, erklärte ein bedeutender amerikanischer Arzt zu dem Vorhaben der französischen Medizinischen Akademie. »Man muß sehr sorgfältig vorgehen, um zu vermeiden, daß eines Tages jemand sagt: ›Sie haben meinen Vater sterben lassen, bloß um seine Niere jemand anderem geben zu können.‹« In einem solchen Falle wären Ärzte tatsächlich straf- und zivilrechtlich

23 Im August 1968 empfahl ein Komitee aus 13 Angehörigen der Medizinischen Fakultät der Harvard-Universität unter Dr. Beecher, die folgenden Kriterien für die Definition des »irreversiblen Komas« anzuwenden: (1) absolute Reaktionslosigkeit auch gegenüber den stärksten Reizungen; (2) absolutes Fehlen jeder Bewegung oder des Atmens während einer Stunde sorgfältiger Beobachtung; (3) absolutes Fehlen von Reflexen; (4) gerade Linien im EEG. Alle Prüfungen sind nach 24 Stunden zu wiederholen, um sicherzugehen, daß in der Zwischenzeit keine Veränderungen eingetreten sind. Aber selbst diese Kriterien sind noch nicht endgültig in Fällen, in denen der Körper des Patienten auf unter 32,2° C abgekühlt ist oder durch große Dosen von Barbituraten in seinen Funktionen stillgelegt wurde.

gefährdet. Nicht einmal die volle Zustimmung der nächsten Angehörigen bietet eine Sicherheit dagegen.

Ein Fall, der dies deutlich zeigt, trug sich in Schweden zu und erregte großes Aufsehen. Ein Ärzteteam unter Dr. Stig Ekestrom am Karolinska-Krankenhaus in Stockholm übertrug die Niere einer vierzigjährigen Frau, die an einer Gehirnblutung starb, an einen fünfundvierzigjährigen Mann, der an Nierenversagen litt. Der Zustand der Frau war als hoffnungslos beurteilt worden, und ihr Ehemann war mit der Transplantation einverstanden gewesen. Sie starb zwei Tage nach der Nierenentnahme in einer Eisernen Lunge, und der Mann, der die Niere erhalten hatte, starb zwei Wochen später. K. E. Walberg, der schwedische Generalstaatsanwalt, ordnete eine Untersuchung an, um festzustellen, ob eine strafrechtliche Verfolgung notwendig sei. »Wenn der Tod durch die Entnahme der Niere beschleunigt wurde«, begründete er seine Anordnung, »könnten die Ärzte des Totschlags oder der fahrlässigen Tötung schuldig sein.«

Der Vorgesetzte des Chirurgen, Dr. Clarence Crafoord, gewährte diesem seine volle moralische Unterstützung. »Wenn man bis zum Tode im herkömmlichen Sinn wartet«, erklärte er, »wird die Möglichkeit einer erfolgreichen Transplantation vermindert. Wir waren auch darin einig, daß der nächste Angehörige der Nierenspenderin bedingungslos einverstanden sein müßte.« Jedoch war Dr. Lars Leksell, der Chef einer anderen Abteilung des gleichen Krankenhauses, anderer Meinung. Er nannte die ganze Episode »besorgniserregend«. »Die Tatsache, daß der Zustand eines Patienten als hoffnungslos angesehen wird«, meinte er unter Hinweis darauf, daß es oft äußerst schwierig ist, dies zu beurteilen, »kann dem Arzt nicht das Recht geben, über seine Organe ohne seine Zustimmung zu verfügen.«

Dr. John P. Merrill, der bedeutende Kollege von Dr. Moore am Peter-Bent-Brigham-Krankenhaus, stimmte damals leidenschaftlich zu. »Meiner Ansicht nach war dies unethisch und rückschrittlich«, erklärte er in den »Medical World News«. »In der heutigen Zeit mit der Herzlungenmaschine sind die Kriterien des Lebens oft schwer zu bestimmen. Wenn man einem sterbenden Menschen ohne seine Zustimmung eine Niere wegnimmt, wo hört das denn auf? Das nächste Mal nimmt man sie vielleicht von einem Menschen, der nicht stirbt, und das wäre nicht nur unmoralisch, sondern kriminell.«

In der gleichen Woche, in der das vierte und fünfte menschliche Herz in Kapstadt und in Brooklyn verpflanzt wurden, nahm einer meiner Freunde, eine bedeutende Kapazität für Herz- und Kreislaufkrankheiten, in Princeton an einer Konferenz über Schlaganfälle teil. Als er zurückkam, erzählte er mir, der beliebteste Scherz auf dieser Konferenz seien die Worte gewesen, die ein Arzt angeblich an einen anderen gerichtet habe: »Wenn Sie schon einen Schlaganfall haben müssen, dann achten Sie bitte darauf, daß Sie nach *vorn* fallen.« Was dieser kleine Witz besagen sollte, war klar: Da so viele Chirurgen Herzspender suchten, wäre es unvorsichtig, hintenüber zu fallen und dadurch den Brustkorb darzubieten.

Etwas später erlebte ich im Büro eines Freundes eine Unterhaltung zum Thema der Herztransplantationen. Ein junger Mann sagte zu einem blühend aussehenden Kollegen: »Hör bitte auf, so gesund auszusehen – es könnte gefährlich sein.« Dieser schwarze Humor spiegelte die rasche Wandlung in der Einstellung zu Herzverpflanzungen. Nach den ersten Berichten über die historische erste Operation durch Barnard herrschte große Begeisterung und das Gefühl, daß es eine großartige Sache sei, ein Herz zu opfern, damit ein anderer Mensch weiterleben könne. Als dann aber rasch hintereinander noch vier weitere Herzen verpflanzt wurden, begannen sich einige Zweifel hinsichtlich des Herzspenders auszubreiten.

Einer meiner Bekannten, kein Arzt, sagte ganz im Ernst zu mir: »Wissen Sie, wenn man das so hört, bekommt man Angst, einen schweren Unfall zu erleiden oder ernstlich zu erkranken. Man überlegt dann, ob sich die Ärzte viel Mühe geben würden, einen zu retten, oder ob sie in einem nur einen möglichen Herzspender sehen würden, der besser stürbe.« Eine Dame, die seine Bemerkung gehört hatte, erinnerte uns an die abstoßende Szene in dem Film »Alexis Sorbas«, in dem eine alte Frau im Sterben lag und die habgierigen Nachbarn im Dorf wie die Geier auf ihren Tod lauerten, um sich sofort ihrer Habseligkeiten zu bemächtigen. Als sie schließlich zu ungeduldig wurden, um das Todesröcheln abzuwarten, räumten sie das Haus aus, als die alte Frau ihre letzten Atemzüge tat.

Wohl die wenigsten würden die Transplantationschirurgen zu den Aasgeiern zählen. Dem deutschen Nobelpreisträger Dr. Werner Forssmann schien jedoch ein solcher Vergleich nicht zu fern zu liegen, als er nach der ersten Transplantation durch Barnard das Bild des Herzherausreißens entwarf, das an aztekische Opferriten erinnerte. »Ist es nicht eine grauenhafte Szene«, schrieb er in einem Artikel in der »Frankfurter Allgemeinen Zeitung«, »wenn in einem Operationssaal Ärzte einem Patienten die Herz-Lungen-Maschine anlegen, während gleichzeitig im daneben liegenden Raum eine zweite Operationsgruppe die mit dem Tod ringende junge Frau mit gezücktem Messer umsteht, nicht um ihr zu helfen, sondern fiebernd vor Gier, ihren wehrlosen Körper auszuschlachten?«

Forssmanns Bemerkungen wurden von den Nachrichtendiensten der Presse weithin verbreitet. Wenn auch sein Standpunkt extrem schien, so gab es doch andere Ärzte, denen Beunruhigung darüber alles andere als absurd vorkam. Neurologen und Neurochirurgen haben bemerkenswerte Wiederherstellungen nach Schlaganfällen und Gehirnblutungen beobachten können, besonders bei jüngeren Männern und Frauen – gerade denjenigen, welche die besten Herzspender wären. »Wenn ein Kollege ein Organ für eine Transplantation benötigt«, erklärte Dr. Joseph Ransohoff, der Chef der Neurochirurgischen Abteilung des New York University Medical Center, »dann sucht er es in meiner Abteilung. Da es auf Schnelligkeit ankommt, kann er mich drängen, den in Aussicht genommenen Spender für tot zu erklären. Er muß aber einfach warten, bis ich sicher bin, daß der Spender *wirklich* tot ist, vollständig und ohne jede weitere Rettungsmöglichkeit, selbst wenn dadurch ein kostbares Organ ruiniert wird. Die Verantwortung ist sogar noch größer in den Fällen, in denen ein sterbender Patient von derjenigen Stelle, wo er behandelt wurde, an eine andere und für den Chirurgen zweckmäßigere Stelle in der Nähe des Empfängers verlegt wird. In jedem dieser Fälle darf auch nicht der geringste Zweifel bestehen, daß der Zustand des Patienten, der ein Spender werden soll, tatsächlich absolut hoffnungslos ist.«

Ein anderer Arzt erklärte, er würde es ablehnen, einen Patienten in dieser Weise zu verlegen. »Wenn ein Arzt ein Organ von einem Sterbenden haben will, dann habe ich nicht mehr das hundertprozentige Vertrauen, daß man sich auch hundertprozentig darum bemühen wird, ihn doch noch am Leben zu erhalten.«

Dr. Ransohoff benutzt ein kompliziertes Verfahren, das über zwölf Stunden in Anspruch nimmt und auch die Verwendung von Medikamenten einschließt, welche die Aktivität des Hirnstamms anregen und den Blutdruck steigern, ehe er bereit ist, einen Patienten für wirklich tot zu erklären. Manche Ärzte beharren darauf, daß, selbst wenn nach dem Gehirntod der Herzschlag und die Atmung künstlich aufrechterhalten werden (was geschehen muß, damit das Herz oder andere Organe frisch genug für die Transplantation erhalten werden), der betreffende Patient immer noch technisch am Leben ist. Im großen ganzen sind aber die meisten Chirurgenteams, welche die Entfernung von Organen aus einem Körper in Erwägung ziehen, der Ansicht, es genüge, festzustellen, das Gehirn sei eine genügend lange Zeit elektrisch inaktiv gewesen und der *natürliche* Herzschlag und die *spontane* Atmung hätten aufgehört. Sämtliche drei Kriterien müßten erfüllt sein, um sicherzugehen, daß ein Leichnam wirklich eine Leiche ist.

Als Barnard kurz nach der ersten Herztransplantation die Vereinigten Staaten besuchte, gewährte er einem sowjetischen Korrespondenten, Heinrich Borovic aus New York, ein Interview, das mit folgendem düsteren Kommentar in der Zeitung »Komsomolskaja Prawda« erschien: »Man stelle sich eine Gangsterbande vor, die sich mit der Ermordung von Menschen nur zu dem Zweck befaßt, ihre Organe auf einem schwarzem Markt zu verkaufen. Diese Waren benötigen Ärzte für ihre reichen Patienten. Geld könnte Ärzte dazu bringen, jemanden für tot zu erklären, noch ehe er es wäre. Geld könnte Menschen veranlassen, ihre Organe vor ihrem Tod zu verkaufen.«

Diese Unterstellungen sind nur scheinbar absurd. Dr. Lederberg vermutete schon vor Jahren, es könne eines Tages einen einträglichen Schwarzhandel mit Organen geben. Und von der korrumpierenden Macht des Geldes meinte Dr. Irvine H. Page, der kürzlich emeritierte Forschungsdirektor der Cleveland Clinic, aber noch immer Herausgeber der »Modern Medicine«, sie dürfe nicht unterschätzt werden. »Wenn Geld eine Rolle zu spielen beginnt, besteht ernster Anlaß zur Sorge. Wenn die Empfänger von Herzen oder ihre Ärzte große Geldsummen zum Beispiel für die Fernsehrechte an ihren Krankengeschichten oder Berichten über ihre Erfolge in Empfang nehmen, dann werden sicherlich in Aussicht genommene Spender von Organen oder ihre nächsten Angehörigen Geld für die gespendeten Organe zu verlangen beginnen. Es gab schon einen weithin bekanntgewordenen Fall, in dem ein ehemaliger Kriegsteilnehmer, der alle Illusionen verloren hatte, sein Herz für eine Million Dollar verkaufen wollte.«

So könnte, was als eine humanitäre Bemühung begann, als ein schamloses Geschäft enden. Wenn es so sehr an Spenderherzen mangelt, würden dann nicht die Reichen die bevorzugten Empfänger sein? »Dem ärztlichen Stande obliegt es, Grundsätze aufzustellen«, meinte Dr. Page, »damit er sich eines Tages nicht schämen muß.«

Wenn und falls die ethischen und die gesetzlichen Probleme einmal gelöst sind, könnten, so scheint es, die Chirurgen über eine ergiebige Quelle verpflanzbarer Organe verfügen, nämlich über menschliche Leichen; und die Bezugsmöglichkeiten werden noch beträchtlich verbessert sein, wenn es gelingt, die Organe längere Zeit in Organbänken frisch zu erhalten. Aber dann wird vielleicht auch die Menschheit soweit sein, ihre Ängste und Skrupel zurückzustellen, so daß es nicht schwer sein wird, vor dem Tode von den meisten Menschen die Erlaubnis zu erhalten, daß ihre Organe nach dem Tod entfernt werden dürfen.

All diese Hoffnungen würden jedoch hinfällig, wenn sich Robert Ettingers Einfrierprogramm plötzlich durchsetzen sollte. Wenn man die bisherigen Fortschritte dieser Bestrebungen Ettingers betrachtet, kann man sie nicht leichthin abtun. Ettinger hat stets eine passende Antwort parat. Zu allen, die die ganze Idee des Einfrierens von Verstorbenen abstoßend finden, sagt er mit heiterer Miene: »Jedem, was ihm frommt. Ihnen ist offenbar der Gedanke der Verwesung sympathischer.« Und all jenen, denen der Gedanke an das ständig zunehmende Bevölkerungsproblem Sorge macht, das mit dem Einfrierprogramm verbunden ist, erwidert Ettinger: »Kein Mensch, der bei Verstand ist, wird sich nur wegen der Möglichkeit, daß er irgendwann in der Zukunft an einem Gedränge mitschuldig sein könnte, mit seinem Tod abfinden.« Man kann nicht sagen, daß Ettinger kein Verständnis für die gesellschaftlichen und wirtschaftlichen Fragen hätte, die sich bei seiner Vorstellung von der Unsterblichkeit ergeben. Er ist einfach überzeugt, daß das Einfrierprogramm unumgänglich sei.

Falls es so kommen sollte, wie Ettinger voraussagt, was wird dann aus unserer Vorstellung vom Tode? Wenn früher ein Mensch für tot erklärt wurde, dann war er tot in medizinischer, juristischer und theologischer Hinsicht. Für die Theologen und für die Juristen dürfte die Umstellung auf eine neue Definition des Todes schwierig werden. Für die Mediziner wird es leichter sein, da sie an Änderungen allein schon deshalb gewöhnt sind, weil sich in ihrem Beruf die Einstellung zu mancherlei Problemen dank der Fortschritte der Wissenschaft ohnehin öfters ändern muß. Ettinger meint dazu: »Schließlich ist das Einfrierprogramm nichts weiter als eine neue medizinische Maßnahme, das Leben des Menschen zu verlängern – kaum seltsamer als die Eiserne Lunge, kaum unnatürlicher als Penizillin, kaum radikaler als eine Nierenverpflanzung.«

Ettingers Ansichten erhielten vor nicht langer Zeit eine gewisse Unterstützung durch den bedeutenden französischen Biologen Dr. Jean Rostand, der nach der schon erwähnten Entscheidung der französischen Akademie hinsichtlich einer neuen Definition des Begriffes Tod in »France-Soir« bemerkte: »Ein toter Mensch ist nur gegenwärtig unheilbar. Der Begriff des physiologischen Todes hat sich im Laufe der Jahre geändert. Und es ist denkbar, daß ein Mensch, der 1966 für tot gehalten wird, im Jahre 2000 nicht als tot gelten würde.«

Wenn dieser Standpunkt mehr Anhänger gewinnt, wie wird sich dies auf die Hoffnungen des Chirurgen auswirken, Teile von Leichen zum Nutzen anderer Menschen verwenden zu können? Viele vermachen schon zum Beispiel ihre Augen den Augenbänken, auf die Chirurgen angewiesen sein können, wenn sie Erblindeten das Sehvermögen wiederherstellen wollen. Auf lange Sicht war geplant, Vorratsbanken für alle Arten von Organen und Körperteilen einzurichten, damit Ärzte diese Organe oder Körperteile auf lebende Menschen übertragen können, die ihrer bedürfen. Wie schon angedeutet, setzen sich manche Chirurgen für Gesetze ein, die sie ermächtigen würden, benötigte Teile von Leichen zu entfernen, ohne dafür eine besondere Erlaubnis besitzen zu müssen. Wenn es aber ein praktikables Einfrierprogramm gäbe, könnten Leichen nicht einfach lediglich als Leichen gewertet werden, und die Entnahme von Organen zwecks Forschung oder Behandlung wäre genau wie ein Diebstahl zu bewerten, da diese Leichen im alten Sinne die entfernten Teile eines Tages selbst benötigen könnten.

Woher würden dann die benötigten Organe kommen? Vielleicht von Tieren. Affennieren, Schweinelebern und ein Schimpansenherz haben schon erkrankte Menschen für kurze Zeiträume am Leben erhalten. Dr. Lederberg schlug bei einem Symposium der Ciba Foundation in London vor, Spezialzüchtungen von Tieren heranzuziehen, die genetisch einwandfreie Organe für Menschen liefern könnten. »Eine andere Methode mit Möglichkeiten, aber ohne sofortige Durchführbarkeit«, schrieb Fred Warshofsky in »The Rebuilt Man«, »wäre die Verwendung fetalen oder embryonischen Materials, aus dem Organe oder Gewebe in Erwachsenengröße gezüchtet werden könnten...«

»Die Möglichkeiten solcher Produktion aus Embryonenmaterial«, fährt Warshofsky fort, »sind überwältigend. Man stelle sich Gliedmaßen, Nieren, Herzen, Lungen, Lebern, Haut, Knochen, Nerven, Augen und Zähne vor, alle auf Bestellung gezogen und mit dem Empfänger verträglich. Denn wie es scheint, zeigt embryonisches Gewebe keine immunologische Aktivität. Es kann den Abwehrmechanismus des Empfängers nicht zu Gegenmaßnahmen provozieren. Dem Körper des Empfängers tritt es nicht als ein fremdes Antigen, sondern als ein natürliches Protein entgegen.«

Einige der Versuche, die Dr. Etienne Wolfe auf diesem Gebiet in Frankreich unternahm, beschrieb Jean Rostand mit den folgenden Worten: »Er entfernte die Keimdrüsen (von Küken), als sie erst bloße Andeutungen waren, Schienbeine im Stadium winziger Knorpelstreifen und Hautfragmente, oder Augen, als sie noch winzige durchsichtige Bläschen waren, die am Gehirn saßen. In dem kleinen Salzstreuer, der zur Aufnahme der Kultur diente, sah er die Keimdrüse sich in einen Eierstock oder Hoden verwandeln, das Schienbein sich verlängern und krümmen und seine Enden so formen, als säßen sie am Oberschenkelknochen und Fuß, und er sah sich die Haut zu einer ›Gänsehaut‹ durch die sprießenden Federn verwandeln und den Augapfel größer werden und Farbe annehmen.«

Wenn sich Organe aus Embryogeweben züchten lassen, könnten sich gewiß auch Methoden finden lassen, um sie lebendig zu erhalten – ebenso, wie die zuvor erwähnten niederländischen Chirurgen ein Menschenherz und die Forscher in Cleveland ein Affengehirn am Leben erhielten[24]. Hoffentlich ist dann, wenn man diese Entwicklungen abgeschlossen hat, das Problem der Aufbewahrung gelöst.

Eine andere, ebenfalls schon erwähnte Hoffnung besteht darin, Organe in Gewebekultur, vielleicht sogar aus den eigenen Körperzellen des Patienten, heranzuziehen. Das Verfahren der Verpflanzung von Orga-

24 Dr. I. Suda und seine Mitarbeiter an der Medizinischen Fakultät von Kobe in Japan brachten das isolierte Gehirn einer Katze, das sieben Monate tiefgekühlt aufbewahrt worden war, zu einer fast normal erscheinenden elektrischen Aktivität zurück.

nen anderer Menschen hätte vielleicht ganz zugunsten des Einpflanzens miniaturisierter künstlicher Organe aufgegeben werden können. Und weiter gibt es noch die andere, entferntere Möglichkeit, daß der Körper die ihm fehlenden Teile zu regenerieren vermag. »Wir können«, erklärte Dr. Singer, der Forscher, der Frösche dazu brachte, abgetrennte Gliedmaßen zu regenerieren, »die Möglichkeit nicht ausschließen, daß eines Tages Menschen fähig sein können, Organe und Gewebe nachwachsen zu lassen, was sie gegenwärtig nicht können.«
Die Beschaffung von Körperteilen wird jedoch kein so schwieriges oder dringendes Problem wie die Beschaffung ganzer Körper sein. Tausende von Körpern werden jedes Jahr benötigt, damit Medizinstudenten ordnungsgemäß anatomische Übungen durchführen und künftige Chirurgen die notwendige Übung erlangen können – besonders angesichts der Tatsache, daß die Operationsmethoden immer kühner, komplizierter und anspruchsvoller werden. In den meisten medizinischen Ausbildungsstätten hat ein chronischer Mangel an sezierbaren Leichen geherrscht, wenn auch diesem Mangel etwas dadurch abgeholfen wurde, daß neuerdings eine langsam wachsende Zahl von Menschen ihren Körper den medizinischen Fakultäten vermacht und dadurch nicht nur die ihren Angehörigen entstehenden Begräbniskosten erspart, sondern auch etwas für das Gemeinwohl tut. Aber wer wird noch eine Verfügung treffen wollen, daß sein Leichnam seziert werden dürfe, wenn eine Hoffnung besteht, daß der intakte Körper eines Tages wiederbelebt werden kann? Falls sich das Einfrierenlassen durchsetzen sollte, könnte der Mangel an Leichen fast über Nacht akut werden. Zwar könnten sinnreiche Modelle des menschlichen Körpers angefertigt werden, und man könnte die Operationstechnik an Tierkadavern erlernen, aber es gibt keinen Ersatz für die direkte Verwendung des menschlichen Körpers in all seiner großartigen Kompliziertheit. Das Gewissen der Welt könnte sich in der Zukunft vielleicht damit abfinden, gehirnlose und nicht fühlende Wesen in Gewebekultur oder in vitro aufzuziehen, sie als nicht menschlich zu erklären und sie für Forschungszwecke zu verwenden. Aber abgesehen von einigen solcher drastischen und für uns heute beunruhigenden Maßnahmen könnte sich eine menschliche Gesellschaft, in der das Einfrieren praktiziert wird, der Ironie der Situation ausgesetzt sehen, daß es keine erfahrenen Chirurgen oder »Lebenswecker« gibt, um die Toten ins Leben zurückzubringen, weil keine Leichen zur Forschung und Ausbildung zur Verfügung stehen.
Im Zeitalter des Leichengefrierens wäre jede Verstümmelung einer Leiche – deren Status als Leiche ohnehin nur vorübergehend wäre – nicht zu verantworten. Selbst die herkömmlichen allgemein- oder gerichtsmedizinischen Verfahren ließen sich nicht mehr durchführen – wie es gelegentlich schon aus religiösen Gründen unmöglich ist –, und

die Gesetze, die solche Untersuchungsverfahren vorschreiben, müßten revidiert werden. Aber das wäre noch eine der harmlosesten Aufgaben für die Juristen und die gesetzgebenden Körperschaften, die sie durch die teilweise Abschaffung des Todes oder wenigstens bei seiner unbestimmten Verschiebung erwarten würden.
Wenn ein Mensch statt in sein Grab in ein Tiefkühlfach gelegt wird, was geschieht mit seiner materiellen Hinterlassenschaft? Bleibt sie seinen Erben für immer vorenthalten? Wird sein bisheriges Eigentum treuhänderisch bis zu seinem körperlichen Auferstehen verwaltet, so daß niemand es benutzen kann, vielleicht auf Jahrhunderte hinaus? Kann seine Witwe – oder vielmehr seine Frau – oder ein anderer Begünstigter wie etwa ein Kind die Auszahlung der Lebensversicherungssumme verlangen? Was geschieht mit der Pension oder Rente des Eingefrorenen? Gehen diese Zahlungen unaufhörlich weiter auf seinem Konto ein, wo sie sich ansammeln und verzinst werden? Und zu der Überbevölkerung, die uns in der Gegenwart schon genug Sorge macht, müßte man dann auch all die wiederbelebbaren Leichen jeder Generation noch hinzuzählen.
Auch ohne ein Einfrierprogramm kann das Leben des einzelnen Menschen durch allmählich erfolgreiche Bekämpfung des Krebses und der Herzkrankheiten, durch das Ersetzen versagender Körperteile und -organe und durch wissenschaftliche Entdeckungen, die die Alterungsvorgänge des Körpers bedeutend verlangsamen oder sogar umkehren, wesentlich verlängert werden. In Zukunft wird es fast mit Sicherheit immer mehr kräftige alte Menschen geben, die immer länger am Leben bleiben. Für einen noch leistungskräftigen Fünfundsechzigjährigen ist schon heute der Übergang in den beruflichen Ruhestand lächerlich früh, und in Zukunft wird dieses Alter angesichts der immer besser konservierten Leistungsfähigkeit auch immer stärker verfrüht für den Ruhestand erscheinen. Wenn sich aber die Lebenszeit und damit die Dauer der Rentenzahlung immer mehr verlängert, dürften sich die Rentenzahlungen, die den Betrieben und der Sozialversicherung möglich sind, als immer weniger ausreichend erweisen. Alte Menschen werden sich immer mehr an die errungenen Stellungen klammern, an ihnen und an ihrem Besitz, etwa dem Eigentum an einer Firma, immer länger festhalten und es dadurch für ungeduldige junge Menschen immer schwerer machen, selbst die erstrebten Stellungen oder den gewünschten Besitz zu erlangen – und das auf einem immer mehr automatisierten und wahrscheinlich viel zu übervölkerten Planeten. Wenn diese alten Leute sterben und sich dann einfrieren lassen, werden sie sich ihre Rechte vorbehalten, so daß ihre gesetzlichen Ansprüche augenblicklich realisierbar sind, wenn sie aus ihrem Kälteschlaf erweckt werden.
Welche Fragen und Probleme ergeben sich in bezug auf die Nachfolge

im Amt? Wenn ein Präsident »stirbt«, aber nicht wirklich tot ist, kann dann der Vizepräsident jemals mehr als ein Vertreter des Präsidenten im Amt werden? In den Vereinigten Staaten ist die Amtszeit des Staatsoberhauptes begrenzt, und wenn sie abgelaufen ist, kann ein anderer Präsident gewählt werden. Es gibt aber andere Staaten, in denen die Staatsoberhäupter ihr Amt auf Lebenszeit innehaben. Könnte es jemals einen vollgültigen Nachfolger für einen toten, aber eingefrorenen Machthaber geben? Wenn Milliarden von Menschen in jeder Generation eingefroren werden, könnten die eingefrorenen Toten schließlich allen Besitz und alle wichtigen Positionen innehaben. Wenn man die Möglichkeit der Rückkehr zu einer Art der Ahnenverehrung oder des Totenkults ausschließt, würden sich die lebenden und nicht eingefrorenen Menschen damit abfinden? Wenn das Leben so reich aus den Retorten quillt – von der natürlichen Fortpflanzung ganz abgesehen – und so leicht neu zu schaffen ist, warum sollte man sich dann all die Mühe machen und die Kosten dafür aufbringen, seine eigene Konkurrenz wiederzubeleben? Die aufgestapelten tiefgefrorenen Leichen könnten eher die heftigste Abneigung hervorrufen. Wenn die Erde aufs stärkste überbevölkert wird und Unterernährung sowie Verachtung des Lebens vorherrschen, könnte das Vorhandensein der Stapel gefrorener Leichen sogar eine Tendenz zum Kannibalismus fördern. Natürlich würden einige umfassende Stromnetz-Zusammenbrüche in der Art dessen, den wir vor einiger Zeit in den amerikanischen Oststaaten erlebten, genügen, um die ganzen Fragen durch Unterbrechung der Kühlung auf die einfachste Weise aus der Welt zu schaffen. Aber unbesorgt um solche Schwierigkeiten glaubt Ettinger, daß ein Mensch, der sich einfrieren läßt, ohnehin zur Leiche wird, so daß er nichts zu verlieren hat, wenn sich seine Erwartungen, eines Tages wiederbelebt zu werden, doch nicht erfüllen lassen sollten.

Wenn eine Leiche eines Tages wiederbelebt werden könnte, kann es dann noch so etwas wie eine »Todesursache« geben? Ein zweckmäßig ausgeführter Selbstmord würde wahrscheinlich ein Tod auf Dauer sein. Würde aber die Unterlassung, jemanden nach seinem Tode einzufrieren, als Mord angesehen werden? Könnten sich Menschen, die von der Zeit, in der sie leben, gelangweilt oder angeekelt werden, einfrieren lassen in der Hoffnung, in einer glücklicheren, ihrem Wesen mehr entsprechenden Zeit wiedererweckt zu werden? Könnte ein Verbrecher das Einfrieren als Mittel, einer Bestrafung zu entgehen, verwenden? (Da wir beim Thema Verbrechen sind: Könnte das Einfrieren eine offizielle Methode der Hinrichtung werden, die in gleicher Weise für jene akzeptabel ist, die für die Todesstrafe sind, und auch für jene, die Gegner der Todesstrafe sind?)

Menschen, die an jetzt unheilbaren Krankheiten leiden, könnten wün-

schen, den Krankheitsverlauf so früh wie möglich durch Einfrieren anzuhalten und sich selbst auf diese Weise für die sicherlich besseren Heilungsmöglichkeiten in der Zukunft aufzusparen.
Die Religion wird nicht weniger als die Rechtswissenschaft dazu beitragen müssen, den richtigen Weg in all diesen Problemen zu finden. Ganz abgesehen von der sich ergebenden Notwendigkeit einer Revision der Ethik und Moral werden die gegenwärtig schon einer Neubetrachtung unterzogenen theologischen Lehrmeinungen einer noch strengeren Überprüfung unterworfen werden müssen. Was wird man zum Beispiel über die Seele denken? Angesichts des Zeitalters der Raumfahrt, das nun angebrochen ist, fanden sich die Theologen schon gezwungen zu überlegen, ob nicht Lebewesen, die auf anderen Planeten des Universums angetroffen werden könnten, eine Seele besitzen. Aber auch schon die Seele auf Erden ist noch längst kein Begriff, über den nicht mehr zu diskutieren ist. Wir brauchen nicht einmal auf die Zeit zu warten, bis das Einfrierverfahren praktisch angewendet wird, um uns mit derselben Art von Fragen konfrontiert zu sehen. Wenn zum Beispiel ein Mensch fünf Minuten lang tot gewesen ist und dann wieder ins Leben zurückgebracht wurde, wo war dann seine Seele in der Zwischenzeit? Hat sie den Körper verlassen und ist dann zurückgekehrt? Oder ist sie die ganze Zeit im Körper geblieben? Wenn ja, blieben dann in der Vergangenheit die Seelen auch in den toten Körpern? Wann verläßt denn überhaupt eine Seele den Körper? In dem Stück »Lazzaro« von Pirandello verliert die ganze Bevölkerung eines italienischen Dorfes den Glauben, weil ein Mann, der nach einem Herzanfall wiederbelebt worden war, sich hinterher nicht erinnern konnte, in der Zwischenzeit im Paradies gewesen zu sein[25].
Sobald sich das Einfrieren durchgesetzt hat, wird das Problem zwar durch die Vielzahl der in »suspendierter Belebung« gehaltenen Körper dringender, aber nicht wirklich schwieriger sein als heute. Wenn zufriedenstellend erklärt werden kann, wo die Seele während der fünf Minuten des erwähnten Beispiels weilte, könnte die Antwort ebensogut auch für einen Zeitraum von fünf Jahrhunderten gelten. Wie aber im Fall eines Körpers, in den neue Organe in größerer Zahl eingepflanzt wurden, in dem selbst Herz und Gehirn ersetzt worden sind? Früher glaubte man, das Herz sei der Sitz der Seele. Der Neurochirurg und Gehirn-

25 »In ähnlicher Weise läßt sich auch ein interessantes juristisches Problem entwickeln«, schrieb der bedeutende britische Rechtsgelehrte Glanville Williams in »The Sanctity of Life and the Criminal Law«. »Nehmen wir an, das Herz eines reichen Mannes bleibt stehen, und da der Arzt gerade beginnen will, ihn wiederzubeleben, sticht der Erbe des reichen Mannes einen Dolch in dessen Brust, um sicherzugehen, daß der Tote nicht wiederbelebt werden kann. Wäre diese Tat die Ermordung eines Lebenden oder nur ein unerlaubter Eingriff an einem Leichnam?«

spezialist Robert J. White, der sich zum katholischen Glauben bekennt, ist der Überzeugung, die Seele – die er sich als ein geheimnisvolles »Parfüm« oder Essenz des Wesens eines Menschen[26] vorstellt – müsse im Gehirn oder im Kopf wohnen. Wir haben schon gefragt, ob eine künstliche Chimäre die gleiche Person bleibt. Behält die Chimäre auch die gleiche Seele, und wenn nicht, wohin geht die alte Seele und woher kommt die neue, falls eine Chimäre eine Seele hat?

Die Aussicht auf die Vermehrung durch Gewebekultur kompliziert das Problem noch weiter. Wenn ein neues Lebewesen aus der Zelle eines noch lebenden Menschen herangezogen wird – eine Möglichkeit, auf die später noch eingegangen wird –, hätte auch das neue Wesen eine Seele? Wenn ja, dann kann es nicht die Seele des Menschen sein, der die Zelle hergegeben hat, denn es ist anzunehmen, daß seine Seele dort verbleibt, wo sie immer war. Woher soll die Seele des neuen Lebewesens kommen? Falls es keine hat, ist es menschlich? Kann es im Sinne der Kirche »gerettet« werden? Und nehmen wir an, hundert Lebewesen werden aus den noch lebenden Zellen eines toten Menschen gezüchtet – haben diese hundert Wesen dann alle Seelen? Besaß der Tote, aus dessen Geweben die Zellen stammen, hundert Seelen, die er abgeben konnte? Wo haben sie sich in der Zwischenzeit aufgehalten? Etwa in der DNS des Zellkerns? Wenn es so sein sollte, haben dann die Millionen von Zellen, die in Gewebekulturen am Leben erhalten werden, auch alle Seelen?

Es ist nachgewiesen worden, daß es selbst in kunstgerecht hergestelltem Hackfleisch noch lebende Zellen gibt, die, wenn sie in ein geeignetes Medium verbracht werden, sich zu vermehren beginnen. Wenn eine neue Kuh aus einer solchen Zelle herangezogen würde, könnte das dann bedeuten, daß die alte Kuh zwar geschlachtet und zerkleinert, in

26 Ein Prospektor in Arizona namens James E. Kidd hinterließ vor kurzem einen Besitz im Werte von 200 000 Dollar für Forschungen, die »einen wissenschaftlichen Beweis für die Seele« liefern sollten. Er schlug vor, eine Fotografie der Seele anzufertigen, wenn sie beim Tode den Körper verläßt. Über neunzig Personen und Institutionen bewarben sich um den Preis, einschließlich der American Society for Psychical Research, deren Präsident Dr. Gardner Murphy vom Menninger-Institut in Topeka, Kansas, ist. »Wenn es die Seele gibt«, erklärte Dr. Murphy, »dann ist sie meiner Ansicht nach wohl nicht konkret.« Er fuhr jedoch fort: »Wissenschaftliche Feststellungen könnten jedoch ergeben, daß sie sich vom menschlichen Körper trennen kann. Falls sie direkt zu entdecken ist, könnte man logischerweise annehmen, daß fotografische Aufnahmen positive Ergebnisse liefern.« Der zuständige Richter sprach schließlich das Geld einem Forschungsinstitut in Phönix zu.
In einem kleinen frühen Roman mit dem Titel »Die Seelenwaage« erzählt André Maurois die Geschichte eines englischen Arztes, der den aus Leichen verdampfenden »Stoff« in Glasgefäßen auffängt und nach dem Tod seiner Frau Selbstmord begeht in der Erwartung, sein Freund werde mit dem gleichen Experiment beider Seelen miteinander vereinen.

Wahrheit aber niemals tatsächlich ganz getötet wurde? Auf Menschen angewendet, könnte dies bedeuten, daß zum Beispiel ein in einem unvorstellbar schrecklichen Verkehrsunfall zerfetzter Menschenkörper immer noch intakte Zellen hergeben könnte, aus denen ein neuer Mensch herangezogen werden kann. Oder daß ein gefrorener Leichnam, der sich als doch nicht wieder völlig belebbar in seiner Gesamtheit erweist, noch Zellen enthalten könnte, die in einer Gewebekultur gedeihen würden. Der Zoologe Dr. Elof Carlson hat den Gedanken ausgesprochen, daß selbst die mumifizierten Zellen vor langer Zeit verstorbener Menschen in der Gewebekultur noch Wachstum zeigen könnten. Falls eine dieser Zellen die Fähigkeit hat, zu einem Menschen heranzuwachsen, befindet sich dann in dieser Zelle eine Seele?
In jenen theologischen Kreisen, in denen über den Tod Gottes in aller Ruhe diskutiert und geschrieben wird, würde das Verschwinden der Seele kaum Aufsehen erregen. Manche Theologen könnten sie allerdings mit Bedauern vermissen. Wird durch unsere BSP-Spekulationen etwa der Begriff der Seele jeglicher Bedeutung entkleidet und muß ein anderer, zeitgemäßerer theologischer Begriff an die Stelle des bisherigen Begriffs Seele treten? Und wenn ja, erweist sich dann die Individualität – die immer als eine unveränderliche Eigenart aufgefaßt worden ist – wenigstens unter diesen Umständen nicht als eine verschwommene, nicht faßbare Illusion?

Die Gedankengänge, die durch die Möglichkeit des Einfrierens menschlicher Körper veranlaßt wurden, haben uns sehr weit von dem abgebracht, was in der Medizin von heute tatsächlich eine Rolle spielt. Wir wollen deshalb zu einem Problem zurückkehren, das bisher nur flüchtig berührt worden ist: den wirklich kritischen Fragen, die sich bei Terminalfällen ergeben – d.h. bei Patienten, die (nach einem Ausdruck von Dr. Hamlin) »Herz-Lungen-Präparate« sind, Menschen, die praktisch keine Chance mehr haben, sich zu einem auch noch so beschränkten Leben zu erholen.
Dr. DeBakey ist diesen Fragen in Fällen begegnet, in denen seine noch im Versuchsstadium befindlichen Hilfsgeräte wie künstliche Herzen länger ausgehalten haben als der Patient, dem sie halfen. Ein Mensch, dessen Kreislauf künstlich in Gang gehalten wird, kann noch ein akutes Versagen der Nieren oder der Leber oder eine Lungenembolie erleiden – in diesen Fällen erhält ihn nur der ohne Unterbrechung arbeitende Kreislauf am Leben, aber Leben in welchem Sinne? »Sollte dieser lebensrettende Mechanismus jedem Patienten zur Verfügung gestellt werden«, fragt DeBakey in der Zeitschrift »Journal of Rehabilitation«, »selbst hoffnungslosen Opfern von Schlaganfällen, Krebs oder Senilität? Oder sollte man ein starres und einengendes Entscheidungsschema für diese

Fälle ausarbeiten? Wann und wie soll man den Tod aus anderen Ursachen feststellen? Und wer soll entscheiden, wann in solchen Fällen der Mechanismus stillgelegt wird?«

Die relativ neue Fähigkeit, das Leben auf diese Weise für kurze Zeit zu verlängern, hat auf vielen Ebenen zu Kontroversen geführt. Die am häufigsten dabei auftretende Grundfrage – die auch in anderen Situationen der Medizin mit anklingt – lautete dabei: Sind wir verpflichtet, diese Dinge zu tun, nur weil wir sie tun können? Der ehemalige Vizepräsident Hubert Humphrey sagte während seiner Amtszeit beim Lasker-Award-Luncheon in New York: »Jedes menschliche Wesen verdient jeden Tag des Lebens, das ihm die Wissenschaft verschaffen kann.« Einen Tag aber welcher Art des Lebens? Ist das Hindurchpumpen der lebenswichtigen Säfte durch einen unbeweglichen und bewußtlosen Körper schon »Leben«? Stellt es Leben besonders auch in den Fällen dar, in denen medizinische Kapazitäten übereinstimmen, daß der Patient mit 100 % Sicherheit sterben wird und die Chance, daß er zu einer für ihn selbst individuell wünschenswerten Form bewußten Lebens zurückgebracht werden kann, null Prozent beträgt?

Man stelle sich einen sehr alten Mann in dieser Situation vor. Seine Kinder und andere Angehörige haben den Ärzten gesagt, sie sollten ungeachtet der Kosten alles nur Mögliche unternehmen. Dazu sind Ärzte durch ihre berufliche Ethik ohnehin verpflichtet, und sie verhalten sich auch entsprechend, außer in jenen Fällen, in denen sie sich auf Grund rein medizinischer Erwägungen anders entscheiden müssen. Man stelle sich nun vor, daß trotz größter Bemühungen der Patient wiederholt Schlaganfälle erleidet und ein Stadium erreicht hat, in dem er nach früherer Auffassung hätte tot genannt werden müssen. Jetzt aber stehen ganz andere Hilfsmittel zur Verfügung: Beatmungsgeräte, Pumpen, Herz-Lungen-Maschinen, künstliche Nieren und wer weiß was noch. Der Patient starrt geradezu vor Schläuchen und Kathetern, die in jede natürliche Öffnung seines Körpers und außerdem noch in ein paar künstlich geschaffene eingeführt worden sind. Er wird intravenös ernährt und ist an die geeigneten Geräte angeschlossen, während Ärzte, Schwestern und der ganze kostspielige medizinische Apparat vielleicht Tag und Nacht in Anspruch genommen werden, nur um einen schwachen Puls von einer Minute zur nächsten, von einer Stunde zur nächsten Stunde, von einem Tag auf den anderen in Gang zu halten, ohne die Spur einer Hoffnung, daß etwas darüber hinaus erreicht werden könnte. Es handelt sich nur noch darum, diese krampfhaften Bemühungen fortzusetzen, bis schließlich auch diese vergeblich sind und sich der Tod nach jeder Definition nicht mehr hinausschieben läßt.

Unterdessen haben die Ärzte die Gewißheit gewonnen, daß keine Hoffnung besteht. Sie wollen sich aber nicht mit der Verantwortung belasten, die Behandlung einzustellen. Auch die Familie mag wissen, daß keine Hoffnung mehr ist – aber wer fände es nicht unmenschlich und unnatürlich, zu sagen, die Behandlung solle eingestellt und der Patient sterben gelassen werden! Inzwischen – *nachdem klargeworden ist, daß keinerlei Hoffnung auf Genesung mehr besteht* – wird der arme Leib, der noch nicht ganz eine Leiche ist, weiter gequält, werden die seelischen und die finanziellen Reserven der Familie völlig aufgebraucht und alle Arten medizinischen Personals und kostbare Apparate, die für andere Aufgaben benötigt werden könnten, für diese verlängerte, aber leider ganz unvermeidliche Agonie in Anspruch genommen.

Vor einer Ärzteversammlung in New Orleans sprach Dr. Thomas T. Jones aus Durham in North Carolina für viele seiner Kollegen, als er Zweifel daran äußerte, daß sich manche Familien gern daran erinnern würden, wie ihre Angehörigen »mit Schläuchen und Kathetern bespickt und von Maschinen betreut wurden«, und er bezweifelte ernstlich, ob Ärzte »in den Vorgang des Sterbens auf die Weise eingreifen sollten, daß sie künstlich einen Tod abwehren, der unabänderlich schon vor der Tür steht«. Die Würde des Patienten, so erklärte er, sollte angesichts des unmittelbaren Todes unverletzt bleiben.

Dr. Frank J. Ayd jr., der Leiter der Psychiatrischen Abteilung des Franklin-Square-Krankenhauses in Baltimore, schrieb im »Journal of the American Medical Association« über seinen Standpunkt im Verhältnis zwischen Patient und Arzt: »Ein kranker Mensch ist nicht verpflichtet, über sich ergehen zu lassen, was körperlich und moralisch unmöglich ist. Er hat mithin das Recht, eine Behandlung abzulehnen, die mit großem Leiden verbunden wäre, die ›die Willenskraft und den Mut des Normalmenschen überbeanspruchen‹ würden, oder welche die Armut seiner Angehörigen verursachen würde, besonders wenn die zu erwartenden Vorteile von begrenztem Wert und kurzer Dauer sind. In gleicher Weise kann der Arzt im Einvernehmen mit dem Patienten in rechtlich zulässiger Weise auf Behandlungen verzichten, die nachweislich wirkungslos bleiben würden, und sich mit Maßnahmen begnügen, die das Leiden des Patienten mildern. Von niemandem kann gefordert werden, etwas zu tun, was praktisch nutzlos ist. Ein Arzt steht nicht unter dem Zwang, alles zu unternehmen, um das Leben jedes Patienten zu verlängern.«

Als aber kürzlich bekannt wurde, daß in einem Londoner Krankenhaus stillschweigend Grundsätze aufgestellt worden waren, die Ärzten und Schwestern als Richtschnur dafür dienen sollten, welche Arten von Patienten zu retten wären und welche nicht, erhob sich eine solche Entrüstung, daß diese Richtlinien schleunigst widerrufen wurden. In einer wissenschaftlichen Sendereihe des Senders WNDT-TV in New York sagte Dr. William Rial aus Philadelphia, daß es Krankenhäuser gäbe,

in denen ähnliche Richtlinien befolgt würden, jedoch geschähe es stillschweigend und ohne daß es bekannt würde. Eine Schwester sagte in der gleichen Sendereihe, daß »eine Schwester sehr oft vor dem Problem stehe, zwischen dem unrettbar kranken Patienten und den anderen Patienten ihrer Station zu wählen. Sehr oft«, sagte sie, »muß man sich so entscheiden, daß die anderen Patienten, die eine größere Überlebenschance haben, bevorzugt behandelt werden. Die unheilbar kranken Patienten werden wohl betreut, aber man läßt sie sterben.« Jedoch erklärte Dr. David Karnofsky vom Sloan-Kettering-Institut: »Als Ärzte sind wir verpflichtet, das Leben so lange wie möglich zu erhalten. Außerdem haben wir eine Anzahl junger Männer zur Ausbildung in unserem Institut, und denen bringen wir bei, alles nur Mögliche bei der Behandlung ihrer Patienten zu unternehmen. Wenn wir uns die Freiheit nehmen, zu entscheiden, ein Patient habe lange genug gelebt oder es könne nichts weiter für den Patienten getan werden, würden wir dabei schwere Fehler machen und dem bei uns ausgebildeten Ärztenachwuchs das Streben nehmen, stets das äußerste zu versuchen.«
In der gleichen Diskussion kam später Dr. Peter Bowman, Oberarzt einer Klinik für geistig Zurückgebliebene in Portland, Maine, auf die vergleichbare Frage zu sprechen, wie weit man gehen müsse, um jemanden am Leben zu erhalten, der geistig zurückgeblieben sei. Er ging auf einige hoffnungslose und in keiner Weise besserungsfähige Fälle ein und zeigte Filmaufnahmen von diesen. Der erste Fall war »ein einundzwanzigjähriges Mädchen, schwer zurückgeblieben, und sie muß stets unter Aufsicht bleiben. Sie ißt nicht selbst, weigert sich, sich füttern zu lassen, und muß zwangsernährt werden... Oder diesen vierzehnjährigen Jungen, der einen Wasserkopf hat und völlig zurückgeblieben ist. Sein Schädelumfang beträgt 92,7 cm. Auch bei ihm muß Zwang angewendet werden. Zwei Personen werden benötigt, um ihn anzuziehen... Dieser fünzehnjährige Junge ist völlig blind, leidet an Zuckungen, ist schwierig zu füttern und ein hochgradiger Onanist... Und hier ist ein achtundzwanzig Jahre alter Mann, der schon mehrfach operiert wurde. Er hat mehrere schwere Lungenentzündungen erlitten und leidet außerdem an Epilepsie in Form des grand Mal. Tränenapparatinfektion, Magengeschwüre. Er kann noch weitere vierzig oder fünfzig Jahre leben.«
»Meinen Sie etwa«, wurde er gefragt, »daß diese Menschen umgebracht werden sollten?«
»Nein, natürlich nicht«, erwiderte er. »Ich möchte nur die Frage stellen, welche Art von Behandlung diesen Patienten gewährt werden soll, wenn sie ernstlich erkranken, ob man sie in diesem Falle sterben lassen sollte.«
Die moralische Frage ist hier allerdings ein klein wenig anders als die

Entscheidung über einen normalen Menschen, der über das Stadium jeder wirklichen ärztlichen Hilfe hinaus ist. »Wenn der Tod unmittelbar bevorsteht und unvermeidlich ist«, sagte Dr. Ayd, »ist es weder wissenschaftlich noch menschlich, künstliche Lebensverlängerer zu verwenden, die das Leben eines Patienten hinausziehen. Vielmehr ist es das Recht des Patienten, wenn keine realistische Hoffnung auf Wiederherstellung besteht, nur die einfachen Mittel zur Erhaltung des Lebens zu wählen, und die Pflicht des Arztes, eine lindernde Behandlung anzuwenden. Nur wenn eine vernünftige Hoffnung auf die Fortsetzung des Lebens um mehrere Wochen oder Monate besteht und der Patient sich während dieser Zeit wohlbefinden würde, sollten wir uns alle Mühe geben, den Tod zu verzögern. Andernfalls würde die lebenserhaltende Behandlung aufhören, ein Geschenk für den Patienten zu sein, und zu einer wissenschaftlichen Waffe für die Verlängerung der Agonie werden. Als Ärzte müssen wir die Würde des Menschen und sein Recht, in Frieden nicht nur zu leben, sondern auch zu sterben, achten. Tun wir dies nicht, dann verletzen wir das Gleichgewicht zwischen der medizinischen Wissenschaft und der Heilkunst, schaden unserem Stand und mißachten unsere Mitmenschen, unsere Patienten.«

Ein weiterer Vertreter des Gedankens, die Menschen in Würde sterben zu lassen, ist Dr. Irvine Page. »Ein Mann«, schreibt er in »Modern Medicine«, »sollte noch immer das Recht haben, zu Hause bei denen zu sterben, denen seine Gefühle gehören. Alle vernünftigen Bemühungen sollten unternommen werden, um den Tod aufzuhalten, aber es gibt auch unvernünftige Grenzen, bis zu denen dies getrieben werden kann.« Page fragt sich, ob Ärzte wirklich die Verantwortung haben, »den Körper am Leben zu erhalten, nachdem er unwiderruflich versagte«. Bei einer anderen Gelegenheit fragt er: »Müssen wir wirklich die Menschen über ihre Lebensspanne hinaus erhalten und ihnen das Recht zu sterben nehmen, auf Kosten von Behandlungsmöglichkeiten, die dadurch anderen entzogen werden?« Und er fährt fort: »Wieviel von unserer Substanz können wir dafür opfern, das Leben einiger künstlich zu verlängern, während wir sie so vielen vorenthalten, die noch zu leben hätten?« Selbstverständlich weiß auch Dr. Page, daß es leichter ist, in der Theorie über solche Fragen zu schreiben, als eine kritische Entscheidung in einem bestimmten praktischen Fall zu treffen. »Wann hört man auf? Soll man tatsächlich über Leben und Tod entscheiden? Wäre eine solche Entscheidung nicht auch ein Mord?«

Während der Diskussion dieses Problems bei einem medizinischen Symposium an der Yale-Universität zitierte ein bekannter Rabbiner, Dr. Isaac Klein aus Buffalo, eine jüdische Autorität: »Wenn der Arzt nicht heilt, ist er des Blutvergießens schuldig.« Dies würde die Andeutung von Dr. Page bestätigen und die Entscheidung, eine lebenserhaltende Maschine abzuschalten, der Euthanasie gleichsetzen. Ärzte treffen, wie schon erwähnt, fortwährend solche Entscheidungen, aber sie treffen sie auf ihre Gefahr. In einem bekanntgewordenen Fall von Euthanasie in Schweden wurde Dr. Olle Salin vor Gericht gestellt, weil er mit der Zustimmung der Kinder des Patienten die intravenöse Ernährung eines einundachtzigjährigen Patienten, der eine Hirnblutung erlitten hatte, einstellte; hätte sich der Arzt anders entschieden, dann wäre das Leben des Patienten wahrscheinlich nur einige Tage verlängert worden. Dr. Salin wurde freigesprochen, und schwedische Zeitungen begrüßten diese Entscheidung. Aber andere Gerichte in anderen Ländern wären vielleicht zu einem anderen Ergebnis gelangt.

Bei dem gleichen Symposium in Yale unterschied Reverend Joseph Fletcher von der Episcopal Theological School in Cambridge, Massachusetts, der Verfasser von »Situation Ethics«, sorgfältig zwischen Euthanasie und dem, was er »Anti-Dysthanasie« nennt: »Die letztere Form unterscheidet sich von der klassischen Form der Euthanasie dadurch, daß sie ein Verfahren ist, welches trotz der völlig bewußten und beabsichtigten Herbeiführung des Todes nur indirekt, durch Unterlassung, statt direkt durch eine Handlung angewendet wird. Kurz gesagt, es ist ein Verfahren, durch den der Tod nicht veranlaßt, sondern lediglich zugelassen wird.« Er schließt mit der Bemerkung, daß es völlig im Einklang mit der christlichen Ethik stehe, zu glauben, daß es »keine absolute Verpflichtung gäbe, das Leben eines Patienten nur deshalb zu erhalten, weil es medizinisch möglich ist, dies zu tun«. Eine überraschend große Zahl von Theologen äußert sich ebenso.

Bischof Fulton J. Sheen formulierte auf einer Zusammenkunft des Komitees für Medizin und Religion der American Medical Association die Frage: »Muß das Leben eines Patienten auch dann verlängert werden, wenn er nur eine Art pflanzliches Dasein führt, nur vegetieren kann, ohne Hoffnung, je wieder ein volles Leben führen zu können?« Und er gab selbst die Antwort, daß unter manchen Umständen die richtige Antwort nein lauten könne. Dr. Paul S. Rhoads, ein Arzt aus Chicago, sagte in der gleichen Diskussion: »Die Pflicht eines Arztes besteht darin, das Beste zu tun, was er für den Patienten tun kann. Und manchmal ist das, den Patienten sterben zu lassen.«

Bei einer anderen Zusammenkunft der American Medical Association bemerkte Dr. Williamson, daß »intensive Bemühungen, das Leben zu erhalten, zu einer Verlängerung des Sterbens statt zu einer Verlängerung des Lebens werden können«. Das Dilemma werde noch etwas schwieriger, meinte Reverend Granger E. Westberg aus Houston, wenn die Frage lautet, ob man einen Menschen sterben lassen solle, um einen anderen zu retten. Angenommen, ein unheilbar kranker Patient wird mit einer Maschine am Leben erhalten. Es handelt sich um die einzige Maschine,

die zur Verfügung steht, und ein anderer Patient wird eingeliefert, der eine gute Aussicht auf Wiederherstellung hat, aber dazu ebenfalls die Maschine benötigt. Soll man ihm die Maschine geben? Und wenn man es tut, hat man dann den anderen Patienten umgebracht, weil man ihm die Maschine wegnahm? »Jeder ist gern bereit, einem Patienten den Vorteil der Maschine angedeihen zu lassen«, sagte Westberg, »aber keiner ist bereit, die Maschine notfalls wegzunehmen. Der Arzt braucht für seine Entscheidung Hilfe.«
Später stimmte Dr. Williamson im »Journal of the American Medical Association« schriftlich zu: »Barmherzigkeit steht uns wohl an, aber wir müssen uns bewußt bleiben, daß wir Menschen und nicht allwissend sind. Es ist stets unklug, wenn ein Arzt allein die Entscheidungen trifft. Solche einsamen Entschlüsse sind gefährlich. Gewiß, auch der Patient und die Familie haben bei solchen Entscheidungen mitzureden, ebenso andere, die von der besonderen Situation mitbetroffen sind. Im Grunde ist es oft eine religiöse Entscheidung.«

Nur zu oft scheint es, daß außergewöhnliche lebenserhaltende Maßnahmen – zum Beispiel »kühne«, also noch nicht gewohnte Operationen – eher in der Absicht unternommen werden, weitere Erkenntnisse zu sammeln, die dann *künftigen* Patienten zugute kommen, als zum Nutzen des gegenwärtigen Patienten. »Ein Arzt muß aber erkennen«, bemerkte Dr. Ayd, »daß er nicht das Recht hat, ein gefährliches Mittel oder ein neues Verfahren ohne triftigen Grund anzuwenden. Gleichgültig, wie gern er etwas dazulernen, einen Fortschritt erzielen oder etwas Wertvolles leisten möchte, als praktizierender Arzt darf er nicht der Versuchung nachgeben, anderen Menschen seinen Vorschlag aufzudrängen, um die erforderliche Erlaubnis zu erhalten. Alle Menschen haben unverzichtbare Rechte, die allen Überlegungen über den Dienst an der Wissenschaft oder zum Wohle anderer vorgehen.«
Ärzte sind von ihren Standeskollegen schwer kritisiert worden, weil sie Patienten künstliche Teile, Affennieren und Schimpansenherzen einsetzten, ehe eine Gewißheit bestand, daß die Implantate ihren Zweck erfüllen würden. Ein Leitartikel in »The Annals of Internal Medicine«, der offiziellen Zeitschrift des American College of Physicians, kritisierte Chirurgen, die Lungenverpflanzungen an drei Patienten durchgeführt hatten, obwohl diese – nach Ansicht der Herausgeber dieser Zeitschrift – nicht die geringste Aussicht hatten, die Operation zu überleben. Bei der Durchführung jeder Organübertragung, erklärte Dr. Eugene D. Robin von der Medizinischen Fakultät der Universität von Pittsburgh im »Journal of the American Medical Association«, »muß die Transplantation eine vernünftige Möglichkeit, klinisch erfolgreich zu sein, bieten«. Dies führte ihn zu dem Schluß, daß Herzverpflanzungen überhaupt nicht

vorgenommen werden sollten. »Es ist durch Tierversuche gründlich nachgewiesen worden, daß Herz-Homotransplantate das Leben nicht langfristig erhalten können.« Deshalb gäbe es »keine moralische Rechtfertigung, das Verfahren bei Menschen anzuwenden. Der Arzt darf auch nicht eine Rechtfertigung in der Überlegung suchen, der Patient ›werde ohnehin sterben‹. Die Rolle des Arztes ist die eines Heilkundigen und nicht die eines Henkers.«

Diese Worte wurden eine Zeitlang vor Dr. Barnards historischer Operation geschrieben. In der Zwischenzeit sind ermutigende Erfolge mit immunosuppressiven Methoden bei Patienten mit verpflanzten Nieren erzielt worden – genug jedenfalls, um Dr. Robin mit anderen wie Dr. Moore und Dr. Murray übereinstimmen zu lassen, jetzt könnten vorsichtige Anfänge auf dem Gebiet der Herzübertragung gemacht werden. Er stimmte aber auch mit Dr. Page überein, daß nur eine begrenzte Zahl solcher Operationen durchgeführt und dann erst wieder einmal eine Pause eingelegt werden sollte, um die Ergebnisse etwa des ersten halben Dutzends von Fällen zu analysieren. Übereinstimmend äußerte sich auch Dr. Ramon Suarez, ein Kardiologe aus San Juan, Puerto Rico, der vor einer »Epidemie von Herztransplantation« warnte. Zu dieser »Epidemie« kam es trotzdem. Herzübertragungen wurden von Brasilien bis Indien durchgeführt, und Dr. Denton Cooley führte drei in einer Arbeitsperiode von fünf Tagen im St.-Lukas-Episkopalkrankenhaus in Houston durch.

Andererseits äußerte Dr. Reed, einer der Vorsichtigsten, auch Bedenken, ob nicht auch die übermäßige Zurückhaltung bei Entscheidungen mit einer gleichen Verantwortung belastet sei. »Angenommen, die richtige Kombination von Umständen ist gegeben«, meinte er, »bei der sowohl der Empfänger als auch der Spender den strengsten Kriterien entsprechen, beide im richtigen Augenblick greifbar sind und sich in einer Klinik befinden, wo nicht nur erfahrene Herzchirurgen, sondern auch ein kompetentes Team anderer Ärzte mit dem neuesten und besten immunologischen Wissen und Können vorhanden sind. Eine solche Kombination wird nur selten gegeben sein, wenn sie aber vorhanden ist und die einzige Chance des Patienten in einer Herzübertragung besteht, müssen wir uns dann nicht fragen: Haben wir das moralische Recht, eine Übertragung *nicht* zu versuchen?«

Im ganzen scheint jedoch die Einstellung der Ärztewelt eher kritisch zu sein. Dutzende berühmter Ärzte in den Vereinigten Staaten und im Ausland waren bereit, die Herzoperationen beim gegenwärtigen Stand des Wissens für verfrüht zu erklären. In der Sowjetunion war diese Überzeugung so stark, daß der Gesundheitsminister Boris Petrowsky ausdrücklich verbot, diese Art von Operationen vorzunehmen. Am extremsten äußerte sich wieder der deutsche Nobelpreisträger Forssmann, der erklärte, es sei ein Verbrechen, eine Operation auf einem Gebiet durchzuführen, auf dem die Grundlagenforschung noch nicht abgeschlossen ist[27].

Es ist keineswegs so, daß diese Ärzte sich Sorgen um den Stand des chirurgischen Könnens machten, wenn auch einige ihren Befürchtungen Ausdruck gaben, Chirurgen mit ungenügender Erfahrung oder unzureichenden Hilfsmitteln könnten der Versuchung erliegen, eine solche Operation zu riskieren. Zweifellos gab es auch in der Öffentlichkeit Verwirrung hinsichtlich dieses Aspekts der Herzübertragung, da es anfangs dem Laien wie ein Wunder erscheinen mußte, welche vermeintlich unüberbietbare Glanzleistung Barnard vollbracht habe. Was damals aus den verschiedenen Operationssälen an die Öffentlichkeit gelangte, wirkte tatsächlich unbeabsichtigt eher wie Artistik als wie eine wissenschaftliche Leistung – ein Eindruck, der Dr. Kantrowitz zu der Äußerung veranlaßte, es sei die »Zirkusatmosphäre« zu beklagen, in der diese Operationen ausgeführt worden waren.

Vielleicht war es unvermeidlich, daß die erste Herztransplantation in der Geschichte eine Sensation ausmachte. Sie erschien nicht nur als ein großes menschliches Drama, sondern war auch als Geschichte eines »medizinischen Wunders« anscheinend unwiderstehlich. In der Reportage einer bedeutenden Zeitschrift wurde die Operation (unter der Überschrift »Das Wunder von Kapstadt«) »wohl die bemerkenswerteste Tat von chirurgischer Virtuosität in der Geschichte der Medizin« genannt. Ein »Wunder« war diese Operation entschieden nicht. Die chirurgische Handarbeit dabei war, das ist nicht zu leugnen, sauber und gut, aber keineswegs eine einzigartige Leistung, und die Operation war, wenn auch gewiß schwierig, entschieden nicht *die* schwierigste in der Geschichte der Medizin, nicht die schwierigste des Jahrhunderts und wahrscheinlich nicht einmal die schwierigste, die an diesem Tage irgendwo auf der Welt durchgeführt wurde.

Wie Dr. Reed erklärte, ist die Herztransplantation »eine relativ einfache Operation« für ein Chirurgenteam, das an Operationen am offenen Herzen gewöhnt ist. Jeder Automechaniker weiß, daß es manchmal leichter sein kann, einen ganzen Motor auszutauschen, als viel komplizierte Reparaturarbeit innerhalb des Motors auszuführen. Dr. Robert J.

27 Kaum ein Jahr nach der ersten Operation durch Barnard in Kapstadt waren fast 100 Herztransplantationen trotz anhaltender heftiger Kritik in der ganzen Welt durchgeführt worden. In zwei dieser Fälle wurden mindestens noch drei andere Organe aus dem Körper des Herzspenders entfernt. Gegen Ende des Jahres 1968 nahm ich an zwei Ärztetreffen – einem in New York, einem in Miami – teil, bei dem an Organverpflanzungen arbeitende Chirurgen freimütig ihre Bereitschaft erklärten, noch schlagende Herzen aus den Körpern von Spendern zu entnehmen, falls der »Gehirntod« konstatiert worden sei. Eine Herzübertragung wurde schließlich auch in der Sowjetunion durchgeführt, wo diese Operationsart zunächst verboten worden war.

White hat erklärt, wie viel einfacher es sein würde, einen ganzen Kopf zu verpflanzen, als das Gehirn herauszunehmen und in einen anderen Schädel einzubetten. Ebenso ist es auch einfacher, ein komplettes Herz zu verpflanzen, als in einem Herzen komplizierte chirurgische Korrekturen auszuführen – die Art von Operationen, die zu den Routineaufgaben von Herzchirurgen gehören.
Hunderte von Herztransplantationen wurden experimentell an Hunden ausgeführt und sorgfältig Methoden ausgearbeitet, um diese Art von Operationen auch am Menschen vornehmen zu können. Dr. Shumway hatte sogar vorausgesagt, daß diese Operation beim Menschen weniger Geschicklichkeit beim Zusammennähen der Blutgefäßenden erfordert als bei Hunden, da deren große Blutgefäße brüchiger sind. In Kürze hatte Dr. Cooley eine vereinfachte Methode ausgearbeitet, die ihm ermöglichte, ein neues Herz in dreißig Minuten in der Brust des Empfängers mit den erforderlichen Nähten anzuschließen. Hinsichtlich der chirurgischen Erfordernisse war der Beginn der Herzübertragungen in keiner Weise verfrüht. Sämtliche Bedenken betrafen nur die Tatsache, daß das Problem der Abstoßung des fremden Gewebes durch den Organismus des Empfängers noch ungelöst war. Trotz der zu einigen Hoffnungen berechtigenden Erfolge mit Nierentransplantationen (etwa 40% der Empfänger von Nieren aus Leichen überlebten die Transplantation um ein Jahr oder länger) konnten doch die Ergebnisse mit den Nieren nicht direkt auf Empfänger von Herzen angewendet werden. Niere und Herz sind ganz verschiedene Organe mit ganz verschiedenen Problemen. Einige Ergebnisse von Laboratoriumsforschungen ließen zum Beispiel darauf schließen, daß Herzen weniger leicht als Nieren vom Empfängerorganismus zurückgewiesen würden; andere Ergebnisse schienen zu bedeuten, daß Herzempfänger aus noch unbekannten Gründen die Arzneimitteldosierungen, die in Fällen von Nierentransplantationen gewöhnlich angewendet werden, weniger gut vertragen könnten. Es gibt nur einen Weg, mit einiger Sicherheit herauszufinden, was man dafür wissen muß: Erfahrungen mit Menschen sammeln, an denen die betreffende Operation durchgeführt wurde. Und die ersten Patienten waren die benötigten Versuchspersonen.
Jede neue Operation ist ein solcher Versuch – bis sie über das Versuchsstadium hinaus ist, und es gibt keine klaren und allgemein anerkannten Kriterien dafür, zu erklären, daß eine bestimmte Operation über das Versuchsstadium hinausgelangt ist. Es gibt eine berühmte Entscheidung, die von einem New Yorker Gericht 1871 gefällt wurde (Fall Carpenter gegen Blake). Das Gericht befand, das Gesetz »erlaube die Anwendung neuer Medikamente und Behandlungsmethoden nur, wenn deren günstige Wirkung nachgewiesen worden ist«. Aber wie soll dieser Nachweis erbracht werden, ohne die neue Therapie durchzuführen?

Noch so viel Laboratoriumsversuche oder Tierexperimente bieten keine Gewähr, daß die Ergebnisse bei der Anwendung auf Menschen ebenso ausfallen. Schließlich sterben noch immer Menschen an Operationen, die anerkanntermaßen zur routinemäßigen »kleinen« Chirurgie gehören. Der Unterschied zwischen experimenteller Therapie und dem, was jeder Arzt jeden Tag tut, ist bestenfalls verschwommen. In einem gewissen Sinn ist jeder Patient jeden Arztes Versuchsperson, da der Arzt niemals absolut der Richtigkeit seiner Diagnose sicher sein kann und deshalb nie sicher weiß, ob die von ihm eingeleitete Behandlung nützlich oder etwa schädlich sein wird.
Wann also darf sich der Chirurg eine Operation, die nur ein Versuch sein kann, an einem Menschen erlauben? In der Regel erst dann, wenn jede andere Behandlung fehlgeschlagen ist – wenn ohne diesen letzten Versuch der Patient mit Sicherheit sterben würde. Zu diesem Zeitpunkt ist der Patient aber natürlich schon in einem so schlechten Zustand, daß die Operation auf jeden Fall riskant ist und die neue Operation, gleichgültig, um welche es sich handelt, keine faire Chance hat, ihre Brauchbarkeit zu erweisen. Der letztgenannte Nachteil scheint unvermeidlich. Manche Ärzte sind der Ansicht, man sollte solche Patienten einfach in Ruhe sterben lassen. Es gilt aber allgemein, daß der Chirurg die Operation vornehmen darf, wenn der Patient und bzw. oder seine nächsten Angehörigen in aller Offenheit über seine Chancen und was ihm eventuell durch die Operation bevorsteht unterrichtet worden sind.

Versuche an Menschen werden wohl immer umstritten sein. Die Debatten reichen von Themen wie der Erprobung von Arzneimitteln bis zur Einpflanzung von Meßelektroden und den kompliziertesten diagnostischen und therapeutischen Verfahren. Zu den beredtesten Kritikern gehören Dr. Henry K. Beecher in den Vereinigten Staaten und D. M. H. Pappworth, der Verfasser von »Human Guinea Pigs«, in England. Da immer mehr Eingriffe in die Hauptlebensvorgänge des Körpers möglich sind[28], werden diese Fragen immer dringlicher. Unter welchen Umständen und unter welchen Vorsichtsmaßnahmen darf an einem Patienten eine noch nicht bewährte Behandlungsmethode angewendet werden? Wann hat ein Arzt die erforderliche Gewißheit, keinen Schaden anzurichten, wenn er eine Frau mit Sperma befruchtet, das bei Gefriertemperatur aufbewahrt wurde, wenn er ein Medikament mit giftiger

28 Dies beschränkt sich durchaus nicht auf akademische Forschungslaboratorien. In den biologischen Laboratorien des DuPont-Konzerns, die alle Gewinn abwerfen sollen, ist das erklärte Ziel, »in biologische Grundprozesse auf unschädliche Weise einzugreifen«. *Einzugreifen* ist hier das aufschlußreiche Wort. Außerdem ist von der *unschädlichen* Weise die Rede, aber sobald man überhaupt eingreifen kann, ist es auf beiderlei Art möglich.

Nebenwirkung verordnet, wenn er eine Lebertransplantation durchführt?

Und wie sorgfältig und gründlich muß das Verfahren, das der Arzt anwenden will, den Patienten erklärt werden, ehe man behaupten kann, die Forderung nach »Einwilligung unter voller Kenntnis« sei erfüllt?

Im Jahre 1966 wurden zwei hochangesehene New Yorker Ärzte des Verstoßes gegen die Regeln ärztlicher Kunst und der betrügerischen Täuschung in der ärztlichen Praxis für schuldig befunden, da sie es versäumt hatten, einer Gruppe von älteren Klinikpatienten klarzumachen, daß die Injektionen, die sie den Patienten verabreichten, aus einer Aufschwemmung von Krebszellen bestanden. Obwohl die anschließenden Beobachtungen an den Patienten nützliche Ergebnisse lieferten und die Injektionen den Patienten keine wirkliche Gefahr brachten, waren die beiden Ärzte in den Augen der Aufsichtskommission der Universität des Staates von New York, die für die Zulassung von Ärzten in diesem Staat zuständig sind, schuldig. In ihrer Entscheidung legte diese Kommission fest:

> Keine Zustimmung ist gültig, wenn sie nicht von einer Person erteilt wird, die gesetzlich und moralisch dazu befähigt ist, und wenn sie nicht nach vollständiger Klärung aller wichtigen Fakten erfolgte. Als wichtige Fakten gelten alle, welche die Zustimmung oder Ablehnung beeinflussen könnten. Ein Patient hat das Recht zu wissen, daß die Frage nach seiner Zustimmung eine Bitte ist, sich als Versuchsperson zur Verfügung zu stellen, und das Recht, die Teilnahme an einem Versuch aus jedem Grunde abzulehnen, beruhe er auf Vernunft oder nicht, auf Wissen oder Vorurteil. Ein Arzt hat nicht das Recht, einem als Versuchsperson vorgesehenen Menschen eine Tatsache vorzuenthalten, von der er weiß, daß sie die Entscheidung beeinflussen könnte. Die Versuchsperson hat zu entscheiden, und der Arzt darf die Entscheidung nicht durch die Art, in der die Frage gestellt wird, oder durch Unterlassung, die Umstände zu erklären, übernehmen. Aus den Aufzeichnungen über diesen Fall geht hervor, daß manche Ärzte die Einstellung haben, sie könnten alles tun, was ihrer Meinung nach gut für den Patienten sei oder zum Versuch oder zur Ausbildung nützlich und für den Patienten nicht schädlich, und daß es sich bei der Zustimmung des Patienten um eine reine Formsache handle. Wir sind nicht dieser Meinung.

Wirklich niemand hat etwas gegen das Prinzip, Ärzte dürften der beabsichtigten Versuchsperson nichts von den Tatsachen vorenthalten, die zu einer vernünftigen Entscheidung führen könnten, oder daß die Ärzte ein eventuelles Risiko nicht erwähnen dürften. Es gibt aber verschiedene Arten, dieses Prinzip auszulegen. Manche sind der Ansicht, es sei möglich, in das andere Extrem zu verfallen und einem Patienten zuviel zu sagen. So glaubt Dr. David W. Louisell, Professor der Rechtswissenschaften an der Universität von Kalifornien in Berkeley, »die Erklärung jeden Risikos, gleichgültig, wie gering es ist, könnte schon an sich ein ärztlicher Kunstfehler sein, weil dann zuviel geredet werden müßte und ein vielleicht schon übermäßig beunruhigter Patient dadurch noch mehr in Aufregung versetzt wird«.

Ein Beispiel zur ausführlichen Erklärung gab bei einer Vorlesung in der Yale-Universität Dr. Jay Katz, angesehener Arzt und Professor für ärztliches Recht an dieser Universität. Er berichtete von der imaginären Unterhaltung eines Arztes mit einer Patientin, Mrs. Blair, deren Gebärmutter entfernt werden mußte. Pflichtgemäß zählte der Arzt alles auf, was möglicherweise schiefgehen könnte. »Er erwähnte die Möglichkeit, daß die Krankenschwester sie beim Rasieren schneiden könnte, daß sich beim Katheterisieren eine Blaseninfektion einstellen könnte, eine Überempfindlichkeit gegen Medikamente, von Virusinfektionen und Hepatitis durch das notwendige Anstechen einer Vene, von Eingeweideverletzungen und der dann möglichen Bauchhöhlenentzündung durch Einläufe, von Herzstillstand in der Narkose und dadurch verursachter Gehirnschädigung, von Verletzung von Darm oder Gebärmutter durch ein chirurgisches Mißgeschick, des Aufplatzens der Nähte nach der Operation usw.... ›Mrs. Blair! Wir sind ja noch nicht fertig. Warum gehen Sie denn?... Mrs. Blair!‹«

Kaum jemand hat etwas gegen medizinische Forschungen oder dagegen, daß Geld dafür ausgegeben wird, denn schließlich hofft jeder, einen Nutzen davon zu haben, sollte er einmal krank werden. Für Fortschritte in der Medizin genügt aber die reine Forschung nicht. Eine Theorie kann im Laboratorium auf ihre Richtigkeit geprüft werden. Ein mögliches Heilverfahren läßt sich *in vitro*, in einer Gewebekultur, an Tieren ausprobieren. Aber es wird einmal der Punkt erreicht, an dem jemand wagen muß, das neue Verfahren an Menschen zu versuchen.

Manche Menschen tun und handeln, als glaubten sie, Fortschritte in der Medizin ließen sich ohne Versuche am Menschen erzielen. Wie sollte das möglich sein? Nichts ist selbstverständlicher, als daß man ein Heilverfahren nie auf Menschen anwenden kann, wenn nicht ein Arzt es zum erstenmal bei Menschen anwenden darf. Gleichgültig, wie sorgfältig eine Arbeit im Laboratorium durchgeführt wird, eine völlig risikolose erste Anwendung beim Menschen gibt es nicht. Wer etwas Neues versucht, kann nie völlig sicher sein, daß ein Mensch, der ein noch nie vom Menschen genommenes Medikament einnimmt, nicht auf der Stelle tot umfällt. Im allgemeinen sehen die Menschen auch ein, daß ein gewisses Maß von Risiko stets damit verbunden ist, wenn man etwas zu gewinnen versucht.

Dr. Jay Katz stellt das Problem in einen größeren Zusammenhang:

Die Gesellschaft duldet ständige Versuche zum Beispiel mit Insektenbekämpfungsmitteln, Lebensmittelzusätzen, Atomexplosionen, psychologischen Tests an Schulkindern, ohne daß völlige und allgemeine Klarheit über die möglichen Folgen besteht, und deshalb sind medizinische Versuche auch nur ein Beispiel dafür, wie wir durch Prüfungen und Versuche unser Leben besser bewältigen wollen. Und die menschliche Gesellschaft ist doch offenbar bereit, die Menschenopfer zu bringen, die solche Versuche kosten könnten. Lon Fuller, der bedeutende Jurist der Harvard-Universität, fand dafür folgende überzeugende Formulierung: ›Jeder Straßenbau, jede Tunnelkonstruktion, jedes Bauprojekt, das wir in Angriff nehmen, ist mit einem Risiko für Menschenleben verbunden. Wenn wir eine große Zahl solcher schon durchgeführter Projekte zusammennehmen, können wir sogar mit einiger Genauigkeit vorausberechnen, wie viele Menschenleben ein derartiges Projekt in Zukunft kosten wird; die Statistiker können sagen, wie viele Menschenleben zum Beispiel beim Bau von tausend Kilometer einer vierspurigen Autostraße vernichtet werden. Und doch geht man mit vollem Bewußtsein dieses Risiko ein in der Annahme, daß die dadurch geschaffenen Werte für diejenigen, die bei den Arbeiten nicht zugrunde gehen, die Verluste überwiegen.‹

Etwas anderes ist es jedoch, wenn sich »die Gesellschaft« auf ein statistisches Risiko einläßt – also die Durchführung eines Projekts oder Programms beschließt, obwohl mit hoher Wahrscheinlichkeit eine bestimmte Zahl von Menschen Unbehagen, Unbequemlichkeit, Krankheit, Verletzungen oder gar den Tod dabei erleidet. In solchen Fällen kann niemand voraussagen, wer genau zu den Opfern zählen wird; von Anfang an sind die möglichen Opfer nur eine abstrakte statistische Wahrscheinlichkeit. Eine andere Sache sind medizinische Versuche wie die Anwendung völlig neuer Behandlungsmethoden. Hier *wählt* der Experimentator selbst bestimmte einzelne Menschen – oder er bittet sie, sich damit einverstanden zu erklären –, die dem Risiko ausgesetzt sein werden. Auf diese Weise kommt eine viel persönlichere Art der Entscheidung und Verantwortung zum Tragen. Ist eine besondere Mentalität erforderlich, um diese Art der Entscheidung und Verantwortung zu bewältigen? Jay Katz zitiert einen berühmten Arzt, der erklärte: »Der Wunsch, Leiden zu lindern, ist für die Forschung von geringem Wert – Menschen, die danach streben, sollten lieber auf dem Gebiet der Wohltätigkeit etwas leisten. Die Forschung braucht Egoisten, krasse Egoisten, die für ihr eigenes Vergnügen und für ihre persönliche Befriedigung arbeiten und das Vergnügen und die Befriedigung in der Lösung von Rätseln der Natur finden.« Katz warnt vor einer Störung der Forschung durch bestimmte persönliche Beziehungen: »Das Verhältnis des Forschers muß entscheidend von seinem Streben nach sachlicher Erkenntnis bestimmt sein. Die Sorge für den Patienten kommt erst an zweiter Stelle, oder sie wird zumindest ein das Forschungsziel störend beeinflussender Faktor.«

Wäre es unter irgendwelchen Umständen gerechtfertigt, einige Menschen zu bitten, sich Gefahren auszusetzen für das Wohlbefinden anderer Menschen, die sie niemals kennenlernen werden? Der inzwischen verstorbene Dr. J. B. S. Haldane vertrat stets diesen Standpunkt. »Ich habe oft das Leben anderer Menschen bei physiologischen Versuchen aufs Spiel gesetzt«, sagte er bei einem Ciba-Symposium in London im Jahre 1962, »und wenn auch keiner dabei starb, erlitt mindestens einer bleibende Schäden. Aber es handelte sich stets um freiwillige Versuchspersonen, und ich selbst riskierte das gleiche wie sie. Die Erforschung des Inneren des Gehirns wird ebenso gefährlich wie die der Antarktis oder der Meerestiefen sein, wenn auch weit lohnender. Der ›Kommandant‹ muß auch hier ein Mann von bewährtem persönlichem Mut sein, aber vor allem nicht so weichherzig, daß er sein Kommando aufgibt, weil seine Anordnungen zu einigen Todesfällen, Verstümmelungen oder Psychosen geführt haben.«

Eine Szene aus Sidney Howards und Paul de Kruifs Theaterstück »Yellow Jack« veranschaulicht die Einstellung des Forschers, der von einem wissenschaftlichen Phänomen und nicht von dem Menschen, an dem es sich offenbart, beeindruckt wird:

GORGAS (leise und schnell): Gestern abend 39,8. Heute morgen um sechs aber gesunken, und um acht wieder.

FINLAY: Sie haben hoffentlich die Zylinder im Harn bemerkt? (REED kommt auf sie zu.)

GORGAS: Selbstverständlich.

FINLAY: Die Augen heute, ein wundervoller Ikterus.

GORGAS (zu MISS BLAKE): Wie steht es mit dem Zahnfleisch?

MISS BLAKE: Blutet etwas.

FINLAY: Doch hoffentlich noch Kopfschmerz und Übelkeit?

MISS BLAKE: Es geht ihm sehr schlecht.

FINLAY: Ausgezeichnet! Ich sollte die Diagnose dem Major überlassen, aber ich wüßte einfach nicht, welches Symptom der gute Junge vergessen hätte! Es ist wundervoll! Einfach wundervoll! Und dann auch noch am vierten Tag seiner Krankheit (Dann zu REED.) Und wieviel Zeit verging zwischen dem Biß und dem ersten Symptom?

REED: Drei Tage, neuneinhalb Stunden.

FINLAY: ... (Er schüttelte REED die Hand.) Ich war einer Erkenntnis auf der Spur! Sie haben sie ans Licht gebracht. Wir haben gemeinsam die Wissenschaft einen Schritt weitergebracht.

Etwas Ähnliches zeigt eine Stelle aus dem Arztroman »Arrowsmith« von Sinclair Lewis:

Mir scheint (sagte Gottlieb), daß es die Lungenpest in der Mandschurei und die Beulenpest in St. Hubert in Westindien gibt. Wenn Sie, Martin, die Phagen nur bei der Hälfte Ihrer Patienten anwenden und die andere Hälfte der Patienten als Kontrollpersonen verwenden würden, unter normalen hygienischen Bedingungen, aber ohne die Phagen, dann könnten Sie deren absoluten Wert so genau und zuverlässig bestimmen, wie die Übertragung des Gelbfiebers durch Moskitos gesichert ist, und dann würde ich Sie nach St. Hubert schicken. Was halten Sie davon?

Martin schwor bei Jacques Loeb, daß er die Versuchsbedingungen einhalten werde; er werde ein für allemal den Wert der Phagen durch den Vergleich zwischen behandelten und unbehandelten Patienten feststellen und so vielleicht der Pest für immer Einhalt gebieten; er werde sein Herz verhärten und einen klaren Blick behalten.

Nur wenige Forscher würden es wagen, diese Einstellung so offen zuzugeben, wie Haldane es tat. Wird diese Einstellung so offen erklärt, dann erschreckt sie die Menschen. Sie fragen sich dann, ob nicht doch etwas Wahres an der kaltherzigen Besessenheit mancher Forscher ist, mit der sie gelegentlich in Romanen, Filmen und Theaterstücken charakterisiert werden – jener Forschergestalten, die auf der Suche nach der ihnen vorschwebenden abstrakten »Wahrheit« die Menschen nur als Versuchsobjekte ansehen, die ohne Gefühl manipuliert, als »Versuchskaninchen« benutzt und mit kühler Objektivität beobachtet werden. Die Medizin ohne Menschlichkeit, die sich aus dieser Einstellung ergeben kann, wird nirgends besser deutlich als in den Versuchen, die während des Zweiten Weltkriegs in Deutschland durchgeführt wurden. Hier eine Versuchsbeschreibung, noch keineswegs des schlimmsten der Versuche, bei der die »kühle Objektivität« des Beobachters, Dr. S. Rascher, nicht bezweifelt werden kann:

Der dritte Versuch dieser Art verlief derartig außergewöhnlich, daß ich, als ich diese Versuche allein ausführte, mir einen SS-Arzt des Lagers zum Zeugen holte. Es handelte sich um einen Dauerversuch ohne Sauerstoff in 12 km Höhe bei einem 37jährigen Juden in gutem Allgemeinzustand. Die Atmung hielt bis 30 Minuten an. Bei 4 Minuten begann VP zu schwitzen und mit dem Kopf zu wackeln.

Bei 5 Minuten traten Krämpfe auf, zwischen 6 und 10 Minuten wurde die Atmung schneller, VP bewußtlos, von 11 Minuten bis 30 Minuten verlangsamte sich die Atmung bis 3 Atemzüge pro Minute, um dann ganz aufzuhören.

Zwischendurch trat stärkste Cyanose auf, außerdem Schaum vor dem Mund.

In 5minütlichen Abständen wurde EKG in 3 Ableitungen geschrieben. Nach Aussetzungen der Atmung wurde ununterbrochen EKG bis zum völligen Aussetzen der Herzaktion geschrieben. Anschließend, etwa 1/2 Stunde nach Aufhören der Atmung, Beginn der Sektion.

Hier glaubte man, Forschung sei um jeden Preis zu betreiben. Man will ganz genau wissen, was physiologisch passiert, wenn ein Mensch unter bestimmten Bedingungen stirbt. Dann »simuliert« man diese Bedingungen, wie die Techniker bei Materialprüfungen sagen – man unterwirft VP, die Versuchsperson, die einen Menschen zu nennen lieber vermieden wird, den zu simulierenden Bedingungen und läßt »die Atmung aussetzen« (auch das Wort »Tod« wird besser nicht gebraucht) und beobachtet sämtliche Reaktionen von VP genauestens und innerlich unberührt. So wird das Umbringen vom Mord zur Wissenschaft.

Zugegeben, die NS-Weltanschauung war extrem und wird fast allgemein als psychopathenhaft unmenschlich verurteilt. Aber selbst die Nazis fanden nur dann einen Rechtfertigungsgrund dafür, Menschen als Laboratoriumstiere zu verwenden, wenn sie ihre Theorie der angeblichen »rassischen Minderwertigkeit« ihrer Opfer heranzogen. Wenn erst einmal die Auffassung, es gäbe »Untermenschen«, in den Köpfen sitzt, fällt der nächste Schritt nicht gar zu schwer. Die meisten von uns finden nichts weiter dabei, Tausende von gesunden Tieren mit entsetzlichen Krankheiten zu infizieren, ja sogar Tiere nur für diesen Zweck zu züchten, in der Hoffnung, daß es gelingt, mit den Versuchsergebnissen einige Menschenleben zu retten. Daß angebliche »Untermenschen« zur Rettung vermeintlich besserer Menschen geopfert werden könnten, ist mithin nur die logische Fortsetzung einer solchen Denkweise. In der Vergangenheit war es gar nicht so selten, daß Ärzte eine solche Denkweise gegenüber Menschen anwendeten. Wenn eine Waise oder das Kind eines Leibeigenen oder Gefangenen mit Pocken infiziert werden mußte, um Impfmaterial für einen Prinzen zu erhalten, welcher königliche Leibarzt hätte da gezögert?

Zweifellos verabscheut man solchen Mißbrauch des Menschen in unserer Zeit, wie es unter Völkern, denen Demokratie und Gleichheit der Menschen gepredigt wird, auch nicht anders zu erwarten ist. Haben wir aber solche Vorstellungen schon völlig hinter uns gelassen? Wenn »Versuchsobjekte« benötigt werden, wird es dann für die Wissenschaftler einer technisch hochentwickelten Nation nicht etwas leichter sein, eine neue Therapie an der Bevölkerung irgendeines »zurückgebliebenen« Landes durchzuführen (natürlich mit der Zustimmung des betreffenden Landes)? Oder eine Gruppe von Freiwilligen in irgendeiner Institution zu finden – einem Gefängnis, einem Waisenhaus, einem Altersheim? Krankenhäuser, die mehr dem Typ des Armenspitals als dem der Luxusklinik entsprechen, waren ein bevorzugter Ort zum

Erproben neuer, oft noch schmerzhafter und gefährlicher Behandlungsmethoden, die oft wenig oder gar nichts mit der Krankheit der Patienten zu tun hatten, derentwegen sie sich zur Behandlung im Krankenhaus befanden. Einige der von Pappworth in seinem Buch zitierten Fälle sind unglaublich genug, um einen Vergleich mit den Versuchen an Menschen in der Nazizeit auszuhalten. Oft sind kranke Menschen absichtlich noch schlimmer krank gemacht worden, um die betreffende Krankheit genauer untersuchen zu können. Pappworth gibt seiner Skepsis hinsichtlich der Methoden, mit denen die Zustimmung der Patienten erlangt wurde, offen Ausdruck. Er ist auch ziemlich sicher, daß die skandalösesten Fälle unbekannt blieben; die Anklagen seines Buches beruhen fast ausschließlich auf den Berichten der Ärzte selbst in der Fachliteratur.

Dr. Katz bemerkt, daß »wir uns mit der Erfüllung gesetzlicher Vorschriften zufriedengaben, statt uns zu fragen, ob sie mit unseren eigenen moralischen Richtlinien im Einklang standen. Wir[29] haben zum Beispiel an geistig zurückgebliebenen Kindern Versuche durchgeführt, nachdem wir sorgfältig die Erlaubnis der Anstaltsleitungen eingeholt hatten, ohne aber genügend zu überlegen, ob wir für diese Versuche eine moralische Rechtfertigung besaßen, vor allem in den Fällen, in denen die Versuche in keiner Beziehung zu den Krankheiten standen, derentwegen die Kinder in den Anstalten waren. Möglicherweise haben wir uns soviel Gedanken über die Gesetzlichkeit gemacht, daß wir darüber vernachlässigt haben, die Berechtigung auch vom Standpunkt der Ethik zu prüfen.«

Ein merkwürdiger Vorschlag, viele dieser Zweifelsfragen zu umgehen und rasch eine große Menge Wissen über die menschliche Grundphysiologie zu erlangen, ist von Dr. Jack Kevorkian vom Pontiac General Hospital in Pontiac, Michigan, vorgebracht worden. Kevorkian möchte, daß der Gesetzgeber in manchen amerikanischen Bundesstaaten, in denen die Todesstrafe noch zulässig ist, einem zum Tode Verurteilten die Möglichkeit der Wahl bietet, auf die übliche vorgeschriebene Weise hingerichtet zu werden – oder in eine Narkose versenkt zu werden, aus der es kein Erwachen gibt, während ein Ärzteteam seinen Körper und sein Gehirn für Versuchs- und Forschungszwecke verwendet. Indem man von verurteilten Verbrechern in dieser Weise Gebrauch macht – von Männern, welche von der menschlichen Gesellschaft ohnehin zum Tode verurteilt worden sind, und die dadurch eine Gelegenheit hätten, ihre Verbrechen durch einen wesentlichen Beitrag zur Erweiterung des menschlichen Wissens zu sühnen –, glaubt Kevorkian, es könne in

29 Das »wir« in der Formulierung von Katz bezieht sich nicht auf die Versuche, an denen er selbst beteiligt war. Es handelt sich nur um eine verallgemeinernde Formulierung, nicht um eine bestimmte, individuelle Selbstbezichtigung.

einem einzigen Jahr in einem einzigen Staat mehr ans Licht gebracht werden als jetzt auf die gewöhnliche Weise in Jahrzehnten in der ganzen Welt. Kevorkian wußte sehr wohl, daß sein Vorschlag bei oberflächlicher Betrachtung sehr an die grauenhaften Versuche der Nazis erinnert, und deshalb hat er ein Buch geschrieben – und auf eigene Kosten veröffentlicht –, das die Unterschiede klarstellt. Er hat mit verurteilten Verbrechern, Gefängnisbeamten, Kriminologen, medizinischen Forschern und in den in Frage kommenden Bundesstaaten mit Vertretern der Legislative gesprochen und glaubt, viel Verständnis für seinen Plan gefunden zu haben. Er ist überzeugt, noch jemanden zu finden, der seinen Plan durchsetzt.

Es gibt aber auch kräftige Gegenstimmen. Dr. Irvine H. Page zum Beispiel hat starke moralische Bedenken hinsichtlich dessen, was er als eine in der letzten Zeit zu herablassende Einstellung gegenüber dem menschlichen Körper bezeichnet. Ihm selbst erscheint er noch immer als das geheiligte Gefäß der Seele und des Geistes des Menschen. Seiner Ansicht nach neigen wir dazu, leichtfertig damit umzugehen, und die Mißachtung des menschlichen Körpers kann leicht zu einer ähnlichen Mißachtung des Menschenlebens im allgemeinen führen. Er meint, statt übereilt Versuche durchzuführen, die mit einem unnötigen Risiko verbunden sind, sollten die Forscher langsamer vorgehen – und die Ergebnisse noch langsamer auf andere Menschen anwenden.

Im neunzehnten Jahrhundert mußte der große Physiologe Claude Bernard in einem Werk, das immer noch als klassisch gilt, darlegen, inwiefern die experimentelle Medizin überhaupt gerechtfertigt ist. Jetzt aber, gegen Ende des zwanzigsten Jahrhunderts, müssen wir von Grund auf anfangen, die experimentelle Medizin erneut nach neuen ethischen und moralischen Gesichtspunkten und angesichts der radikalen Konsequenzen der modernen Biologie zu rechtfertigen. Im Jahre 1967 veröffentlichte nach einer langen Untersuchung durch eine Gruppe bedeutender Akademiker und Krankenhausdirektoren unter dem Vorsitz von Right Reverend Henry Knox Sherrill der Verwaltungsrat des Massachusetts General Hospital eine Broschüre unter dem Titel »Some Guiding Principles of Human Studies«, die dem ärztlichen Personal einige Leitsätze für die Forschungen am Menschen an die Hand geben soll. Eines der Prinzipien wurde wie folgt formuliert: »Ein noch größerer Schutz für das Individuum als die Notwendigkeit, seine Zustimmung zu erlangen, ist die Anwesenheit eines wohlunterrichteten, tüchtigen, gewissenhaften, mitfühlenden und verantwortungsbewußten Forschers, denn es ist allgemein anerkannt, daß sich Menschen, die unzureichend informiert sind, zu vielen Dingen überreden lassen. Es mag überflüssig sein, dies zu sagen, aber die strikte Befolgung der Goldenen Regel könnte hier sehr viele Schwierigkeiten beseitigen.« Obwohl die Gruppe der

Untersucher zugibt, daß »es nicht möglich sei, alle denkbaren Fehler zu berücksichtigen«, sah sie doch Verfahren und Regeln voraus, die auch anderen Institutionen als Richtschnur dienen könnten. Auf breiterer Basis erklärten sich 1966 die American Medical Association und sieben andere ärztliche Gesellschaften Amerikas offiziell mit den ethischen Grundsätzen einverstanden, die hinsichtlich der Versuche mit Menschen von der World Medical Association in Helsinki 1964 erklärt worden waren[30]. Glücklicherweise übernahmen die Ärztegesellschaften die Erklärung mit keinem Gefühl der Endgültigkeit, sondern in der Erkenntnis, daß sie (wie der ihr vorangehende Nürnberger Kodex) einfach ein guter Anfang ist – ein Ausgangspunkt für die weitere kritische Prüfung und Diskussion, die Verfeinerung der Grundsätze und der ganzen Haltung, welche die Fortschritte der medizinischen Wissenschaft begleiten muß. Selbst im besten Falle gibt es natürlich keine Garantie, daß die Entwicklung der medizinischen Wissenschaft nach vorwärts gerichtet sein wird. Man kann allerdings das Gegenteil garantieren, denn wenn wir diesen Dingen keine Überlegungen opfern, wird die Entwicklung, einschließlich der Moral, nach rückwärts gehen.

Die medizinische Forschung schafft Probleme, die Anwendung der Ergebnisse jener Forschung vervielfacht sie. Wenn man ausgezeichnete neue Heilverfahren entwickelt, wie sollen sie für jeden Patienten oder auch nur für jedes große Krankenhaus, das sie benötigt, verfügbar gemacht werden?[31] Die ärztliche Versorgung ist überall durch eine Fülle von Mängeln, sei es in der Zahl des Personals, der Krankenhäuser oder der benötigten Einrichtungen, behindert. Es nützt z.B. nicht viel, komplizierte Verfahren zur Untersuchung des Blutes auf bestimmte Anzeichen einer Erkrankung auszuarbeiten, wenn diejenigen Personen,

30 Die Erklärung von Helsinki besteht aus drei Hauptabschnitten. Der erste faßte Grundprinzipien zusammen wie das folgende: »Jedem klinischen Forschungsprojekt sollte eine sorgfältige Beurteilung der damit verbundenen Gefahren im Vergleich mit den voraussichtlichen Vorteilen für die Versuchsperson oder für andere vorausgehen.« Der zweite Teil betrifft Versuche an Patienten, z.B.: »Der Arzt kann klinische Forschung mit der ärztlichen Heilbehandlung verbinden, wenn das Ziel der Erwerb neuen medizinischen Wissens ist, jedoch nur in dem Ausmaß, indem die klinische Forschung durch ihren therapeutischen Wert für den Patienten gerechtfertigt ist.« Der dritte und letzte Teil legte die Umstände der Versuche mit Freiwilligen, die keine Patienten sind, fest und betonte die »Pflicht des Arztes, der Schützer des Lebens und der Gesundheit desjenigen Menschen zu bleiben, an dem die klinische Forschung ausgeführt wird«.

31 Als eine künstliche Niere – d.h. eine Dialysiermaschine – von der Universität von Washington entwickelt und im Schwedischen Krankenhaus von Seattle installiert worden war, wurde es gleich klar, daß nur ein paar der für die Behandlung damit in Frage kommenden Patienten gerettet werden konnten. Um die wenigen, auf die sich die Rettung zwangsläufig beschränken mußte, unter den vielen Todgeweihten auszuwählen, ernannte die King County Medical Society ein Gremium aus sieben Laien.

welche das neue diagnostische Verfahren anwenden sollen, nicht über die erforderlichen Kenntnisse und Möglichkeiten verfügen, um das Verfahren richtig durchzuführen, so daß die Folge eine Fehldiagnose sein könnte. Es kann durchaus geschehen, daß ein Mensch an einer Blutung nach einer an sich harmlosen Mandeloperation infolge mangelnder Aufsicht stirbt – während im gleichen Augenblick in einem anderen Flügel des gleichen Krankenhauses ganze Scharen von Chirurgen, Operationsschwestern und Laboranten, unterstützt von einem Arsenal kompliziertester Geräte, das Leben eines anderen mit einer äußerst schwierigen und zeitraubenden Operation am Herzen zu retten bemüht sind. Eine Klinik schafft die neueste und leistungsfähigste Kobaltbombe und Überdruckkammern an, ist aber vielleicht nicht in der Lage, zu garantieren, daß die Bettschüsseln geleert werden. Ein Zimmer in einem solchen Krankenhaus mag mehr kosten als eine ganze Zimmerflucht in einem Luxushotel, und gleichzeitig erhalten die Angestellten des Krankenhauses vielleicht nur das bloße Existenzminimum. Dr. John Knowles vom Massachusetts General Hospital gehört zu den Krankenhausdirektoren, die unüberhörbar davor gewarnt haben, daß die medizinische Versorgung ungeachtet der erstaunlichsten Forscherleistungen auf dem Gebiet der Medizin zusammenbrechen wird, wenn die finanziellen und ökonomischen Überlegungen nicht die gleiche Aufmerksamkeit finden wie die wissenschaftlichen Fragen. Dennoch war seine Voraussage optimistisch: »Ich bin fest davon überzeugt, daß sich die letzte Hälfte unseres Jahrhunderts durch die Aufmerksamkeit auszeichnen wird, die man den sozialen Problemen der Medizin schenkt, und daß überzeugende Lösungen gefunden werden, die in ihrer Bedeutung den großen biologischen Entdeckungen gleichwertig sein werden.«

Welchen Charakter werden einige dieser »überzeugenden Lösungen« haben?

Ein Ärzteteam im Medical Center der Georgetown University hat Pläne für eine revolutionär neue Art von Krankenhaus ausgearbeitet, die weitgehend auf der wesentlichen Erkenntnis beruhen, daß jederzeit nur 20% der Patienten wirklich krank sind, während die anderen 80% sich nur zum Zweck der Krankheitsdiagnose im Krankenhaus aufhalten oder schon wesentliche Fortschritte in ihrer Wiederherstellung gemacht haben. Die heutigen Krankenhäuser versuchen, allen 100% der Patienten – einschließlich der 80%, die ihrer nicht unbedingt bedürfen – eine ausreichende ärztliche Betreuung angedeihen zu lassen. Außerdem versucht ein herkömmliches Krankenhaus heute, allen Patienten einen angemessenen Hotel- und Restaurantservice zu bieten, und zwar auch den 20%, die zu krank sind, um sich etwas daraus zu machen. So wird dieses schon vorhandene große Krankenhaus in Georgetown auch weiterhin für die 80% Bequemlichkeit und Komfort bieten, während ein neues, durchorganisiertes und computerkontrolliertes Intensivbehandlungszentrum *zu jeder Stunde und für jeden einzelnen der 20%*, die eine intensive medizinische Betreuung wirklich nötig haben, zuständig ist.

Gegen Ende des Jahres 1966 hielt Dr. John Parks, Dekan der Medizinischen Fakultät der Washington-Universität, einen Vortrag vor der American Association for the Advancement of Science über die Entwicklungslinien der medizinischen Praxis bis zum Jahre 1975, während Dr. Oscar Creech aus Tulane in den »Medical World News« einen Artikel über die Medizin des Jahres 1990 schrieb. Beide betonten die mit dem technischen Fortschritt zunehmende Kompliziertheit der medizinischen Praxis und das dadurch verursachte Bestreben, Computer zu verwenden und Ärzteteams statt einzelner Ärzte, weil kein einzelner Mensch genug wissen kann, um ganz allein Medizin praktizieren zu können.

Mit einem kühnen Sprung ins Jahr 1990 sagt Dr. Creech voraus:

> Fast die gesamte medizinische Praxis wird innerhalb von ärztlichen Ausbildungsstätten und solchen für anderes medizinisches Personal allgemeiner und Spezialkliniken mit Möglichkeiten für die Behandlung der Patienten mit abgestufter Intensität, Ambulatorien für Diagnose und Behandlung ambulanter Patienten und Institutionen für die Genesung und Rehabilitation behandelter Patienten durchgeführt werden. Die ärztliche Privatpraxis, wie wir sie kennen, wird nicht mehr bestehen. Die Ärzte werden vollbeschäftigte Angestellte eines Netzes medizinischer Zentren sein, innerhalb dessen sie für die totale ärztliche Betreuung der Einwohner sorgen werden...
>
> Alle diagnostischen Verfahren und einige Teile der körperlichen Untersuchung... werden automatisch von Computersystemen durchgeführt und ausgewertet werden. Die ganze Krankheitsgeschichte des Patienten vom Augenblick seiner Geburt an wird sofort verfügbar sein...
>
> Das ist ärztliche Praxis nach dem Fließbandprinzip, aber es besteht kein Grund, anzunehmen, daß sich die Patienten nennenswert über den Verlust der legendären Beziehung zwischen Arzt und Patient beklagen werden[32].

32 Hier irrt Dr. Creech möglicherweise. Als in der Zeitschrift »Life« ein Artikel erschien, in dem einige der computerüberwachten Einrichtungen des neuen Krankenhausteils in Georgetown beschrieben wurden, meldeten sich viele Leser mit Briefen, in denen sie ihren Befürchtungen darüber Ausdruck gaben, den Kontakt mit den behandelnden Ärzten zu verlieren und Computern ausgeliefert zu sein, gleichgültig, welche wunderbaren Leistungen die Computer vollbringen könnten. Es kann natürlich sein, daß sich die Menschen mit der Zeit an den Gedanken gewöhnen.

Schließlich hat sich auch niemand sehr über den Verlust der persönlichen Bedienung beklagt, die früher der Kunde beim Kaufmann, Bäcker, der chemischen Reinigung usw. erhielt.

Dr. Creech ist überraschenderweise anderer Meinung als all jene, die heute nach der Ausbildung immer zahlreicherer Scharen von Ärzten rufen, um den schon bestehenden Mangel zu beseitigen und dem noch größeren zu erwartenden Mangel vorzubeugen:

> Was erforderlich sein wird, ist eine neue Kategorie medizinisch Ausgebildeter, die ich klinische Mitarbeiter nennen möchte. Diese Personen würden nach Abschluß der höheren Schule und vier Jahren Vorlesungen, Kursen und Praktikantenzeit ein weiteres Jahr spezialisierter Ausbildung innerhalb eines Krankenhauses erhalten. Sie könnten die Funktionen übernehmen, die heute von den meisten praktischen Ärzten ausgeübt werden.
>
> Die heutigen Superspezialisten würden Systemspezialisten. So würden z.B. die Kardiologen und Herzgefäßchirurgen Spezialisten für Herzgefäßerkrankungen und stünden zur Behandlung der Erkrankungen des Herzens und der Blutgefäße zur Verfügung, gleichgültig, ob diese Behandlung die Verordnung von Digitalis oder eine Mitralklappenoperation erfordert. Ähnlich wird die Urologie mit der Nephrologie und die Gastroenterologie mit der gastrointestinalen Chirurgie verschmelzen. Der Arbeitskräftebedarf an ärztlichem Personal wird ungefähr ein Systemspezialist für je 10000 Menschen, ein Spezialist für allgemeine Medizin (heutige Bezeichnung Internist) für je 5000 Menschen und ein klinischer Mitarbeiter für je 500 Menschen betragen.

Dr. Creechs Ideen sind als Vorschläge, nicht schon als endgültige Lösungen aufzufassen. Es handelt sich um Richtungsangaben, die dazu dienen können, jetzige Vorstellungen zu überwinden, um in den ganz neuen Kategorien des zu erwartenden Ärztebedarfs denken zu können. Ärzte wie Knowles, Parks und Creech versuchen, die Vorstellungen ihrer Kollegen auf diese neuen Kategorien zu lenken.

Um nicht von neuen Entwicklungen überholt zu werden, um ihre Folgen voraussagen zu können, um Werturteile zu ermöglichen, um einheitliche Ziele festzulegen und um dazu beizutragen, daß die Forschung die richtigen Wege geht und ihre Resultate richtig genutzt werden, hat sich Dr. Page unermüdlich für die Gründung einer Nationalen Akademie für Medizin eingesetzt, die für die amerikanische Medizin das sein könnte, was die Nationale Akademie der Wissenschaften für die amerikanische Naturwissenschaft ist.

Es ist völlig richtig, daß Ärzte und medizinische Forscher, die am stärksten an den neuen Entwicklungen beteiligt sind, auch als erste ihren Gedanken darüber Ausdruck geben. Aber jeder von uns sollte sich

Gedanken darüber machen. Es wäre kaum möglich, die Aufgaben und die Möglichkeiten zu überschätzen, die sich hier auf dem Gebiet der Erziehung, einigen Teilgebieten der industriellen Entwicklung, für Gesetzgeber und Juristen, für Künstler und Schriftsteller, für Theologen und Philosophen – und für Sie und mich persönlich ergeben. Wir können nicht erwarten, daß andere sich all die Sorgen machen, daß andere alle Entscheidungen für uns treffen. Die Zukunft ist noch nicht verplant. Es hat noch niemand in der Zukunft gelebt, und mithin gibt es keine »Experten«. Jeder von uns, dessen Körper und Gehirn umkonstruiert oder dessen Nachkommen in ihren Eigenschaften vorbestimmt werden könnten, muß am Ausgang des großen Experiments interessiert sein. Wir können nur dann eine Gewißheit haben, wenn wir uns selbst darum kümmern.

Teil II
Die Technik der Menschenerzeugung

Das verschwommene Objekt unter Glas hätte ein Gallerttröpfchen sein können. Es nahm jedoch die ganze Aufmerksamkeit des Mannes mit dem kurzgeschnittenen Bart in Anspruch. Das Tröpfchen war in Wirklichkeit ein winziger Embryo. Aber im Gegensatz zu den konservierten Embryonen, die in Museumssälen und anatomischen Instituten ausgestellt sind, pulsierte dieser voller Leben – menschlichen Lebens. Zumindest war er menschlicher Herkunft. Jetzt lebte und wuchs er in einer künstlichen Gebärmutter aus Glas, die der bärtige Herr selbst entworfen hatte. Mehr noch, er war für die Entstehung des Kindes verantwortlich – wenn es ein Kind genannt werden konnte. In gewissem Sinn war er der Vater, und man hätte sogar sagen können, daß er seine Mutter sei.

Nach seinem Bericht darüber hatte er mit einer weiblichen Eizelle begonnen, die chirurgisch gerade im richtigen Augenblick der Reife entnommen worden war. Nachdem er das Ei in die Amnionflüssigkeit einer wirklichen Gebärmutter getaucht hatte, hatte er männlichen Samen hinzutreten lassen, und von den Millionen wimmelnder Samenzellen hatte eine das Ei befruchtet, ganz wie es im Organismus einer lebendigen Frau vor sich gegangen wäre. Der Embryo war noch am Leben und wuchs dort in seiner gläsernen, von Menschenhand gefertigten Gebärmutter, und unter seinen Augen vermehrten sich die Zellen.

Noch bis vor etwa einem Jahrzehnt wäre dies wie eine Szene eines schlechten Science-fiction-Romans gewesen. Diesmal aber handelte es sich um die Wirklichkeit – Ort: Via de Ruini Nr. 3, Bologna, Italien. Zeit: 1959. Hauptgestalt: ein italienischer Arzt und Forscher, Daniele Petrucci.

Die ersten Berichte in der Presse über Dr. Petruccis Arbeit riefen einen Entrüstungssturm in Italien hervor. Persönlichkeiten des Vatikans und Laien verurteilten Petruccis Tun ganz und gar. Die erbosten Bürger von Neapel verlangten sogar, den Arzt wegen Mordes anzuklagen, weil er den Versuch »terminal« durchgeführt habe – d.h., den Embryo nach neunundzwanzig Tagen sterben ließ.

Dr. Petrucci berichtete, daß einer seiner *in vitro* aufgezogenen Embryos neunundfünfzig Tage gelebt habe.

Der Katholik Petrucci war von der Empörung erklärlicherweise betroffen. Er hat es aufgegeben, Embryos aufzuziehen, und ist zu weniger umstrittenen Versuchen übergegangen. Er erklärte, er habe niemals beabsichtigt, einen lebenden Menschen auf diese Weise aufzuziehen, sondern sei nur als Forscher neugierig gewesen, festzustellen, ob es möglich sei, embryonisches Gewebe für Transplantationen in einer Kultur heranzuziehen. Manche vertreten die Ansicht, Petrucci führe heimlich seine Arbeit weiter. Andere halten ihn für einen Scharlatan und behaupten trotz der Untadeligkeit seines Ansehens als Mediziner und trotz seiner Darstellungen auf internationalen Ärztetreffen, bei denen auch Filme von seinen Versuchen gezeigt wurden, es sei ihm nie wirklich gelungen, Embryos *in vitro* heranwachsen zu lassen, und es könne sich bei der ganzen Affäre ebensogut um eine Mystifikation, eine Art Science-fiction-Story handeln. Ob Petrucci das gelang, was er behauptete, durchgeführt zu haben, ist im Grunde gar nicht so wichtig; es kommt nur darauf an, daß es durchaus möglich wäre. Andere Forscher, darunter mindestens zwei Amerikaner, Dr. John Rock von der Harvard-Universität und Dr. Landrum B. Shettles vom Columbia Presbyterian Hospital in New York, hatten schon Embryos vor Petruccis Versuchen *in vitro* wachsen lassen, wenn auch diese Embryos stets nur wenige Tage am Leben blieben. Auch ihre Ergebnisse wurden mit einiger Skepsis aufgenommen, aber Dr. Cecil B. Jacobson, gegenüber früheren Versuchen anderer selbst skeptisch, scheint jetzt unzweifelhaft Embryonen im Frühstadium in seinem Laboratorium an der George-Washington-Universität *in vitro* heranzuziehen. Viele Wissenschaftler, darunter eine Anzahl Russen, haben ihre ersten Versuche auf diesem Gebiet fortgesetzt und gaben zu verstehen – obwohl die Einzelheiten, die sie offenbarten, dürftig sind –, daß ihre Absichten noch weitergehen.

Erst im siebzehnten Jahrhundert hatte jemand erstmalig jenes unglaubliche winzige Lebewesen, eine Samenzelle des Menschen, unter einem Mikroskop erblickt. Und es dauerte noch zwei Jahrhunderte länger, bis die Wissenschaftler einen ersten Begriff davon entwickelten, was innerhalb des weiblichen Organismus vor sich geht, wenn eine Befruchtung erfolgt – wie die Samenzelle in die Eizelle eindringt, und welche Rollen beide Arten von Zellen im Fortpflanzungsprozeß spielen.

Das ganze Gebäude unserer Moral und unsere ganze Tradition ruhen fest auf dem Fundament der Biologie der Fortpflanzung. Das Studium und die Praxis der Geburtshilfe und der Frauenheilkunde, die mit der erforderlichen Intensität erst seit etwa einem halben Jahrhundert betrieben werden, bilden nur einige der jüngeren Zweige der medizinischen Wissenschaft. Die Generationen, die vor Beginn dieser Untersuchungen und Entdeckungen auf Erden lebten, kannten zwar nicht die genauen Mechanismen der mit der Fortpflanzung zusammenhängenden biologischen Vorgänge, verstanden aber die wichtigsten und bisher unabdinglichen Tatsachen, daß sich ein Mann und eine Frau sexuell vereinigen müssen, um ein Kind zu zeugen; daß das Kind sich auf geheimnisvolle Weise zu entwickeln beginnt, von selbst und im Verborgenen, unzugänglich außer für rätselhafte Wechselwirkungen zwischen dem eigenen Organismus und dem der Mutter in den langen dunklen und ruhigen Monaten, ehe es aus seiner Geborgenheit ausgestoßen wird im jähen Übergang in die Außenwelt; daß das hilflose Säugetier, der kleine neue Mensch, eine ungewöhnlich lange Zeit des Schutzes und des Anlernens durch die Eltern benötigt, ehe es sich auch nur im mindesten in seiner körperlichen und geistigen Umwelt zurechfindet. Eine junge Eidechse ist sofort fähig, auf sich selbst gestellt zu leben. Eine neugeborene Giraffe, ein eben geworfenes Zebra können schon wenige Stunden später neben ihrer Mutter einherlaufen. Ein Menschenkind aber bleibt noch lange nach der Geburt hilfsbedürftig.

Angesichts dieser Tatsachen und der weiteren, daß selbst Menschen eines relativ einfachen Zivilisationsstandes den Wunsch empfinden werden, ihre eigene Art fortzupflanzen, war es unvermeidlich, daß sich bestimmte Verhaltensweisen entwickelten. So entstanden unsere gesellschaftlichen Einrichtungen der Ehe und der Familie, gefördert von Religion, Gesetz, Politik, Philosophie, Erziehung, Handel, Literatur und bildenden Künsten – ein sich wechselseitig stützendes Gebilde menschlichen Fühlens, Wollens und Tuns, das von seinen Schöpfern mit einer Aura selbstverständlicher Unantastbarkeit ausgestattet wurde.

Zu dem Zweck, die Kinder aufzuziehen, mußte eine Existenzform gesichert und jemandem die Verantwortung zugeschoben werden. Die Mutter konnte ihrem Kind nicht die Sorgfalt und die Aufmerksamkeit widmen, deren es bedurfte, um am Leben zu bleiben, und gleichzeitig diejenige sein, die für das Kind kämpfte und es schützte, es ernährte, kleidete und ihm Obdach schaffte oder erhielt. Das aber bedeutete, daß der Vater dazu angehalten werden mußte, bei Frau und Kind zu bleiben. Die Gesellschaft leitete den sexuellen Trieb in eine Richtung, die der Fortpflanzung, und schuf zu diesem Zweck komplizierte Systeme von Vorschriften und Verboten. Jeder in der Familie, von den Kindern bis zu den Onkeln und Großmüttern, hatte die ihm vorbestimmte Rolle, wußte, was von ihm erwartet wurde, und war sich seiner Rechte und Pflichten ebenso wie seiner Privilegien bewußt. Die Werbung um einen Ehegefährten entwickelte sich zu einem Ritual, die Gelübde bei der Eheschließung erhielten eine feierliche Form, die gegenseitige Unterstützungspflicht in der Familie wurde in Vorschriften gefaßt. Eltern mußte gehorcht und Ältere mußten geachtet werden, Kinder geschützt und Eheleute als wechselseitig ausschließliches sexuelles Eigentum, an dem sich kein Fremder und keine Fremde vergreifen durfte, angesehen werden. Priester und Theologen waren bestrebt, in Mann und Frau ein tiefsitzendes Gefühl der Sünde hinsichtlich sexueller Freuden zu er-

zeugen. Wenn religiöse Verbote nicht stark genug wirkten, boten sich andere Ängste: die Furcht davor, ein Kind zu zeugen oder zu empfangen, die Furcht vor einer Geschlechtskrankheit, die Furcht davor, die Zuneigung des hintergangenen Ehepartners zu verlieren, die Furcht vor der Mißbilligung durch die eigenen Freunde und schließlich die Furcht, von der öffentlichen Meinung geächtet zu werden.
Da es mit dem Talent des Menschen, angesichts von Verführung Selbstdisziplin zu zeigen, auch früher nicht zum besten bestellt war, hat es Verstöße gegen das Herkommen immer wieder gegeben, aber im großen und ganzen ist es jenen schlecht ergangen, welche die Regeln vergaßen oder sich darüber hinwegsetzten. Die Romantik der Liebe und andere Einflüsse vorwiegend kultureller Art haben hier und dort und ab und zu die Einstellung der Menschen beeinflussen können, aber bis heute hat es nie und nirgendwo sehr lange Zeit eine wirklich verbreitete Ansicht gegeben, daß es eine stabile Gesellschaft verantwortungsbewußter Bürger ohne das gleichzeitige Bestehen der klassischen sozialen Institutionen der Ehe und der Familie geben könne. Diese legten zwar der Freiheit des Individuums (oder wenigstens seinem möglicherweise vorhandenen Zug zur gänzlichen Ungebundenheit) unleugbar gewisse Einschränkungen auf, aber sie dienten auch der Sicherung wichtiger Grundbedürfnisse des Individuums. Dem Mann gaben sie die Möglichkeit sexueller Betätigung, eine Partnerin, die seine Nachkommen zur Welt brachte und die zur Fortsetzung der Familientradition erforderlich war, den Stand als Familienoberhaupt, das Gefühl, gebraucht zu werden, und die physische und psychische Grundlage seines Tuns. Der Frau verschafften sie Sicherheit gegen die Wechselfälle des Daseins in ihren Perioden größter Hilfsbedürftigkeit – während der Schwangerschaft und während sie die Kinder großzog –, einen Sexualpartner und einen Vater für ihre Kinder und ebenfalls Ansehen, dessen sie eher noch mehr bedurfte als der Mann das Ansehen als Familienvater, da es, zumindest früher, das einzige war, das sie erlangen konnte. Das ganze System war in seiner Art zwar niemals vollkommen, aber es funktionierte besser als jedes andere System, das dem Menschen zu erfinden gelungen ist – und die meisten von uns sind mit der Überzeugung erzogen worden und darin aufgewachsen, daß insgesamt genommen alles ungefähr so in alle Ewigkeit weitergehen würde. Es war möglich, dies zu glauben, und fast unmöglich, etwas anderes zu glauben, weil es keinen Grund gab, zu bezweifeln, daß die Tatsachen der menschlichen Fortpflanzung ebenfalls im wesentlichen unverändert bleiben würden.

In der Wissenschaft jedoch, selbst in den biologischen Wissenschaftszweigen, erweist sich die Unveränderlichkeit nach und nach als doch nicht so beständig. Die »Geburtenkontrolle« ist heute zumindest als

Schlagwort überall im Gespräch, eine Angelegenheit lebhafter öffentlicher Diskussionen und im Privatleben eine verbreitete Sache. Gewöhnlich denkt man bei dem Wort Geburtenkontrolle nur an Empfängnisverhütung – durch Verhütung der Ovulation (der Wanderung der Eizelle vom Eierstock in die Gebärmutter) oder durch Verhinderung der Befruchtung (z.B. durch Abtötung der Samenzellen, oder indem man verhindert, daß sie ihren Weg zur Eizelle finden können). Geburtenkontrolle kann aber ebenso auch die *Begünstigung* des Empfängnisvorgangs bedeuten – z.B. durch chemische Anregung der Eiwanderung in die Gebärmutter oder durch das mechanische Zusammenbringen von Ei und Samenzellen, um die Befruchtung zu gewährleisten oder zumindest die Wahrscheinlichkeit einer Befruchtung zu erhöhen.

Die Möglichkeiten der Geburtenkontrolle, entweder die Verhinderung oder die Begünstigung des Befruchtungsvorgangs, sind von den Wissenschaftlern immer gründlicher untersucht worden. Das Wissen darüber wird ständig zunehmenden Zahlen von Menschen immer besser vermittelt, und innere Widerstände gegen die Annahme dieses Wissens brechen überall merklich ab. Abgesehen von den verschiedenen mechanischen, chemischen und chirurgischen Methoden, die es für die Empfängnisverhütung schon gibt, sagen die Fachleute die schnelle Entwicklung sicherer und länger wirkender Empfängnisverhütungsmittel voraus – Pillen, Injektionen oder Implantate, die für Wochen, Monate oder selbst für Jahre, wenn dies gewünscht wird, wirksam bleiben, ganz zu schweigen von der weiteren Entwicklung empfängnisverhütender Medikamente, die *nachträglich* genommen werden können[33]. Es gibt auch, vorläufig noch im Versuchsstadium, Medikamente, die Männer einnehmen können, um die Bildung von Samenzellen zu verhindern. Zur Förderung der Empfängnis dagegen kann, falls andere therapeutische Möglichkeiten fehlgeschlagen sind, der Arzt direkt eingreifen, indem er Samenzellen (entweder des Ehemanns oder eines anonymen Spenders) in den Organismus der Frau einführt (künstliche Insemination) oder der Frau eine Eizelle aus den Eileitern oder der Gebärmutter einer anderen Frau einpflanzt (künstliche Inovulation).

33 Da diese Substanzen die Samenzelle nicht daran hindern, in die Eizelle einzudringen und sie zu befruchten – dies ist die klassische Definition der Empfängnis –, handelt es sich nicht um empfängnisverhütende Mittel im strengen Sinn. Sie verhindern vielmehr, daß sich die eben befruchtete Eizelle in der Gebärmutter festsetzt. Da die gewollte Störung des Fortpflanzungsvorgangs *nach* der Empfängnis erfolgt, wurde von einigen Autoren die Meinung vertreten, es handle sich bei dieser Medikamentanwendung um eine Abtreibung. Als einen Ausweg aus dieser ethischen Problemlage schlug Dr. A. S. Parkes von der Universität Cambridge vor, die Empfängnis als den Zeitpunkt der Einbettung der befruchteten Eizelle in die Gebärmutterschleimhaut und nicht den Augenblick der Befruchtung anzusehen – ein Unterschied von nur wenigen Tagen.

Die weitere Verbesserung der Einfriermethoden wird die Einrichtung von Samenzellen- und Eizellenbanken ermöglichen. Die Möglichkeit der langzeitigen Aufbewahrung würde bedeuten, daß die zeitliche und örtliche Nähe von Spender, Empfängerin und Mittelsmann (d.h. Arzt) nicht mehr erforderlich wäre. Neben der durch Maßnahmen der ärztlichen Kunst unterstützten Befruchtung könnte es eine Befruchtung *in vitro* geben (oder hat es schon gegeben) – d.h., die Eizelle wird vor der Einführung in den weiblichen Organismus befruchtet. Darüber hinaus könnte es möglich sein, zu erreichen, was Dr. Petrucci angibt, schon begonnen zu haben: einen Embryo *in vitro*, ohne die schützende und nährende Anwesenheit eines mütterlichen Organismus.
Es dürfte noch andere Variationen des Themas der menschlichen Fortpflanzung geben, Variationen, welche die Natur schon spontan zumindest bei den niedrigeren Tierarten auftreten ließ und die jetzt von den Biologen im Laboratorium wiederholt werden können. Da gibt es z.B. die Erscheinung der Parthenogenese oder Jungfernzeugung – oder, wie Rostand es formulierte, die »einsame Fortpflanzung«. Bei der Vermehrung der Säugetiere erhält ein Organismus normalerweise die Hälfte seiner Chromosomen aus der Eizelle der Mutter und die Hälfte aus der Samenzelle des Vaters[34]. Es ist aber – in seltenen Fällen in der Natur und so oft wie gewünscht im Laboratorium – auch möglich, daß das Ei die Zahl seiner Chromosomen verdoppelt. Dann enthält es den vollständigen Chromosomensatz, aber von der Mutter allein, ohne Beitrag des Vaters. Die Parthenogenese ist eine normale und häufige Erscheinung bei bestimmten Rädertierchen, Insekten und Krustentieren. Manche Arten wie die Sackmotte, *Solenobia triquetrella*, existieren in zwei deutlich verschiedenen Rassen, einer parthenogenetischen und einer sich ausschließlich zweigeschlechtlich vermehrenden. Durch künstliche (mechanische, chemische oder in Anwendung von Kälte oder Hitze bestehende) Stimulierung der unbefruchteten Eizellen von Seeigeln, Fröschen und Kaninchen war es möglich, diese zu veranlassen, ihre Chromosomen parthenogenetisch zu verdoppeln[35]. Die spontane

34 In der Terminologie der Genetik wird eine Zelle, die in ihrem Kern einen vollständigen Satz Chromosomen enthält, eine *diploide* Zelle genannt. Alle Zellen des Körpers sind diploide Zellen mit Ausnahme der Geschlechtszellen oder *Gameten*, zu denen die Samenzellen und die Eizellen gehören. Gameten enthalten nur jeweils die Hälfte der erforderlichen Chromosomenzahl und werden deshalb als *haploid* bezeichnet. Wenn sich zwei Gameten vereinigen, wie es geschieht, wenn eine Samenzelle in eine Eizelle eindringt, wird die dabei entstehende befruchtete Zelle diploid. Bei der Parthenogenese verdoppelt eine Eizelle die Zahl ihrer Chromosomen und wandelt sich selbst von einer haploiden in eine diploide Zelle um, ohne daß eine Samenzelle daran mitwirkt.

35 In einem zusammenfassenden Bericht über die Forschungsarbeiten auf dem Gebiet der Parthenogenese sagte Dr. A. D. Peacock auf einem Kongreß in Belfast im Jahre 1952: »Seit Loebs Erfolg [Herbeiführung der Parthenogenese bei Seeigeln] sind Ver-

Parthenogenese bei Truthühnern ist viele Jahre lang von Dr. M. W. Olsen vom Landwirtschaftsministerium der Vereinigten Staaten untersucht worden. Er und seine Kollegen zogen eine besondere Rasse der Truthühner mit dieser Tendenz zur Parthenogenese heran. »Von der Zeit der Identifizierung des Geschlechts bis zur Geschlechtsreife«, schrieb Dr. Olsen in einem seiner Berichte, »wurden die jungfräulichen Hennen in mit Maschendraht gesicherten Ausläufen gehalten, um jeden Kontakt mit geschlechtsreifen Hähnen zu vermeiden. Im Alter von 30 bis 36 Wochen wurden die Hennen in Legeställe gebracht.« In einem Zeitraum von neun Jahren wurden viele Tausende von Eiern parthenogenetisch gelegt. Die meisten von ihnen entwickelten sich nicht. Aber in den vier Jahren von 1956 bis 1960 »überlebten insgesamt 67 Embryonen, alle männlichen Geschlechts, bis zum Ausschlüpfen, von denen einige die Geschlechtsreife erreichten. Drei dieser Hähne erzeugten Samenzellen und einer erzielte eine Nachkommenschaft.«

Eine andere mögliche Ursache der jungfräulichen Geburt könnte der Hermaphroditismus sein, d.h., ein Entwicklungszustand schon beim Embryo, bei dem sich die Natur nicht eindeutig für das männliche oder weibliche Geschlecht entschied, so daß weder ein Mann noch eine Frau entstand, sondern eine Zusammensetzung beider Geschlechter. Bei manchen Tierarten ist der Hermaphroditismus, die Entwicklung sowohl männlicher als auch weiblicher Fortpflanzungsorgane, völlig normal. Ein Lebewesen, das sowohl Samenzellen als auch Eizellen hervorbringt, könnte auch in der Lage sein, sich selbst zu befruchten. Im Gegensatz zur einfachen Verdopplung der Chromosomenzahl, die mit keiner sexuellen Betätigung verbunden ist, wäre es eine sexuelle Vereinigung lediglich mit dem Unterschied, daß die männlichen und weiblichen Zellen von ein und demselben Individuum stammen. Es ist bekannt, daß hermaphroditische Tiere – unter ihnen der Regenwurm und der Seehase – diese Art der sexuellen Selbstbefruchtung vollziehen können. Ist sie auch beim Menschen möglich?

Praktisch alle Autoritäten sind nicht dieser Ansicht, weil Samenzellen und Eizellen fast mit Sicherheit abwechselnd oder nacheinander statt gleichzeitig produziert würden. Jedoch berichtete der verstorbene Dr. Walter Timme aus New York vor der American Neurological Association von dem merkwürdigen Fall eines sechzehnjährigen Mädchens aus Arkansas, das wegen eines Eierstocktumors operiert wurde. Bei der Operation zeigte sich, daß in zwei benachbarten Gewebearten lebende Eizellen und lebende Samenzellen vorhanden waren. »Da Eizellen und Samenzellen gleichzeitig und benachbart vorhanden waren«, erklärte

suche mit mindestens 371 Methoden – ich habe sie gezählt – unternommen worden: mit 45 physikalischen, 93 chemischen, 64 biologischen und 169 kombinierten, ganz zu schweigen von den unzähligen Variationen der Methoden.«

Dr. Timme, »bestand durchaus die Möglichkeit, daß sie sich zu einem menschlichen Wesen hätten vereinigen können.« Später bemerkte er noch, es habe »absolut keinen Zweifel gegeben, daß dieses Mädchen noch eine Jungfrau war. Hier bestanden alle körperlichen Voraussetzungen für eine jungfräuliche Geburt.«

Wie steht es mit der Möglichkeit, daß es zu einer jungfräulichen Geburt beim Menschen durch die Verdopplung der Chromosomenzahlen kommen könnte, mit der Art spontaner Parthenogenese, die zum Beispiel bei Dr. Olsens Truthühnern vorzukommen scheint, die Dr. Jacques Loeb bei Seeigeln herbeiführen konnte und der kürzlich verstorbene Dr. Gregory Pincus bei Kaninchen?

Ein großes Interesse an dieser Frage erregte in den Jahren 1955 und 1956 in Großbritannien Dr. Helen Spurway, die Frau von Dr. Haldane und selbst eine bekannte Dozentin für Eugenik am Londoner University College. Dr. Spurway hielt einen Vortrag mit dem Titel »Jungfräuliche Geburten«, in dem sie erklärte, es könne nach den Laboratoriumsversuchen mit Tieren möglich sein, daß in seltenen Fällen – etwa bei einer von 1,6 Millionen Schwangerschaften – eine spontane Verdopplung der Chromosomenzahl bei einer Frau erfolgt sei und daß gelegentlich jungfräuliche Geburten schon stattgefunden hätten oder jederzeit und irgendwo stattfinden könnten. Die bekannte medizinische Zeitschrift »Lancet« spottete keineswegs über diese Idee, meinte aber, »die Meinung, eine Frau könne schwanger werden, ohne daß mindestens eine Samenzelle in die Gebärmutter eingedrungen ist, dürfte kein ›vernünftiger Mensch‹ so leicht teilen«, und weiterhin, »die Meinung der Wissenschaft war mehrere Jahrhunderte lang die gleiche wie die des vernünftigen Menschen«.

Wenn Parthenogenese bei Menschen weiblichen Geschlechts vorkommt, meint »Lancet«, »dann ist sie äußerst selten. Nehmen wir an, die Häufigkeit beträgt nur die Hälfte der Häufigkeit, mit der Sechslinge geboren werden – ein anderes seltenes Ereignis, das aber zweifellos vorkommt (mit einer Häufigkeit von etwa $1:80^5$ Schwangerschaften oder weniger)[36]. Die meisten dieser Fälle würden bei Frauen auftreten, die kurz zuvor Geschlechtsverkehr hatten, und würden deshalb nicht auffallen. Von den wenigen Fällen, die noch verbleiben, wären die Chancen einer Frau, trotz unbestreitbar vorhandener Schwangerschaft Glauben mit der Behauptung zu finden, sie habe keinen Verkehr gehabt, so gering, daß sie lieber von selbst schweigen würde.«

Sowohl »Lancet« als auch Dr. Spurway schlugen Methoden vor, mit denen die Behauptungen einer parthenogenetischen Mutter nachgeprüft

36 Falls meine mathematischen Kenntnisse nicht noch mehr eingerostet sind, als ich selbst glaube, dann meint »Lancet«, eine jungfräuliche Geburt käme auf über 3 Milliarden Schwangerschaften.

oder widerlegt werden könnten. Blutvergleiche zwischen Mutter und Tochter[37] und andere wissenschaftliche Prüfmethoden wurden beschrieben. Am entscheidendsten würde eine Übertragung von Haut vom Kind auf die Mutter sein, die mit langzeitigem Erfolg anwachsen würde. Die in Teil I besprochenen immunologischen Abwehrkräfte sind so geartet, daß sie nur im Falle der identischen Zwillinge – bei denen beide Lebewesen von der gleichen Eizelle abstammen und deshalb die gleichen genetischen Eigenschaften besitzen – nicht in Erscheinung treten. Falls ein vom Kind auf die Mutter übertragenes Hautstück anwächst, ohne daß es zu Abstoßungserscheinungen kommt, und zwar auch nicht nach längerer Zeit, würde dies beweisen, daß das Kind von einem Ei abstammt, das keine anderen genetischen Eigenschaften besitzt als die der Mutter. (Die positiven Ergebnisse dieser Art des Hautübertragungstests bei Truthühnern sind als starke Bestätigung des echt parthenogenetischen Ursprungs dieser Nachkommen angesehen worden.)

Das war für die britischen Zeitungen ein gefundenes Fressen. Der »Guardian« nannte es in Anspielung auf ein bekanntes Buch[38] »Leben *ohne* Vater«, und die populäre »Sunday Pictorial«, von der ganzen Idee hell begeistert, begnügte sich nicht damit, über das Für und Wider zu berichten. Die Redakteure zogen den Schluß, daß – falls Dr. Spurway recht hatte – es in England auch zu diesem Zeitpunkt Frauen geben müßte, die parthenogenetisch geboren hatten, und sie riefen solche Frauen auf, sich zu melden und sich zu äußern. Neunzehn solcher Frauen taten dies, und Dr. Stanley Balfour-Lynn vom Queen Charlotte's Hospital, unterstützt von einer Anzahl angesehener Berater, unternahm es, die notwendigen Prüfungen vorzunehmen.

Einige der Frauen schieden sofort aus, als den Ärzten klar wurde, daß sie die Sache mit der »jungfräulichen Geburt« nicht richtig verstanden hatten. Von denjenigen, an denen die genauen Untersuchungen vorgenommen wurden, blieben schließlich eine Mutter und ihre Tochter übrig, die jeder medizinischen Prüfung standhielten. Es gab aber immer noch Skeptiker unter den Wissenschaftlern – darunter auch Haldane –, die erklärten, die Testergebnisse stellten noch keinen absoluten Beweis dar, daß die Mutter ihre Tochter parthenogenetisch bekommen habe. Schließlich konnte Dr. Balfour-Lynn nur berichten: »In einem Fall wie diesem ist ein völlig stichhaltiger positiver Beweis nicht möglich, aber

37 Ein aus einer solchen jungfräulichen Geburt hervorgegangenes Kind wäre weiblichen Geschlechts, obwohl in sehr seltenen Fällen, wenn die in den Chromosomen enthaltene Information verworren wäre, auch ein männlicher Nachkomme denkbar wäre – wenn auch nur ein defekter, anomaler Mann ohne die Fähigkeit zur Fortpflanzung. Nur die männlichen Samenzellen enthalten das Y-Chromosom, ohne das die Entstehung eines *normalen* männlichen Wesens unmöglich ist.

38 »Life with Father« von Clarence Day, unter dem Titel »Unser Herr Vater« in deutscher Übersetzung von Hans Fallada erschienen (Anm. d. Üb.).

es bleibt bestehen, daß sämtliche Ergebnisse der serologischen und Spezialuntersuchungen mit dem übereinstimmen, was in einem Fall von Parthenogenese zu erwarten wäre.«

Man muß deshalb diesen Fall als noch umstritten ansehen. Weiteres Material wurde im Laboratorium gefunden. Schon Ende der dreißiger Jahre berichtete Dr. Stanley P. Riemann vom Lankenau Hospital in Philadelphia, er habe mit dem Versuch Erfolg gehabt, die Selbstbefruchtung einer Eizelle des Menschen durch Ritzen mit einer Glasnadel einzuleiten. Das Ei zeigte zwar die »Polfelder«, die bei einem befruchteten Ei zu beobachten sind, blieb aber nur noch acht Stunden am Leben und erfuhr keine Zellteilung. Eindrucksvoller sind die etwas neueren Beobachtungen von Dr. Shettles. Bei Untersuchungen an vierhundert menschlichen Ova stellte er fest, daß drei dieser Eier »sich *in vivo* innerhalb des intakten Follikels gespalten hatten, obwohl jeder Kontakt mit Spermatozoen ausgeschlossen war«. Wenn sich drei von vierhundert Eiern gespalten hatten, das heißt begonnen hatten, sich zu teilen, jedes in seiner schützenden kleinen Hülle, dem Follikel, ehe es auch nur in die Eileiter oder in die Gebärmutter hinabwanderte, müßte es möglich erscheinen, daß die Eizellen spontan die Parthenogenese schon dort im Eierstock vollzogen und ihre Chromosomen verdoppelten. Dies aber könnte bedeuten, daß es beträchtlich häufiger, als selbst Dr. Spurway vermutete, zu einer Parthenogenese kommen kann. Und daraus folgte, daß jungfräuliche Geburten tatsächlich beim Menschen vorgekommen sind und daß gelegentlich auch ein junges Mädchen trotz allseitiger Zweifel schwanger geworden ist, ohne im mindesten zu ahnen, wie es dazu kommen konnte.

Wenn eine Parthenogenese stattfindet, kann das Kind natürlich nur die Erbmerkmale der Mutter aufweisen und hat nur ein Elter, wie es in der Fachsprache heißt. Mit etwas Mikrochirurgie könnte aber leicht auch der *Vater* das eine Elter eines parthenogenetischen Kindes werden. Man könnte den Kern der Eizelle und damit die Chromosomen der Mutter entfernen und durch einen neuen Zellkern ersetzen, der die doppelte Zahl der Elterchromosomen enthält. Das wäre dann künstliche Androgenese, und das daraus hervorgehende Kind besäße keine genetische Mutter.

Unter den Steuerungsmöglichkeiten, über welche die Medizin besonders durch die Hormontherapie verfügt, wird es noch Verbesserungen der Methoden geben, den Menstruationszyklus hinauszuschieben oder zu ändern, die unangenehmen Zustände der Menopause, der Wechseljahre, zu vermeiden und die Männlichkeit oder die Weiblichkeit zu stärken, wenn diese sexuellen Eigenschaften nachzulassen beginnen[39]. Und eine

39 Viele dieser hormonalen Beeinflussungsmöglichkeiten stehen schon mindestens teilweise zur Verfügung und werden auch angewendet. In manchen Fällen wird die

weitere Möglichkeit wird sein, das Geschlecht der Nachkommen im voraus bestimmen zu können.

Es gibt zwei Arten von Samenzellen – eine, die männliche Nachkommen erzeugt (Androsperma), und die andere, die weibliche Nachkommen erzeugt (Gynosperma). Die Art, die männliche Nachkommen erzeugt, ist nach Dr. Shettles etwas leichter und schneller. Das mag auch der Grund sein, warum etwas mehr männliche Kinder geboren werden als weibliche, wenn auch am Ende des Lebens mehr Frauen am Leben sind als Männer, da im allgemeinen die Männer etwas eher sterben. In den Vereinigten Staaten kommt es zur größten Verschiebung zwischen dem 65. und 69. Lebensjahr; in diesem Alter leben 119 Frauen auf 100 Männer.

Gibt es eine Möglichkeit, das Androsperma vom Gynosperma zu trennen, um von vornherein das Geschlecht eines Kindes bestimmen zu können? Die Antwort wäre einfach, wenn es schon zur Verwirklichung dessen gekommen wäre, was Dr. Emil Witschi vor seiner Emeritierung von der Staatsuniversität von Iowa vorausgesagt hatte. Nach Prüfung der Entwicklung des Menschen bis zur Gegenwart sagte Witschi als logischen nächsten Schritt »eine völlige Trennung der männlichen Linie in Individuen, die Gynosperma erzeugen, und in die anderen, die Androsperma erzeugen«, voraus. Wenn zwei deutlich verschiedene Stämme von Männern zur Verfügung stehen, könnte jede Frau durch Wahl des richtigen Mannes das Geschlecht ihres Kindes vorausbestimmen. (Die ehelichen Schwierigkeiten bei Eltern, die sowohl Söhne als auch Töchter haben möchten, waren nicht Gegenstand der Überlegungen von Witschi.) Unterdessen haben eine Anzahl von Forschern, welche die leichten Unterschiede – zum Beispiel im Gewicht – zwischen Androsperma und Gynosperma ausnutzten, Erfolge bei der Trennung der zwei Typen von Samenzellen mittels Elektrophorese, Zentrifugierung und Sedimentation gemeldet. Durch künstliche Befruchtung von Tieren mit dem getrennten Sperma konnten sie einen wesentlich höheren Prozentsatz von Nachkommen des gewünschten Geschlechts erzielen[40]. Die Ergebnisse dieser Versuche sind nicht allgemein anerkannt worden. Dr.

Hormontherapie benutzt, um die sexuellen Eigenschaften von Personen zu ändern, die zwar biologisch durchaus als Männer und als Frauen anzusehen sind, sich aber psychisch völlig mit dem anderen Geschlecht identifizieren. In extremen Fällen sind radikale chirurgische Eingriffe vorgenommen worden, um eine solche Person körperlich – und selbst juristisch – in einen Menschen des anderen Geschlechts umzuwandeln. Einzelheiten der Therapie und ihre Ergebnisse sind von Dr. Harry Benjamin in »The Transsexual Phenomenon« beschrieben worden.

40 Dr. Sophia J. Kleegman von der Universität New York nutzte ihr Wissen vom Zeitpunkt der Ovulation, um das Geschlecht von Kindern mit 80 Prozent Erfolg vorauszusagen. Wenn die Zuführung von Spermazellen 36 bis 48 Stunden vor der Ovulation erfolgt, besteht größere Wahrscheinlichkeit, daß sich nach der Befruchtung aus

A. S. Parkes in Cambridge bleibt einer jener, die noch Zweifel hegen. Er schrieb aber in »Sex, Science, and Society«: »Ich zweifle nicht, daß es einmal irgendwo gelingen wird, eine solche Trennung zu bewirken, sei es als Ergebnis von Fortschritten auf den betreffenden Arbeitsgebieten, sei es durch einen Geniestreich. Es könnte sogar, wie es bei dem Einfrieren des Bullenspermas der Fall war, von Menschen vollbracht werden, die in ihrer Unschuld nicht wissen, daß das, was sie tun, nahezu unmöglich ist.« Es mag deshalb die Zeit nicht mehr zu fern sein, wenn den Nachwuchs erwartenden Eltern ein Junge oder ein Mädchen dank dieser Methoden oder noch besserer garantiert werden kann. Dr. Paul R. Ehrlich, Stanford, ist der Ansicht, diese Art der Geschlechtswahl werde in weniger als zwanzig Jahren möglich sein[41].

Selbst nach der Empfängnis können noch sexuelle Änderungen und Umkehrungen erfolgen. Rostand hat beobachtet, daß durch Anwendung von Hormonen in einem genügend frühen embryonischen Stadium »die Vorgänge der geschlechtlichen Differenzierung gestört und in völlig entgegengesetzte Richtung gelenkt werden können. Ein männliches Wesen entsteht aus einem Ei, das ursprünglich für die Entwicklung zu einem weiblichen Wesen bestimmt war«, und umgekehrt. Eine Anzahl von Forschern, darunter der erwähnte Dr. Witschi und Dr. Carroll A. Pfeiffer von der Yale-Universität, haben diese Umkehrung der Geschlechtsentwicklung bei Tieren niederer Ordnungen in eben dieser Weise bewirken können. Und Dr. Keith Moore von der Universität Winnipeg berichtete, daß es zu der gleichen Art sexueller Umwandlung bei Embryonen auch spontan kommen kann.

Es ist ganz eindeutig, die bisher scheinbar unumstößlichen »facts of life« unterliegen Änderungen, und wenn diese Veränderungen noch dazu künstlich bewirkt werden, wird es eine Kettenreaktion von Veränderungen unserer Einstellung und Einrichtungen zur Folge haben.

Die Menschen neigen dazu, den zu erwartenden Widerstand gegen Neuerungen wie zum Beispiel die Embryologie *in vitro* zu überschätzen.

der Eizelle ein Mädchen entwickelt; wenn aber die Insemination entweder genau bei der Ovulation oder sehr nahe daran erfolgt, ist die Wahrscheinlichkeit größer, daß sich aus der befruchteten Eizelle ein Junge entwickelt.

41 Dr. Amitai Etzioni von der Columbia-Universität sagte in »Science« voraus, daß es sogar in »fünf Jahren, von jetzt an gerechnet, oder eher« möglich sein würde. In Australien soll sich Dr. Charles Birch von der Universität Sydney dahingehend geäußert haben, eines Tages würden die Männer das Geschlecht ihrer Nachkommen dadurch bestimmen können, daß sie vorher Pillen einnehmen. In Washington meinte Dr. E. James Leiberman von den National Institutes of Health, eines Tages würden die Frauen »ein Spezialpessar verwenden, das nur diejenigen Samenzellen durchläßt, die zum Beispiel männliche Nachkommen ergeben, und die anderen zurückhält«. Die letztere Vorstellung scheint mir wenig glaublich – was wieder als Beweis dafür genommen werden kann, daß die Wissenschaftler oft kühner in ihren Spekulationen sind als Journalisten.

Wir wissen natürlich nicht, wie lange es noch dauern wird, bis diese besondere Art der Biotechnik praktisch durchführbar sein wird. Ehe ein voll »ausgetragenes«, in der Retorte aufgewachsenes Kind dieser Retorte entnommen werden kann, ist noch eine große Anzahl schwierigster technischer Probleme zu bewältigen. Nicht das geringste davon dürfte die Notwendigkeit sein, die komplizierten und entscheidenden Funktionen der Gebärmutter während der Entwicklung des Fetus zu ersetzen. Eine Anzahl Forschungsgruppen in den Vereinigten Staaten, in England und in der Sowjetunion untersuchen diese Funktionen und versuchen, sie künstlich zu simulieren. Wie lange dieses Vorhaben auch dauern mag, wir dürfen wohl annehmen, daß keines dieser Hindernisse sich als absolut unüberwindlich herausstellen wird. Wenn aber alle überwunden sind, dann wird bestimmt jemand irgendwo tatsächlich versuchen, Menschen *in vitro* zu erzeugen. »Wenn es mir möglich sein wird, ein Baby bis zur Geburt *in vitro* durchzubringen«, sagte ein amerikanischer Wissenschaftler, der anonym bleiben möchte, »werde ich es auch bestimmt tun – obwohl es mir wahrscheinlich nicht beim ersten Versuch und auch noch nicht beim zwanzigsten gelingen dürfte.« Er befürchtet, daß die öffentliche Empörung in Amerika genauso drastische Formen annehmen könnte wie in Italien.
Entrüstung oder nicht, wenn sich der erste Erfolg eingestellt hat, wird es nicht zu lange dauern, bis ein paar Menschen unter besonderen Umständen Kinder auf diese Weise haben wollen. Man kann nicht damit rechnen, daß sich niemand für so etwas »Unnatürliches« hergeben wird. Denken wir doch einmal an die Zeit zurück, als erstmalig bekannt wurde, bei einigen waghalsigen Tierzuchtversuchen sei etwas gemacht worden, was »künstliche Befruchtung« hieß. Man stelle sich eine Gruppe von Menschen in einem Salon des neunzehnten Jahrhunderts vor, der jemand beschrieb, was für Einzelheiten mit dieser Methode verbunden sind, und der dann andeutete, genau das gleiche könne eines Tages auf den Menschen angewendet werden. Die Zuhörer wären je nach Temperament erheitert oder schockiert gewesen, vor allem aber ungläubig und nicht zu der Annahme geneigt, daß es eines Tages wirklich dazu kommen könnte. Welcher Mann würde jemals dazu bereit sein, seinen Samen zu spenden oder sogar zu verkaufen, damit eine Frau, die er gar nicht kannte oder die weit weg war, ein Kind bekommen könnte? Und was für eine Art Frau würde das sein, die damit einverstanden wäre, sich auf diese Weise »befruchten« zu lassen? Welcher Ehemann mit Selbstachtung würde einen so seltsamen Weg, Vater zu werden, hinnehmen? Und welcher ethischen Gesetzen gehorchende Arzt würde dazu die erforderliche Beihilfe leisten? Und doch, die Neuheit des Gedankens ist längst abgeklungen, und es ist zu etwas praktisch Alltäglichem geworden, daß ein Mann Samenspender wird, kinderlose Eheleute auf diese

Weise doch noch zu Kindern kommen und verantwortungsbewußte Ärzte solche künstlichen Befruchtungen vornehmen.
Genauso dürfte man sich an »Kinder aus der Retorte« gewöhnen. Abgesehen davon wären die rein medizinischen Vorteile, Embryonen *in vitro* heranzuziehen, wahrscheinlich zu groß, um darauf verzichten zu können. Die Forscher haben erst in letzter Zeit mit grundlegenden Arbeiten auf dem Gebiet der pränatalen Medizin (auch Fetologie, fetale Medizin oder Neonatologie genannt) begonnen – mit dem Studium und der Behandlung des Embryos oder Fetus[42], während er sich noch in der Gebärmutter befindet. Wie Dr. Robert Aldrich von der Medizinischen Fakultät der Universität von Washington erklärte, befallen die meisten angeborenen Leiden oder Mängel, die Neugeborene aufweisen, diese während der kritischen ersten Entwicklungsperiode, zu einer Zeit, wenn sie von jeder Beobachtung, Diagnose oder Therapie ausgeschlossen sind. Wenn die wissenschaftliche Erforschung des vorgeburtlichen Zustands weitergeht, werden die Ärzte immer besser in der Lage sein, Mängel oder Schäden festzustellen und zu korrigieren, während sich das Kind noch in einem unfertigen Zustand befindet. Nach der Geburt ist es für solche Maßnahmen oft schon zu spät.
Fetusse können in einem gewissen Ausmaß schon mittels verschiedener Methoden beobachtet werden: mit Röntgenstrahlen, Röntgenkontrastmitteln, Infrarot-Thermographie, Ultraschall, Abhörmikrofonen. Seit das kühne Verfahren erstmalig von Dr. A. William Liley in Neuseeland angewendet wurde, ist es auch keine Seltenheit mehr, zu hören, daß das Blut eines Rh-negativen Fetus in der Gebärmutter völlig ausgetauscht wurde. Dr. Jacobson und andere haben Methoden zur Analyse des Fruchtwassers, das den Fetus in der Gebärmutter, innerhalb der sogenannten Schafshaut, umgibt, so verbessert, daß damit über zwanzig fetale Krankheiten diagnostiziert werden können.
Selbst mit den fortschrittlichsten Methoden aber wird es noch bestimmte Grenzen dabei geben, was vollbracht werden kann, während sich ein Embryo innerhalb der Gebärmutter befindet. Wäre er dagegen *in vitro*, sichtbar und zugänglich, dann könnte unvergleichlich mehr geschehen. Man muß nur einen winzigen Fetus durch die Schauöffnung in Dr. Robert Goodlins stählerner Versuchskammer in Stanford – oder einen ähnlichen Primatenfetus, in diesem Fall durch die Nabelschnur noch mit seiner Mutter verbunden, in der Universität von Nevada – betrach-

42 Der Ausdruck Embryo wird gewöhnlich auf den ganzen vorgeburtlichen Zustand angewendet, aber wissenschaftlich wird ein Embryo – das Wort stammt von dem griechischen Ausdruck für »sprossen« – im Alter von acht Wochen ein Fetus – von dem lateinischen Wort für »das Junge«. Der Übergang von dem einen Stadium zum anderen ist durch den Ersatz von Knorpel durch die ersten echten Knochenzellen gekennzeichnet.

ten, um zu erkennen, wieviel leichter die Beobachtung und die Behandlung sein könnten. Fehler könnten viel schneller bemerkt und manche völlig vermieden werden allein dadurch, daß der Embryo vor der Einwirkung schädlicher Medikamente und Viren – zum Beispiel dem der Röteln – geschützt werden kann, der sie in einer natürlichen Gebärmutter ausgesetzt sind. Andererseits könnten nützliche Medikamente und Hormone mit genauerer Kontrolle und viel leichter angewendet und kleinere chirurgische Eingriffe vorgenommen werden. Dr. Medawar erhielt seinen Nobelpreis für Versuche mit Mäusen, die zu der Hoffnung Anlaß geben, eine Behandlung während einer kritischen Phase embryonischen Wachstums könnte einem Kind spätere immunologische Toleranz gegen transplantierte Organe verleihen. *In-vitro*-Behandlungen würden viel sicherer und einfacher sein.

Als am schwierigsten *in vitro* durchzustehen könnten sich die entscheidenden Frühstadien der Entwicklung des Embryos erweisen. Einige der Vorzüge der »Schwangerschaft« *in vitro* könnten sich aber vielleicht schon ausnützen lassen, ehe alle Probleme gelöst sind. »Eine Zwischenlösung des Problems der Schwangerschaft erscheint tatsächlich vorstellbar«, meinte Dr. Rostand. »Die Entbindung könnte künstlich verfrüht und der Embryo im Alter von zwei oder drei Monaten in einem Kulturverfahren weiter aufgezogen werden – mit anderen Worten, eine Frau würde dann ihr Kind in der gleichen Weise zur Welt bringen wie ein Kängeruh seine Jungen... Wenn jemals die teilweise oder totale ›Reagenzglas-Schwangerschaft‹ beim Menschen angewendet wird, werden verschiedene Operationen möglich sein, die eine mehr oder weniger tiefgreifende Modifizierung des Menschen im Verlauf seiner Entstehung zur Folge haben werden.« Im Oregon Regional Primate Center sind Affenfetusse aus der Gebärmutter entfernt worden, und nachdem chirurgische Eingriffe an ihnen vorgenommen und Elektroden für Elektrokardiogramme an ihnen befestigt waren, wurden sie in den Mutterleib zurückgebracht und entwickelten sich bis zu einer offenbar normalen Geburt weiter.

»Für den ›Menschenzuchtbiologen‹«, sagt Rostand, »wäre es ein Kinderspiel, das Geschlecht des neuen Lebewesens zu ändern, die Farbe seiner Augen, die allgemeinen Proportionen seines Körpers und seiner Gliedmaßen und vielleicht auch seine Gesichtszüge.

Wäre es voreilig, daraus den Schluß zu ziehen, daß es auch möglich sein müßte, die Zahl der Gehirnzellen in dem neuen Wesen zu vermehren? Ein junger Embryo besitzt in der Großhirnrinde bereits die 9000000000 Pyramidenzellen, die den Grad seiner geistigen Aktivität während seines ganzen Lebens bestimmen. Diese Zahl, die in geometrischer Folge oder, einfacher gesagt, durch Verdoppelung nach 33 Teilungen jeder Zelle (2, 4, 8, 16, 32 usw.) erreicht wird, könnte ihrerseits verdoppelt werden, wenn es uns gelänge, nur noch eine weitere Zellteilung – die vierunddreißigste – zu bewirken.« Die Möglichkeit der Vergrößerung des Gehirns und damit des Kopfes wurde früher als undenkbar zurückgewiesen einfach aus dem Grunde, daß dann eine normale Geburt unmöglich würde. Aber Rostand weist darauf hin, daß dieser Einwand belanglos wäre, wenn dieses Kind in einer künstlichen Gebärmutter heranwachsen würde, deren Öffnung wahrscheinlich beliebig groß gestaltet werden kann. Aldous Huxley schrieb schon in seinem ironischen Roman »Schöne neue Welt« von den Prädestinatoren, die den heranwachsenden Embryos die gewünschten Eigenschaften verleihen. Man fragt sich, wer diese Aufgabe übernehmen wird.

Abgesehen vom medizinischen Nutzen wäre auch der große Vorteil für die Mutter zu erwähnen, die sich dadurch die Beschwerden der Schwangerschaft erspart, die morgendliche Übelkeit, den schweren Gang, das Stoßen des Kindes, die Geburtsschmerzen. Natürlich wird es auch dann noch die standhaften altmodischen Typen geben, die eine solche Erleichterung eher als eine Entbehrung empfinden würden. Viele sind der Ansicht, es werde einer gründlichen Wandlung der Ethik und der Moral bedürfen, um die ganze Idee annehmbar erscheinen zu lassen. Sex als Genuß statt nur als Mittel zur pflichtgemäßen Fortpflanzung ist aber auch schon längst wohl allgemein anerkannt worden. Und wie viele Frauen haben je mühe- und kraftsparende Einrichtungen abgelehnt?

Wer hätte voraussagen können, daß so viele Millionen Frauen bereit sein würden, in ihren natürlichen Zyklus der Ovulation jeden Tag durch das Einnehmen der empfängnisverhütenden Pille einzugreifen? Wenn sie es gefahrlos ebenso machen könnten wie der Vogel Strauß oder die weiblichen Pinguine der Antarktis, die ihre Eier legen und dann fortlaufen, ohne sich weiter darum kümmern zu müssen, wer wagt dann noch ernstlich zu behaupten, sie würden nicht dankbar von dieser Möglichkeit Gebrauch machen?

Wir brauchen nicht auf die Technik der *In-vitro*-Zucht zu warten, um Zeuge bizarrer Geschehnisse auf dem Gebiet der Fortpflanzung werden zu können. Vor nicht langer Zeit erzählte mir Dr. E. S. E. Hafez, ein aus Ägypten stammender Experimentalbiologe von der Washingtoner Staatsuniversität, daß er einen befreundeten Wissenschaftler in Deutschland gebeten habe, ihm hundert Schafe zu bringen. Diese ganze Herde sollte in einem gar nicht großen Paket enthalten sein, das er mit einer Hand leicht tragen könne. Bei diesem Paket werde es sich um einen Kasten mit Luftlöchern handeln. In dem Kasten würde ein kleines weibliches Kaninchen sein. Und in dem Kaninchen würden sich hundert künftige Schafböcke und Mutterschafe befinden, alle von ihnen Embryos, nur wenige Tage alt, die in dem Kaninchen wie in ihrer eigenen natürlichen Mutter heranwüchsen.

Diese Möglichkeit, lebende Tiere zu befördern, ist nur einer der ungewöhnlichen Aspekte jener neuartigen Tierzuchtkunst, in der Hafez einer der aktivsten und begeistertsten Praktiker ist – wenn auch gewiß nicht der einzige oder der erste. Seine Spezialität besteht in Mehrlingsgeburten, aber in so enormen Würfen, daß er Fünflingsgeburten als Fehlschläge ansieht. Durch sinnreiche Anwendung von Hormonen und durch Verwendung anderer Tiere als Stiefmütter produziert er routinemäßig Hundertlinge.

Normalerweise gibt der Eierstock einer Kuh nur ein Ei auf einmal ab, ebenso wie der Eierstock einer Frau. Deshalb kann eine Kuh, obwohl sie mit Tausenden von befruchtungsfähigen Eiern in den Eierstöcken geboren wird, während ihres Lebens nicht mehr als zehn oder zwölf Kälber zur Welt bringen. Wie wir schon gesehen haben, kann die Ovulation durch die Anwendung von Hormonen eingeleitet werden, wenn die Eizellen nicht so freigegeben werden, wie es normalerweise geschehen sollte. Es ist aber auch möglich, eine *Superovulation* einzuleiten – d.h. die Eierstöcke des Tieres zu veranlassen, reife Eizellen in Mengen abzugeben, die weit über dem liegen, was normalerweise eintreten könnte. Hafez, der die Methoden von Wissenschaftlern in Großbritannien lernte, wo viele der ersten Untersuchungen durchgeführt wurden[43], verwendet zwei Gruppen von Hormonen – gewonnen von trächtigen Pferden, die andere Gruppe von schwangeren Frauen –, um Superovulation bei Kühen zu bewirken. Die Behandlung wirkt gleich gut bei noch nicht geschlechtsreifen Kälbern und bei sehr alten Kühen und selbstverständlich auch bei Tieren im normalen Fortpflanzungsalter. Die gleiche Gruppe von Hormonen wurde übrigens neuerdings dazu benutzt, unfruchtbare Frauen zu behandeln, was manchmal Mehrlingsgeburten zur Folge hatte.

Die Zeitungen brachten in den letzten Jahren öfters Berichte über Fünflingsgeburten, die praktisch gleichzeitig in so weit auseinanderliegenden Teilen der Erde wie Neuseeland und Schweden erfolgten. Diese Fünflinge sind das Ergebnis einer Hormonbehandlung der Mütter. Das gleiche gilt von der Häufung der Vierlings-, Drillings- und Zwillingsgeburten. Bei diesen Mehrlingsgeburten von Menschen war die Vielzahl der gleichzeitig geborenen Kinder nicht beabsichtigt. Bei den Kühen des Dr. Hafez bestand die Absicht. Sobald seine Kühe die mul-

43 Die frühesten Versuche wurden um die Jahrhundertwende von Männern durchgeführt, die ihrer Zeit voraus waren – wie Dr. Walter Heape und Dr. F. H. A. Marshall. Neuerdings und unter günstigeren Zeitumständen wurden ungewöhnliche Leistungen von den Drs. C. E. Adams, L. E. Rowson, G. L. Hunter und R. L. W. Averill von der Landwirtschaftlichen Fakultät in Cambridge durchgeführt. Wichtige Fortschritte auf diesem Forschungsgebiet wurden auch vom japanischen Landwirtschaftsministerium vollbracht.

tiple Ovulation vollbracht haben, wendet Dr. Hafez ein Verfahren an, das erstmalig mit Erfolg von Dr. E. L. Willett und seinen Mitarbeitern an der Universität von Wisconsin und der fast benachbarten American Foundation for the Study of Genetics durchgeführt wurde, nur daß er es im großen betreibt: Er befruchtet bis zu hundert Eizellen auf einmal mittels künstlicher Insemination in dem gleichen Tier. Mehrere Tage nach dieser Massenempfängnis spült er die winzigen Embryonen heraus. Sie können dann direkt in die Gebärmutter anderer Kühe eingeführt werden, einer oder manchmal zwei bei einer Kuh. Wenn kein Mißgeschick passiert und die das Ei aufnehmende Gebärmutter richtig vorbereitet worden ist (mit den Hormonen, welche die Kuh abscheiden würde, wenn sie auf natürliche Weise trächtig geworden wäre), dann durchläuft der implantierte Kalbsembryo die normale Entwicklung und wird geboren, als sei er ein Abkömmling seiner Stiefmutter – er besitzt aber die Erbeigenschaften seiner echten Eltern. Als Zwischenmaßnahme können die Embryonen auch kleineren Tieren eingepflanzt werden, wie dem Kaninchen des deutschen Freundes von Dr. Hafez. In seinem vorübergehenden Aufenthaltsort wächst so ein Embryo bis zu vierzehn Tage lang normal weiter, ehe er in eine andere Kuh verpflanzt werden muß.

Dr. Hafez stellt sich schon die kommerzielle Verwertung in großem Maßstab vor. Ganze Herden hervorragenden Zuchtviehs könnten billig und leicht über den Ozean geflogen werden, etwa von den Vereinigten Staaten nach Brasilien, in einem einzigen Kaninchen verborgen[44]. Falls sich der Plan von Hafez als durchführbar erweist, könnten die importierten Embryos im Leib einer beliebigen wertlosen einheimischen Kuh aufwachsen und dadurch Immunität gegen die im Importland herrschenden Krankheiten erwerben, während sie sämtliche mit landwirtschaftlichen Preisen bedachten hervorragenden Eigenschaften ihrer genetischen Eltern behielten. Unterdessen weidet die echte Mutter dieser exportierten Embryos daheim auf der Farm, bereit, auf das Hormon-»Signal« die nächste Gruppe von wertvollen Eizellen abzugeben.

Hafez sieht keinen Grund, warum diese Methoden nicht ebensogut beim Menschen anwendbar sein sollten. Wenn er über seine Pläne spricht, fangen seine Mundwinkel etwas an zu zucken, und in seinen Augen entsteht ein leichtes Glitzern; man hat das unruhige Gefühl,

44 Die Beförderung von Schafembryonen im Innern eines Kaninchens wurde auf der Strecke von England nach Südafrika durchgeführt. Die ersten Ergebnisse im Jahre 1961 waren gesunde reinweiße Leicester-Lämmer aus schwarzköpfigen südafrikanischen Mutterschafen. Dr. Parkes beschreibt die Kaninchen als »handliche Behälter mit natürlichem Thermostat, auf dem Luftwege billiger zu versenden als die später aus den Embryos gezogenen Schafe und weniger der Gefahr ausgesetzt, das Interesse des Tiergesundheitsinspektors im Ankunftsland zu wecken«.

daß doch nur eine recht verschwommene Grenze zwischen den »verrückten Wissenschaftlern« der Zukunfts- und anderen Romane auf der einen Seite und den echten Wissenschaftlern, an deren geistiger Gesundheit niemand zweifelt, besteht. Aber Hafez ist Leiter der Abteilung für Tierzuchtlehre an der Washington State University, und seine Forschungen wurden von den National Institutes of Health großzügig unterstützt.

In Hafez' Laboratorium steht ein symbolischer Satz von Ampullen, die Etiketten wie »Rinder«, »Schafe«, »Schweine«, »Kaninchen« und »Menschen« tragen. Er nimmt dann wohl die Ampullen in eine Hand und sagt: »Das könnte ein Bauernhof der Zukunft sein – gleich komplett, mit dem Farmer.« Befruchtete Eizellen könnten gekühlt in solchen Gefäßen in die ganze Welt verschickt werden, wobei jede Ampulle mit einer Kennfarbe markiert ist, damit die Spezies nicht durcheinandergeraten.

Wenn der Mensch mit der Kolonisation anderer Planeten beginnt, wäre dies nach Hafez' Überzeugung die einzig sinnvolle Methode, die man anwenden könnte. »Bedenken Sie nur, wieviel Treibstoff es kostet, auch nur ein einziges Kilogramm Fracht auf den Weg in den Weltraum zu bringen! Warum sollte man ausgewachsene Tiere, Männer und Frauen an Bord von Raumschiffen bringen? Warum nicht statt dessen winzige Embryos, einem befähigten Biologen anvertraut, der sie zu Menschen, Kühen, Schweinen, Hühnern, Pferden oder was sonst gebraucht wird, an Ort und Stelle heranziehen könnte? Eine ganze Industrie arbeitet schwer daran, sämtliche Bauteile eines Raumschiffs, bei denen dies überhaupt möglich ist, zu miniaturisieren. Warum sollten die Passagiere der Raumschiffe davon ausgenommen werden?«

Dr. Hafez hat einen detaillierten Plan für die Bevölkerung des Mars ausgearbeitet. Von der Durchführbarkeit seines Plans ist er so überzeugt, daß er fest damit rechnet, einen Regierungsauftrag zur Unterstützung seines Marsprogrammes zu erhalten.

Wenn er auch seine Gedanken gelegentlich schon auf ferne Planeten richten mag, so hat doch Dr. Hafez sich auch schon Gedanken über Möglichkeiten auf der Erde gemacht. Einer von ihnen ist zum Verwechseln dem Plan ähnlich, der, als er vor ein paar Jahren auf einer Bühne am Broadway dargestellt wurde, allein zur Erheiterung des Publikums diente. In dem Stück »Baby Want a Kiss« von James Costigan sagt *Edward* zu seinem Freund *Emil*, dessen Erfolg er bewundert:

> Mich wundert nur, daß dich niemand in Päckchen abfüllt und in allen Supermärkten und Discountgeschäften verkauft.
>
> EMIL: Glaubst du, ich habe nicht schon längst daran gedacht? Nicht bloß mich, sondern 10 oder 15 ganz große Berühmtheiten wie mich.
>
> EDWARD: In Päckchen?

EMIL: Tiefgefroren.
EDWARD: Tiefgefroren?
Nach einem Augenblick gesteht EMIL: Es wird eine ganz große Sache. Ich habe ein Vermögen allein für die Marktforschung ausgegeben. Stell dir vor, wir werden es Prominentensaat nennen... (Im Tonfall eines Fernseh-Reklamesprechers:) Aber meine Damen, wer wird sich denn heute noch mit dem Zweitbesten begnügen? Jetzt können Sie ein Baby von Ihrem Lieblingsschauspieler, -sänger oder -tänzer, Dirigenten, Nachrichtensprecher, Quizmaster, Playboy, Briefkastenonkel, Fußballstar, Abgeordneten, Senator oder, in bestimmten Einzelfällen, auch Couturier haben... Nehmen Sie Prominentensaat ... Jetzt im Handel ... rezeptfrei ... in Ihrer Drogerie!

In Hafez' Überlegungen tritt zwar an die Stelle der Drogerie eine neue Art von medizinischer Vermittlungsstelle, aber sonst laufen seine Überlegungen darauf hinaus, daß es innerhalb von fünfzig Jahren jeder Frau möglich sein könnte, die vielleicht ein ärztliches Rezept besitzt oder einen Anrechtsschein oder was sonst das System vorschreibt, da es sich nicht um einen gewöhnlichen Einkauf handelt, eine solche Vermittlungsstelle aufzusuchen und dort eine Reihe kleiner Packungen zu besichtigen, die den heutigen Blumensamentütchen nicht unähnlich sind. Sie könnte dann ihr künftiges Baby nach dem Etikett auswählen. Jedes Päckchen würde einen tiefgefrorenen, einen Tag alten Embryo enthalten, und das Etikett würde dieser Frau sagen, was die wahrscheinlichen Eigenschaften des daraus entstehenden Kindes wären. Das Verfahren böte auch die Garantie gegen genetische Schäden wie die Sichelzellenanämie und den Mongolismus. Wenn die Frau sich entschieden hat, könnte sie mit dem ausgewählten Päckchen zu ihren Arzt gehen und sich den soeben erworbenen vorfabrizierten Embryo einsetzen lassen, so daß er dann in neun Monaten wie ein eigenes Kind heranwächst.
Handelt es sich bei der künftigen Mutter nicht um die Art von Frau, die über eine Schwangerschaft entzückt wäre, dann ist vielleicht die *In-vitro*-Technik schon so weit fortgeschritten, daß sie, statt in die Sprechstunde des Frauenarztes zu gehen, den verpackten Embryo in einer Brutanstalt abgibt, um das Kind abzuholen, wenn es fertig ist. Falls sie sentimental veranlagt ist, könnte sie ab und zu hingehen und nachsehen, wie es dem Kind geht. (Wenn es möglich wird, ein Kind praktisch vom Tag der Empfängnis an heranwachsen zu *sehen*, würden wir vielleicht zu dem sinnvollen alten chinesischen Brauch übergehen, diesen Tag als den echten Geburtstag des Kindes anzusehen – was sicherlich nicht ohne Einfluß auf unsere Einstellung zur Abtreibung bleiben würde. Viele Leser der Zeitschrift »Life«, die Lennart Nilssons

hervorragende Fotografien von Fetussen in ihren Hüllen sahen, besonders in den späteren Entwicklungsstadien, schrieben Leserbriefe, in denen sie erklärten, sie könnten niemals wieder von diesen *Kindern* als *Dinge* denken, die man bedenkenlos beseitigen könnte. Diese Einstellung könnte noch um sich greifen, wenn die Fetusse von Anfang an sichtbar sind. Und würde der Tag der Empfängnis als offizieller Geburtstag anerkannt, dann würde die Abtreibung eines Fetus der Beendigung des Lebens eines Kindes in bestimmtem Alter gleichkommen.)

Das Aufziehen von Kindern *in vitro* und die Erzeugung von Hundertlingen durch Superovulation mögen als zu gekünstelte und raffinierte Abweichungen vom gemächlichen und verborgenen Weg der natürlichen Fortpflanzung wirken. Aber mit der Zeit dürften selbst die von Hafez und Petrucci angewendeten Methoden und ihre späteren Verfeinerungen als ziemlich primitive Wege der Fortpflanzung des Menschen erscheinen, falls er in der Taxonomie des einundzwanzigsten Jahrhunderts dann noch so definiert wird, wie wir es gewohnt sind. Es wurden schon technisch vollkommenere Methoden andeutungsweise beschrieben, Methoden, welche die Umständlichkeit und Unsicherheit des Zusammenbringens von Samenzelle und Eizelle völlig zu umgehen ermöglichen. Ohne hier auf die endlosen Debatten einzugehen, ob es gelingen werde, Leben aus leblosen Chemikalien im Laboratorium zu erzeugen, lassen sich aus schon durchgeführten und aus noch im Gang befindlichen Arbeiten noch einige andere recht kühne Voraussagen machen.

Schon 1891 hat der deutsche Zoologe Hans Driesch gezeigt, daß das am Anfang befruchtete Ei nicht die einzige Zelle ist, aus der sich ein ganzer Organismus entwickeln kann. Er nahm einen Seeigelembryo in einem sehr frühen Entwicklungsstadium, als sich die ursprünglich eine Eizelle zweimal geteilt hatte (zuerst in zwei Zellen, dann jede von ihnen wiederum in zwei Zellen, was insgesamt vier ergibt), und war in der Lage, die vier Zellen dieses Embryos voneinander zu lösen – und aus jeder von ihnen wurde ein vollständiger Seeigel. Später waren Forscher in der Lage, in den Vorgang der embryonalen Entwicklung in noch feinerer und raffinierterer Weise einzugreifen.

So führten zum Beispiel in den fünfziger Jahren unseres Jahrhunderts Dr. Robert Briggs und Dr. Thomas King an der Universität von Indiana einige sorgfältige Operationen am Kern von Froscheiern aus. Bei einem Froschembryo entfernten sie aus der befruchteten Keimzelle den Kern. Dieser Kern enthielt alle genetischen Anweisungen für die Spezies Frosch, wie das Wachstum fortzusetzen ist. Ohne diese Anweisungen muß jeder Organismus planlos zugrunde gehen. In diesem Fall aber ersetzten Briggs und King den fehlenden Kern durch einen Kern aus einer der vielen anderen Zellen des Embryos, und der Embryo setzte das Wachstum fort, als sei nichts geschehen! Erfolgreiche Wiederholungen dieses Versuchs bewiesen, daß es sich hier nicht um eine zufällige Einzelerscheinung handeln konnte. Es ging klar daraus hervor: Auch die Kerne anderer Zellen müssen sämtliche der erwähnten notwendigen Anweisungen enthalten.

Wenn man es oberflächlich betrachtet, ist es nicht einmal besonders überraschend. Wir wissen ja schon, daß eine sich teilende Zelle diesen Vorgang so ausführt, daß beide neuen Zellen einen vollständigen und kompletten Kern erhalten, der auch alle genetischen Informationen enthält. Aber der von Briggs und King ausgeführte Versuch gelingt nur während der allerersten Tage im Leben des Embryos. Danach erfüllen transplantierte Kerne nicht mehr diese Aufgabe. Die genetischen Informationen beginnen nur noch selektiv verwendet und die nichtverwendeten unterdrückt zu werden. Jede Zelle verwendet nur die bestimmten Anweisungen, die sie bei jeder Teilung auf dem Wege zu ihrer von anderen verschiedenartigen Entwicklungsbestimmung, der Differenzierung, benötigt, um zum Beispiel eine Muskel- oder eine Nervenzelle zu werden. Sie weiß dann auch, wann sie zu wachsen aufhören muß und wie sie unter bestimmten Umständen bestimmte Enzyme und Antikörper herzustellen hat.

Dieser biologische Zeitbestimmungsmechanismus ist jedoch nicht bei allen Tierarten gleich. Briggs und King führten ihre aufsehenerregenden Versuche mit einem Frosch namens *Rana pipiens* durch. Dr. J. B. Gurdon und seine Mitarbeiter in Oxford konnten jedoch noch eindrucksvollere Ergebnisse mit der afrikanischen Kröte *Xenopus laevis* erzielen. Bei *Xenopus* behielten die Kerne der Embryozellen ihre generativen Fähigkeiten bis zu viel späteren Entwicklungsstadien. Selbst Zellen aus weitgehend differenzierten Teilen des Embryos – zum Beispiel der Neuralfalte oder der Schwanzknospe – konnten mit Erfolg als Ersatz für den Eizellenkern verwendet werden. In einem Fall wurde eine Eingeweidezelle einer fast vollständig entwickelten Kaulquappe zur Verpflanzung auf eine Eizelle verwendet, die dann eine normale Kröte ergab. Aber selbst bei *Xenopus* gab es Grenzen, welche die Forscher nicht überwinden konnten. Wie Briggs und King entdeckten sie, daß die generativen Fähigkeiten einer Zelle mit dem Alter nachlassen.

In einem ausgewachsenen, reifen Organismus besitzt jede Zelle – gleichgültig, wie verschieden in Form und Funktion sie von anderen Körperzellen sein mag – immer noch, falls sie sich normal entwickelt hat, alle genetischen Daten, die sie von der ersten befruchteten Eizelle erhielt. Aber die meisten dieser Daten sind für dauernd »maskiert«, das heißt abgedeckt und unwirksam gemacht worden, da der Körper unter normalen Umständen nie wieder in die Lage kommt, sie zu benötigen.

Wie wir nun wissen, scheint diese Maskierung chemischen Charakters zu sein, und wenn dies so ist, dürfte es keinen theoretischen Grund geben, warum es nicht durch eine geschickte Gegenchemie gelingen sollte, eine Demaskierung zu bewirken. Wenn aber Zellen dazu gebracht werden können, ihre Sperren abzulegen, wobei dann alle genetischen Informationen im Kern wieder zugänglich werden – Rostand nannte es »Keimkraft wiedergeben« –, sollte es dann nicht möglich werden, den Organismus noch einmal wachsen zu lassen, aus irgendeiner Zelle von einer beliebigen Stelle des Körpers? Aus solchen Gedanken entstand die Idee, Menschen in Gewebekultur zu züchten[45]. Schon Huxley schrieb in seiner »Schönen neuen Welt« von der »Bochanowskifizierung« von Eizellen. »96 Menschen entstehen lassen, wo vorher nur einer wuchs. Fortschritt.«

Unglaubhaft? Wohl kaum. An der Cornell-Universität hat Dr. Frederick C. Steward genau diese Art der asexuellen Fortpflanzung mit so relativ unkomplizierten Organismen wie der Möhren- und der Tabakpflanze erreicht. Nach Jahren der Forschung gelangte Dr. Steward dahin, ganz routinemäßig eine einzelne Zelle aus erwachsenem Pflanzengewebe entnehmen zu können, sie chemisch zu behandeln, um die genetischen Anweisungen wieder zugänglich zu machen, und dann aus dieser Zelle eine ganze gesunde Pflanze wachsen zu lassen, die Samen ausbildet und sich normal fortpflanzen kann. Man kann in Stewards Laboratorium Glasgefäße sehen, in denen Tausende kleiner Möhrenpflanzen aus etwas zu sprießen beginnen, was vorher Tausende einzelner Möhrenzellen waren, die von beliebigen Stellen einer ausgereiften Möhre abgelöst wurden. (Es kostet allerdings immer noch mehr, auf diese Weise statt durch Aussäen junge Möhrenpflanzen zu bekommen.)

Natürlich ist es von Möhren und Tabakpflanzen bis zu Tieren und Menschen ein langer Weg. Dr. Steward sprach selbst die Warnung aus, daß sich Tier- und Menschenzellen sehr verschieden von Pflanzenzellen verhalten könnten. Auch hier ist noch eine Reihe wissenschaftlicher Durchbrüche erforderlich, damit die technischen Schranken überwunden werden können, bis der Mensch das unglaublich komplizierte elektrochemische Schaltsystem meistert, welches das Zellwachstum und die Entwicklung eines Organismus steuert. Unterdessen wird eine wichtige vorläufige Arbeit in dieser Richtung von Dr. James Bonner und seinen Mitarbeitern am California Institute of Technology durchgeführt. Auf Grund von Arbeiten wie den von Steward und Bonner konnte Rostand fast triumphierend auf damals ironisch belächelte Worte verweisen, die er vor vielen Jahren geschrieben hatte. »Wenn ein

45 Der Fachausdruck für diese Art von Zellwachstum in Gewebekultur, »Cloning«, ist gelegentlich schon in Darstellungen zu finden, die nicht nur für den engsten Kreis der Fachleute bestimmt sind.

Biologe«, hatte er damals geschrieben, »ein winziges Stück Gewebe einem erst seit kurzem toten Körper entnimmt, könnte er damit eine jener Kulturen anlegen, von denen wir wissen, daß sie unsterblich sind, und es gibt keinen absoluten Grund, uns nicht vorzustellen, daß eine perfektionierte Wissenschaft der Zukunft daraus einen vollständigen Menschen schaffen könnte, genau identisch mit dem, der das Prinzip geliefert hat.«

Seit Rostand diese Zeilen schrieb, ist die von ihm angenommene Unsterblichkeit von Zellen in Gewebekultur angezweifelt worden. Wie es nach Arbeiten von zwei Forschern von der Universität von Pennsylvania, Dr. Leonhard Hayflick und Dr. Paul S. Moorhead, am Wistar Institute in Philadelphia scheint, können nur abnorme Zellkulturen – wie der maligne HeLa-Stamm – eine echte Unsterblichkeit erlangen. Normale Zellen haben eine feste Lebensspanne und sterben nach einer bestimmten Anzahl von Generationen (das heißt Zellteilungen) aus. Wie der Herausgeber, Joan Woollcott, in »Medical Affairs« schrieb, ist es »möglich, das Zellwachstum anzuhalten und normale menschliche Zellen in einem Zustand ›unterbrochenen Lebens‹ bei Gefriertemperaturen anscheinend unbegrenzt aufzubewahren«.

»Wir haben solche Zellen bis zu sechs Jahre lang in flüssigem Stickstoff in verschiedenem Generationsalter, von 1 bis 50, aufbewahrt«, erklärte Dr. Hayflick. »Wenn diese Zellen in Gewebekultur rekonstituiert sind, beginnen sie sich wieder zu teilen. Sie ›erinnern‹ sich, welche Generation sie vor dem Einfrieren erreicht hatten, und setzen ihre Tätigkeit von diesem Augenblick an fort. Wenn zum Beispiel Zellen der zwanzigsten Generation aufbewahrt wurden, teilen sie sich nach ihrer Reaktivierung noch 30 Generationen weiter. Durch das Bereithalten einer Zellenbank bei Gefriertemperaturen, in denen die Kulturen nach den Generationenzahlen auseinandergehalten werden, kann man für Forschungszwecke jederzeit einen Stamm bekannter und untersuchter normaler menschlicher Zellen entnehmen, die sich auf Wunsch reaktivieren und vermehren lassen.«

Die neue Kenntnis von der Sterblichkeit von Zellstämmen schließt in keiner Weise die von Rostand und unabhängig von Haldane vorausgesagte Art der Gewebekultur-Reproduktion aus. »Diese neue Methode der Erzeugung aus dem Kern einer Körperzelle«[46], schrieb Rostand, »würde uns theoretisch ermöglichen, so viele identische Individuen zu schaffen, wie erwünscht wären. Ein lebendes Geschöpf würde in Hunderten, ja Tausenden von Kopien reproduziert werden können, *die alle*

46 Hätten wir nach dieser Methode – falls sie schon vervollkommnet gewesen wäre – die Ermordung zum Beispiel des Präsidenten Kennedy rückgängig machen können? Auf jeden Fall hätte es die normale Anzahl von Lebensjahren erfordert, um einen neuen John F. Kennedy des gewünschten Alters heranwachsen zu lassen.

echte Zwillinge wären. Es würde sich, kurz gesagt, um *menschliche Vermehrung durch Stecklinge* handeln, welche die unbegrenzte Reproduktion des gleichen Individuums, etwa eines bedeutenden Menschen, garantieren könnte[47]!«

Zu dieser Art von Vorschlägen bemerkt Dr. Theodosius Dobzhansky von der Rockefeller-Universität: »Es bedeutet durchaus keinen Mangel an Achtung vor der Größe von Männern wie Darwin, Galilei und Beethoven, um nur einige zu nennen, wenn wir glauben, eine Welt mit vielen Millionen Darwins, Galileis oder Beethovens müßte nicht unbedingt die beste aller Welten sein.« Dr. George Wald von der Harvard-Universität erzählt gern einen seiner wiederkehrenden Alpträume: Er betritt die Grand Central Station, den großen New Yorker Bahnhof, und sieht acht Albert Einsteins acht Exemplare der »New York Times« kaufen.

Menschen, die in dieser Weise in Gewebekultur herangezogen werden, könnten tatsächlich »echte Zwillinge« sein, wie Rostand sagt, würden sie aber auch identisch sein? Würde ein anderer Mensch, der aus einer Zelle von Albert Einstein herangezogen wird, sich wieder als ein Einstein erweisen? Selbst wenn die genetischen Informationen wieder die gleichen wären, wie viele von Einsteins Fähigkeiten hingen von den Einflüssen ab, die seinerzeit, als er vor seiner Geburt ein Fetus war, auf ihn einwirkten? Und wieviel seines in Erscheinung getretenen Genies war auf seine Erziehung und seine einzigartige und nicht wiederholbare persönliche Erfahrung in der Zeit, in der er lebte, zurückzuführen? Es scheint möglich, daß Männer und Frauen mit Einsteins Erbanlagen eine überdurchschnittlich gute Chance besitzen könnten, über große Verstandes- und schöpferische Kräfte zu verfügen und deshalb einen wesentlichen Beitrag für die Menschheit zu leisten. Aber es ist durchaus möglich, daß von hundert oder tausend »echten Zwillingen« Albert Einsteins, die in Gewebekultur herangewachsen wären, nicht einer an die Relativitätstheorie gedacht hätte.

(Man stelle sich einen jungen Forscher vor, dessen Vater etwa durch einen Unfall umgekommen ist. Er könnte sich dann aus den noch lebenden Zellen seines toten Vaters einen neuen Vater schaffen. Wer wäre dann wessen Vater? Würde das neue Kind von dem jungen Forscher »Vater« genannt werden, oder etwa umgekehrt?)

47 Da Rostand an die Möglichkeit der Zerstörung oder Beschädigung der Nukleinsäuren in der Zelle infolge Alterung dachte, schlug er als Vorsichtsmaßnahme vor, Gewebeproben eines Menschen, die seinem Körper entnommen wurden, solange er noch jung ist, bei Tiefkühlung (oder welches andere Verfahren der langzeitigen Aufbewahrung dann gebräuchlich sein wird) aufzubewahren und damit die Wahrscheinlichkeit, intaktes genetisches Material dann zur Hand zu haben, wenn es gebraucht wird, zu erhöhen.

Es wäre natürlich möglich, eine Vielzahl identischer Individuen von Anfang an aufzuziehen, gleich von der befruchteten Eizelle ausgehend, statt zu warten, bis eine Zelle von einem erwachsenen Mann oder einer erwachsenen Frau entnommen werden kann, und sie dann chemisch zu »demaskieren«. Ab und zu teilt sich ein befruchtetes Ei von selbst in zwei getrennte befruchtete Eier, ehe die normale Entwicklung beginnt, und das Ergebnis sind dann identische Zwillinge. Das Ei des Gürteltiers verhält sich stets so; es teilt sich in vier befruchtete Eizellen auf, und Gürteltiere gebären regelmäßig identische Vierlinge, womit sie auf natürliche Weise das tun, wozu Hans Driesch die Seeigel künstlich veranlaßte. Das Ei einer Zehrwespe leistet noch Eindrucksvolleres; es kann sich teilen, bis daraus Hundertlinge geworden sind – aber eine andere Art von Hundertlingen als die von Dr. Hafez beim Rind künstlich erzeugten hundert Kälber. Seine Hundertlinge sind alle einzelne Individuen, hervorgegangen aus hundert getrennten Eizellen, die von hundert einzelnen Samenzellen befruchtet wurden. Die Zehrwespe dagegen bringt identische Hundertlinge hervor.

Selbst wenn wir wüßten, wie wir das mit befruchteten menschlichen Eizellen erreichen könnten, gäbe es einen unvermeidlichen Nachteil: In einem so frühen Stadium gäbe es keine Möglichkeit, vorauszusagen, wie sich dieses Lebewesen entwickeln wird, ob es der Mühe wert wäre, es vorsorglich zu verdoppeln und wieder zu verdoppeln usw. Davon abgesehen aber gibt es keinen theoretischen Grund, warum wir, falls uns der Mechanismus der Zwillingsentstehung bekannt ist, nicht jedem befruchteten Ei beibringen könnten, sich zu zweiteilen, und den Teilungsprodukten, sich ebenfalls jedes in zwei zu teilen und so weiter, ebenso wie wir einer Eizelle beibringen könnten, ihre Chromosomen zu verdoppeln, um parthenogenetisch zu werden.

Manche Tiere, vor allem Insekten wie die Honigbiene und die Blattlaus, können zeitweise parthenogenetisch sein und die übrige Zeit sich sexuell fortpflanzend, wie es am besten den Jahreszeiten und den Umständen entspricht. Dem Menschen wäre dies wahrscheinlich ebenso möglich, wenn er es wünscht. Aber welche Vorteile sollte die parthenogenetische Fortpflanzung bieten, es sei denn, ein Mann oder eine Frau wünschten den Nachkommen nur die eigenen Erbeigenschaften mitzugeben, oder der oder die Betreffende hasse das andere Geschlecht – oder das eigene?

Wenn andererseits ein Elternteil einen ihm bekannten vererblichen Schaden besitzt, könnte es ihm wünschenswert erscheinen, seinem Kind nur die Erbmasse des anderen Elternteils mitzugeben. Es ist auch leicht möglich, daß irgendeine junge Frau von der gewollten Parthenogenese Gebrauch machen möchte, um ein Kind zu haben. Im heutigen Schweden ist es durchaus nicht unüblich, daß unverheiratete junge

Frauen ein Kind haben. Wenn es der Fall ist, werden sie mit »Frau« angeredet, es wird Kindergeld an sie gezahlt, und ein solches Kind besitzt die gleichen Rechte wie ein eheliches Kind. Obwohl in den meisten Ländern unverheiratete Mütter noch Vorurteilen begegnen, nehmen doch die Menschen eine tolerantere Haltung ein als früher. So würde wahrscheinlich die Furcht vor Schande Frauen nicht daran hindern, Kinder zu bekommen, wenn sie sich Kinder sehr wünschen sollten – und wenn sie die Kinder auf eine ungeschlechtliche Art zu erhalten wünschen. Rostand ist überzeugt, daß die künstlich herbeigeführte Parthenogenese, falls sie jemals praktisch durchführbar werden sollte und zu einer zuverlässigen Methode geworden ist, mindestens einigen Frauen als ein erstrebenswertes Verfahren erscheinen wird.

Es lassen sich Gesellschaftsordnungen ausdenken, in denen praktisch alle Menschen männlich oder alle weiblich sind. In einer Amazonenkultur, in der die *Frauen* die beherrschende Rolle spielen und die Männer wenig Ansehen genießen, könnte die Fortpflanzung auf verschiedene Art bewirkt werden: Etwa, wenn einige wenige ausgewählte Männer wie Zuchtbullen gehalten werden oder wenn die benötigten Samenzellen aus Spermabanken, wo sie tiefgekühlt lagern, bezogen werden, oder wenn einfach die Chromosomen der Eizellen künstlich verdoppelt werden. In »World Without Men« von Charles Eric Maine geht eine der Forscherinnen auf die Flucht, um einen experimentell erzeugten Jungen vor der Vernichtung auf Befehl des Sicherheitsrates zu bewahren.

Ebensogut kann man sich auch eine rein männliche Gesellschaft vorstellen. Heutzutage scheinen Homosexuelle besonders ungeniert aufzutreten. Aber auch schon im klassischen Griechenland gab es Staaten, in denen nur die Liebe zwischen Männern als edel galt und die Frauen oft nur als lästiges Übel betrachtet wurden, das lediglich zu Fortpflanzungszwecken unentbehrlich war. Eine moderne frauenfeindliche Gesellschaftsordnung könnte von Eizellenbanken weiterexistieren, und wenn Einwände sogar gegen die weiblichen Chromosomen in den Eizellen bestünden, könnten sie auch noch durch männliche Chromosomen ersetzt werden. Der »Autoadulterismus«, wie ihn der unerschöpfliche Präger neuer Ausdrücke, Rostand, nannte, könnte mindestens so lange fortgesetzt werden, bis auch der Mensch mit sich tun könnte, was Dr. Steward mit Möhrenpflanzen erreicht hat. Dann könnte die weitere Fortpflanzung ganz asexuell erfolgen, und keines der beiden Geschlechter würde für die Fortpflanzung des anderen benötigt.

Wir haben uns schon eine Gesellschaft der Zukunft vorgestellt, die von einem Diktator beherrscht wird, dem alle diese neuen Methoden zu Gebote stehen. In unserem eigenen Jahrhundert, in dem ganze Völker im

Namen totalitärer Ideologien ausgerottet worden sind – und in dem selbst *literarische* Utopien wie George Orwells »1984« und Ray Bradburys »Fahrenheit 451« auf eine deprimierende Weise pessimistisch sind –, können uns wenig Zweifel bleiben, daß skrupellose Opportunisten und Machthungrige von allem Gebrauch machen werden, was sich anbietet und ihrem Zweck dienen kann. Selbst durch Anwendung so relativ grober psychologischer Tricks wie Propaganda und Gehirnwäsche – allerdings die hemmungslose und fachmännische Anwendung – sind gigantische Verbrechen möglich gewesen. So könnte die Entscheidung, diese biologischen Kunststücke zu ignorieren, lediglich darauf hinauslaufen, sie solchen Opportunisten zu überlassen.

Ein künftiger Diktator könnte sich auf diese Weise Armeen oder auch Harems jeder Größe schaffen. Er könnte die Schergen der letzten Tage millionenfach erzeugen und sie als totgeweihte Stoßtruppen oder Sabotagegruppen loslassen und Völker gefährden, die viel größer sind als sein eigenes. Er könnte seine eigene Unsterblichkeit ebenso wie die Dauer seiner Herrschaft dadurch sichern, daß er mehrere Versionen von sich selbst in verschiedenen Wachstumsstadien herstellen läßt – jeder Zeit eine davon immer alt genug, um die Macht im Fall seines Todes oder seiner Ermordung zu übernehmen. Ein Attentat wäre natürlich inmitten dieser allgemeinen Loyalität sehr unwahrscheinlich. Immerhin, etwas könnte auch schiefgehen. Vielleicht ist es nicht möglich, jedes einzelne Individuum unter absoluter Kontrolle zu halten. Manche Aufgaben würden immer noch eigene Initiative erfordern. Jemand würde die Computer programmieren müssen, welche zur Programmierung der Menschen bestimmt sind. Jemand würde die Menschenfarm des Diktators leiten müssen.

Angenommen, der dafür verantwortliche Wissenschaftler beschlösse, einen der vorrätigen Nachfolger vorzeitig freizulassen. Der Diktator könnte dann früher als gedacht seine Machtstellung und sein Leben verlieren. Was würde der Diktator in einer solchen, für ihn bedrohlichen Situation mit seinen künstlichen Zwillingen, für die er dann keine Verwendung hätte, zu tun beschließen? Würde er sie als Gefahr für sich empfinden und umbringen lassen? Nebenbei: Wenn diese Zwillinge alle nur einfach andere Versionen des gleichen Diktators sind, mit der gleichen Identität, wäre die Exekution ein mehrfacher Mord oder ein Massenselbstmord? Eine Frage sehr abstrakter Natur, da es unter diesen Umständen kaum eine strafende Justiz geben würde.

Schon lange vor der Entstehung einer solchen Antiutopie der Zukunft könnte sich ein unternehmungslustiger Industriekapitän versucht fühlen, alle benötigten Arbeitskräfte *in vitro* oder »in Kultur« heranzuziehen. Solche Arbeiter würden niemals streiken oder höheren Lohn verlangen. Wird es uns möglich sein, die Kontrolle darüber zu behalten, damit der wissenschaftliche Fortschritt genutzt werde, wie er genutzt werden soll – als Möglichkeit, den Menschen nach unseren Vorstellungen in einer Gesellschaft zu erhalten, die noch demokratisch genannt werden kann?

Wenn wir schon die Antworten auf Probleme der asexuellen Fortpflanzung nicht kennen, so sind uns die weit schwierigeren und dringlicheren Antworten noch weniger bekannt, die wir kennen müssen, wenn wir eines Tages die in vollkommenster Weise gesteuerte Fortpflanzung erreicht haben – die vollkommenste zumindest, die wir voraussehen können: die Herstellung von Menschen nach genau vorgegebenen Spezifikationen.

Wenn dieses Stadium biochemischer Verfeinerung erreicht ist, wenn der Mensch in allen Einzelheiten die genetischen Informationen selbst vorschreiben kann, wird seine Macht göttergleich sein. Ebenso wie es dem Menschen dank der Chemie gelang, die verschiedensten synthetischen Substanzen zu erzeugen, die es in der Natur nicht gibt, wird er durch »genetische Chirurgie« neue Pflanzen, neue Nahrungsmittel und auch neue Arten von Geschöpfen schaffen können, die es bisher nirgends gab und die auch der kühnsten Phantasie bisher unvorstellbar schienen – Geschöpfe, die besser als der Mensch in der Lage sein würden, etwa auf der Oberfläche des Planeten Jupiter oder auf dem Boden des Atlantischen Ozeans überleben zu können.

Es ist nicht gesagt, daß der Mensch von dieser Möglichkeit Gebrauch machen wird, aber er dürfte eines Tages in der Lage sein, genau wie für ein Maschinenteil Spezifikationen aufzustellen, die nicht nur genau vorschreiben, wie ein neuer Mensch zu bestimmten Zwecken sein soll, sondern die auch realistisch in dem Sinne sind, daß sie sich verwirklichen lassen. Dies ist ein Beispiel für die Macht, die Fähigkeit, an die von den Forschern gedacht wird, wenn sie davon sprechen, daß der Mensch seine eigene Evolution bestimmen wird. Natürlich ist dabei an eine Höherentwicklung, eine Verbesserung des Menschen gedacht. Wer wollte etwas daran auszusetzen finden? Was wäre dagegen einzuwenden, die Eigenschaften oder Fähigkeiten des Menschen zu verbessern, seine guten zu verstärken und seine schlechten auszuschalten? Es bleibt freilich das Problem, daß »gut« und »schlecht« Wörter sind, die sich leichter sagen als objektiv anwenden lassen.

Die meisten Menschen würden sagen, es sei gut, die Kindersterblichkeit zu senken, es unfruchtbaren Eltern zu ermöglichen, Kinder zu haben, Krebs und Herzkrankheiten zu beseitigen und Erbschäden von der Hasenscharte bis zur Bluterkrankheit auszuschalten. Die Meinungen darüber sind aber nicht gänzlich ungeteilt. Es gibt schon jetzt Stimmen, die darauf hinweisen, daß unsere sogenannten Fortschritte in Wirklichkeit gegen die Interessen der Menschheit im allgemeinen arbeiten, weil sie das Problem der Übervölkerung noch verschlimmern und dadurch für eine von Menschenmassen bedeckte Erde sorgen, auf der immer mehr Menschen durch Kriege oder Hunger umkommen werden. Und nicht wenige andere glauben, die Fortschritte der Medizin könnten sehr gut zu einer Qualitätsminderung des menschlichen Organismus führen, weil durch diese Fortschritte viele Menschen mit erblichen Mängeln, die früher schon in jungen Jahren gestorben wären, jetzt am Leben bleiben, bis sie heiraten und ihre Mängel an ihre Nachkommen weitervererben.

»Es ist eine deprimierende Vorstellung«, schreibt Dr. Dobzhansky in »Heredity and the Nature of Man«, »daß wir den Kranken, den Lahmen und den Bresthaften helfen und damit gleichzeitig bewirken, daß es in der nächsten Generation nur noch mehr Kranke, Lahme und Bresthafte gibt. Hierin liegt ein echtes Dilemma – wenn wir den Kranken helfen, zu leben und Kinder zu haben, beschwören wir eine Verbreitung defekten Erbgutes herauf; wenn wir aber dort sterben oder leiden lassen, wo wir retten oder helfen könnten, sind uns moralische Skrupel gewiß.« Kein Forscher denkt daran, erbkranke Menschen unnötig leiden zu lassen, aber es setzt sich zunehmend die Auffassung durch, das Recht solcher von der Natur benachteiligten Menschen, sich fortzupflanzen, einzuschränken.

»Es kann eine Zeit kommen«, schreiben George und Muriel Beadle in »The Language of Life«, »in der selbst eine so humane Gesellschaft wie die unsrige zu der Erkenntnis gelangt, daß Menschen mit vererblichen Krankheiten eine im Verhältnis zu unseren Möglichkeiten so große soziale Bürde darstellen, daß wir gezwungen sein würden, das einzuschränken, was die meisten von uns als eines unserer unverzichtbaren Persönlichkeitsrechte ansehen – das Recht, Kinder ohne Rücksicht auf die Folgen für die Gesellschaft in die Welt zu setzen. Wir tun dies schon in einem begrenzten Ausmaß, wenn wir bestimmte Kategorien schwachsinniger, geisteskranker und krimineller Menschen isolieren – und damit unmöglich machen, daß sie Nachkommen zeugen.«

Es gibt aber auch stets jemanden, der dagegen einwendet, daß Menschen mit schweren körperlichen Mängeln – etwa der hervorragende amerikanische Elektroingenieur Steinmetz oder der Maler Toulouse-Lautrec – oft unschätzbare Beiträge für die menschliche Kultur und Zivilisation leisten, oder darauf hinweist, daß Präsident Abraham Lincoln, der den Marfanschen Symptomenkomplex aufwies – ein vererbter Zustand, der durch abnorm verlängerte Finger (und manchmal auch Zehen), ungewöhnliche Beweglichkeit der Gelenke, eine leichte Verlagerung der Augenlinse und manchmal auch verborgene Defekte des Herzens und des Rückgrats gekennzeichnet ist –, vielleicht nicht geboren worden wäre, wenn man in den Tagen seiner Eltern schon strenge Regeln der Eugenik angewendet hätte. In einer Studie über Dostojewski, der ein Epileptiker, und Nietzsche, der Paretiker (teilgelähmt) war, schrieb Thomas Mann, in diesen Fällen habe die Krankheit Früchte getragen, die für das Leben und seine Entwicklung wichtiger und nützlicher seien als jede ärztlich bestätigte Normalität, und die Leistungen dieser Männer zwängen uns, unsere Begriffe von Krankheit und Gesundheit einer Revision zu unterziehen – sie lehrten uns, vorsichtig mit dem Begriff »Krankheit« umzugehen, da wir nur zu sehr geneigt seien, ihm ein biologisches Minuszeichen zuzuordnen. Es ist also durchaus möglich, daß die Wissenschaft in ihrem Bemühen, die Krankheit zu vermeiden, riskieren würde, das eine oder andere Genie am Entstehen ebenfalls zu verhindern.

Das populärste Gegenargument lautet, die klug ausgeübte Kontrolle über die Vererbung könne mehr Genies durch Planung schaffen, als der Zufall Leiden erzeugt habe. Außerdem würden trotz der Mahnungen Thomas Manns wohl die meisten künftigen Eltern vorziehen, ein Kind mit gesundem Geist und Körper zu besitzen als ein künftiges Genie, das mit einem Leiden geschlagen und unglücklich ist. Die meisten Menschen würden auch – zumindest für sich selbst und diejenigen, die ihnen nahestehen – die Segnungen der Gesundheit und der Langlebigkeit wählen und sich über jedes Bevölkerungsproblem erst in zweiter Linie Gedanken machen.

Zu den Möglichkeiten, welche die Menschen wahrscheinlich am meisten willkommen heißen würden, dürften die der Hormontherapie gehören – die Möglichkeit, zum Zweck der Geburtenkontrolle die Ovulation zu unterdrücken oder anzuregen, den Menstruationszyklus hinauszuschieben oder zu verändern, die Wechseljahre unter Kontrolle zu bringen oder zu beseitigen, die Männlichkeit oder die Weiblichkeit zu verstärken, das Wachstum zu beeinflussen, damit ein Kind nicht zu klein bleibt oder zu groß wird. Ebenso willkommen wäre die bevorstehende Möglichkeit, das Geschlecht eines Kindes nach Wunsch zu bestimmen. Die letztere Möglichkeit böte sicherlich auch gesundheitliche Vorteile. »Nehmen wir zum Beispiel an«, schreibt Dr. Jacobson, »ein Mann wüßte, daß er das rezessive Erbmerkmal der Bluterkrankheit in sich trägt, obwohl bei ihm selbst die Krankheit nicht in Erscheinung tritt. Er weiß außerdem, daß er dieses Gen nicht an Söhne, sondern nur an Töchter weitergeben kann – die, obwohl sie selbst nicht an der Bluterkrankheit leiden werden, sie an ihre Kinder weitergeben würden. So ein Mann könnte, wenn er sich dafür entscheidet, nur Söhne zu haben, die Bluterkrankheit in allen seinen Nachkommen auf einmal beseitigen.«

Die Beseitigung der sogenannten geschlechtsgebundenen Erbkrankhei-

ten ist eines der Motive für die Arbeit von Dr. Robert Edwards und Richard Gardner an der Universität Cambridge. Sie versuchen nicht, die Wahl des Geschlechts der Nachkommen durch die Trennung der verschiedenen Typen von Samenzellen zu erreichen, sondern haben einen anderen Weg eingeschlagen. Nach der Untersuchung von Kaninchenembryonen sind sie der Ansicht, sie könnten das Geschlecht eines Embryos durch Untersuchung der Zellen auf ihr Geschlechtschromatin feststellen. Dies gelingt auch in den frühesten Entwicklungsstadien des Embryos, ehe sich dieser in die Gebärmutterschleimhaut einbettet. Zur Untersuchung ist die Entnahme des Embryos erforderlich, aber er kann hinterher wieder in die Gebärmutter der richtigen Mutter – oder einer Stiefmutter – zurückverbracht werden. Es besteht zwar ein gewisses Risiko, die Zellen des Embryos dabei zu schädigen, aber selbst in diesem Frühstadium ihrer Versuche gelang es Edwards und Gardner, achtzehn ihrer ersten zwanzig Kaninchenfetusse durch die volle normale Entwicklung und die normale Geburt zu bringen – und in allen achtzehn Fällen erwies sich das Geschlecht des Neugeborenen wie vorausgesagt.
Es ist natürlich klar, daß mehr als ein Embryo vorhanden sein muß, wenn das gewünschte Geschlecht durch Auswahl erzielt werden muß. Sie schlagen die Superovulation als eine der Möglichkeiten vor, viele Eizellen bereitzustellen und zu befruchten und nach der Untersuchung nur den ausgewählten Embryo wieder in die Gebärmutter zurückzubringen[48].
Unter den geschlechtsgebundenen vererblichen Störungen nennen Edwards und Gardner neben der Bluterkrankheit »eine Form der Muskeldystrophie und verschiedene Enzymmangelkrankheiten, die sämtlich bei Männern viel häufiger als bei Frauen sind.« In »The New Scientist« schrieben Edwards und Gardner: »Die Beseitigung dieser Störungen in einer Generation durch umsichtige Geschlechtswahl bei den Nachkommen wäre nicht nur von direktem Nutzen für jene Nachkommen, sondern auch von großem Nutzen für alle folgenden Generationen der ganzen Menschheit. Von sofortiger praktischer Bedeutung für die Landwirtschaft wäre die Fähigkeit, das Geschlecht von Haustieren nach Wunsch festzulegen.«
Der gewöhnliche Grund für die Vorausbestimmung des Geschlechts von Menschenkindern wäre einfach der Wunsch der Mutter oder des Vaters. Im großen ganzen könnte sich natürlich die Bevorzugung des einen oder des anderen Geschlechts zum Nachteil für die Zusammensetzung der Gesamtbevölkerung auswirken. Wenn man sich darauf verlassen könnte,

48 Dies ergäbe wie im Fall der »Pille danach« das Problem der Abtreibung. Aber auch hier könnte der von Dr. Parkes vorgeschlagene Ausweg aus dem Dilemma helfen – als Empfängnis den Zeitpunkt der Einbettung in die Gebärmutterschleimheit und nicht den der Befruchtung der Eizelle anzunehmen.

daß die Menschen mehrköpfige Familien bevorzugen, in denen die Zahl der Jungen gleich der Zahl der Mädchen ist, würde kein Problem entstehen. Erwiese sich aber dies als nicht so, dann könnte das zahlenmäßige Gleichgewicht zwischen den Geschlechtern leicht gestört werden. Es hat Zeiten gegeben, in denen entweder Jungen oder Mädchen bevorzugt wurden. Wenn sich das auch noch im Resultat nach Wunsch bewirken ließe, könnte es zu einem akuten Mangel des einen oder des anderen Geschlechts kommen. Die weitere Folge wäre eine übermäßig große Zahl von männlichen oder weiblichen Junggesellen – und, wenn dies stärkere Ausmaße annimmt, als die Menschen hinnehmen wollen, der Übergang zur Polygamie oder Polyandrie.

Die meisten der bisher besprochenen medizinischen oder biologischen Beeinflussungen sind Maßnahmen der *negativen Eugenik* – das heißt einer Eugenik, die sich allein damit beschäftigt, Krankheiten und erbliche Mängel zu vermeiden. Die *positive Eugenik* (oder, wie Dr. Lederberg sie nennt, die *Euphenik*, die er als »die Planung der menschlichen Entwicklung« bezeichnet) zwingt aber zu den wirklich schwierigen Entscheidungen, da die positive Eugenik sich zur Aufgabe setzt, die Menschen zu verbessern, sie intelligenter, talentierter und tugendhafter zu machen.
Vor seinem Tode äußerte sich Haldane enthusiastisch über einige der Möglichkeiten. »Eine besteht darin, Mutationen absichtlich hervorzurufen, wahrscheinlich mit chemischen Mitteln, die spezifischer zu wirken scheinen als Röntgenstrahlen und dergleichen. Zuerst wird man es in Gewebekultur versuchen, und wenn die Gewebekultur zu einem häufigen Stadium im menschlichen Lebenszyklus geworden ist, kann es sein, daß man sie in großem Maßstab vornimmt. Es kann auch möglich sein, neue Gene zu synthetisieren und sie unter die Chromosomen des Menschen einzureihen... Es besteht noch eine weitere Möglichkeit. Zweifellos haben wir bei unserer zurückliegenden Evolution Fähigkeiten verloren, die uns wertvoll sein sollten, zum Beispiel Fähigkeiten des Geruchssinns und die Fähigkeit, Wunden mit geringer Narbenbildung heilen lassen zu können, die mit einer losen, verschiebbaren Haut verbunden ist.«
Haldane deutet an, daß wir einige dieser Fähigkeiten von Tieren erwerben könnten. »Die Kreuzung mit Tieren«, gab er zu, »ist wahrscheinlich unmöglich und sicherlich nach unserer heutigen Auffassung unerwünscht.« Aber andere Wissenschaftler waren »in der Lage, kleine Teile des Genoms[49] einer Fliegenart in eine andere einzuführen, was unfruchtbare Kreuzungsprodukte ergibt, und das gleiche ist seither mit

49 Genom = Summe aller Erbanlagen (Anm. d. Üb.)

Bakterien geschehen. Solche Propfungen innerhalb des Zellkerns könnten unseren Nachkommen ermöglichen, sich viele wertvolle Fähigkeiten anderer Tierarten einzuverleiben, ohne die spezifisch menschlichen zu verlieren. Vielleicht wird das auch in 10000 Jahren noch als Traum erscheinen, aber die Methoden machen sehr rasche Fortschritte.«

In der Tat. Eine Anzahl von Wissenschaftlern sind der Ansicht, dies könnte schon in weniger als einigen Jahrtausenden möglich sein. Dr. Bentley Glass und Dr. Edward Tatum gehören zu jenen BSP-Praktikern, die trotzdem verhältnismäßig optimistisch sind, wenn auch durch Manipulation des genetischen Materials neuen Generationen von Menschen neue Eigenschaften verliehen werden sollten. Es gibt aber auch andere, die mit allerlei Warnungen bei diesem Gedanken zur Hand sind – der entschiedenste ist vielleicht Dr. Commoner. Diese Kritiker weisen auf die genauen Grenzen hin, die Eingriffen im molekularen Bereich gesetzt sind, auf die trügerisch-übermäßige Einfachheit »des DNS-Dogmas«, die Kompliziertheit der Zelle und die Bedeutung der Wechselwirkung zwischen allen ihren Bestandteilen infolge eines komplizierten Entwicklungsganges. Mit Recht betont Dr. Commoner die Kompliziertheit der Wechselwirkung und ihren veränderlichen Charakter, aber das im Zellkern enthaltene Material scheint wirklich der alleinbestimmende Faktor zu sein. Bei einem von Bonners Versuchen zum Beispiel stellten die Nukleinsäuren von Erbsenpflanzen, die nur mit dem Zellenprotoplasma von Bakterien arbeiten konnten, weiterhin Proteine der Erbsenpflanze und nicht Bakterienproteine her. Als Dr. Gurdon den Kern einer Darmzelle eines vollentwickelten Kaulquappenfetus in eine Eizelle einpflanzte, entstand eine neue und normale Kröte. Trotz der Tatsache, daß ein großer Teil der Kern-DNS chemisch schon ausgeschaltet war, führte der Kontakt mit dem Körper der Eizelle auf irgendeine Weise dazu, daß sie wieder aktiv wurde. Die Fähigkeiten dieser Schaltchemikalien sind fast zu groß, um voraussagen zu können, was mit ihnen bewirkt werden könnte, wenn ihre Mechanismen einmal der Kontrolle des Menschen unterworfen sein werden. Dr. Dean E. Wooldridge nennt im »Mechanical Man« einige Beispiele:

> Der mexikanische Axolotl, der normalerweise als mit Kiemen versehener Molch sein ganzes Leben im Wasser verbringt und sich dort vermehrt, kann durch eine einzige Dosis Schilddrüsenhormon in einen Landsalamander verwandelt werden. Trotz der Tatsache, daß der Axolotl Tausende von Generationen lang im Wasser gelebt hat, bringt der Bruchteil eines Milligramms Thyroxin, selbst von einem Schaf oder einem Fisch, in ein paar Wochen den latent in ihm vorhandenen Salamander zum Vorschein.
>
> Das Herbeiführen großer Veränderungen bei einer ganzen Pflanze oder bei einem ganzen Tier unter dem Einfluß von Gen-beeinflussenden

Chemikalien in der Zelle ist tatsächlich so häufig, daß wir alle sie beobachtet haben – bei der Verwandlung einer Kaulquappe in einen Frosch oder bei der Verpuppung eines Insekts, um einige Beispiele zu nennen. Diese Veränderungen können jederzeit durch Verabreichung geeigneter Hormone an die junge Kaulquappe oder Larve herbeigeführt werden. Durch zu große Vertrautheit sind wir blind gegen die Außerordentlichkeit solcher Verwandlungen. Der Frosch unterscheidet sich so stark von der Kaulquappe und der Schmetterling so stark von der Larve, daß jede Zelle in ihren Nukleinsäuremolekülen Spezifikationen für zwei gänzlich verschiedene Arten von Organismen enthalten muß sowie einen Schaltmechanismus, der den einen Satz steuernder Moleküle ab- und den anderen anschaltet, wenn das richtige Signal auf hormonaler Basis gegeben wird. Angesichts solcher Naturphänomene fragt man sich, ob die Verwandlung der weißen Mäuse im Cinderella-Märchen in Diener wirklich so weit hergeholt war!

Außerdem werden Wissenschaftler wie Dr. Glass durch Fortschritte in der, wie er es nennt, »Gewebekulturgenetik« ermutigt, die den von Haldane vorausgesagten ähnlich sind. Molekularbiologen und Genetiker haben beobachtet, wie ungebundene DNS ihren Weg in den Zellkern einer Bakterie finden, die auch eine komplizierte und vielseitige lebende Zelle ist, und dort deren Erbeigenschaften für dauernd ändert, wodurch ein neuer Bakterienstamm entsteht. Sie haben auch – und zwar nicht ohne Erschrecken – bemerkt, daß gegen Antibiotika resistente Mikroorganismen ganz spontan in der Lage sind, ihr genetisches Material in solcher Weise zu verändern, daß die Empfänger eine genetische Immunität gegen Antibiotika erhalten, die sie vorher nicht besaßen. Deshalb glauben trotz unleugbarer Schwierigkeiten und Komplikationen, wie sie Commoner und andere betonen, Wissenschaftler wie Glass, Tatum und Lederberg, daß es eines Tages möglich sein wird, genetisches Material des Menschen in kontrollierbarer Weise zu modifizieren.
Haldane dachte gern an die möglichen genetischen Veränderungen, durch die der Mensch von Tieren Eigenschaften erwerben könnte, welche ihn besser in die Lage versetzen würden, die Strapazen von Weltraumflügen zu überstehen:

> Die offensichtlichsten Anomalitäten in außerirdischen Umgebungen sind Unterschiede der Schwerkraft, der Temperatur, des Luftdrucks, der Luftzusammensetzung und der Strahlung (einschließlich hochbeschleunigter Masseteilchen). Eindeutig ist ein Gibbon von vornherein besser als der Mensch für das Leben in einem Feld geringer Schwerkraft geeignet, wie es ein Raumschiff, ein Asteroid oder selbst der Mond darstellt. Ein Affe aus der Familie der Breitnasen mit seinem Greifschwanz ist sogar noch besser dafür geeignet. Durch Genpfrop-

fung kann es möglich sein, dem Menschen solche wünschenswerten Eigenschaften zu geben. Die Beine des Menschen und ein großer Teil seines Beckens sind hier nicht erforderlich. Männer, die ihre Beine durch einen Unfall oder durch Mutation verloren haben, wären als Astronauten besonders qualifiziert. Wenn ein Medikament mit einer Wirkung wie der von Thalidomid gefunden würde, das das Wachstum der Beine behindert, nicht das der Arme, könnte es brauchbar sein, um so die Besatzung des ersten Raumschiffs nach dem Alpha-Centauri-System zu erhalten, die nicht nur weniger wiegen, sondern auch weniger Nahrungsmittel und Sauerstoff benötigen würde. Eine regressive Mutation zum Zustand unserer Vorfahren im Mittelpliozän, mit Greiffüßen, nur angedeuteten Fersen und einem affenähnlichen Becken wäre noch besser. Es besteht keine unmittelbare Aussicht, daß der Mensch in Felder hoher Schwerkraft gelangt, wie sie ihm bevorstehen, wenn er sich der festen oder flüssigen Oberfläche des Jupiter nähert. Vermutlich müßte er dann kurzbeinig oder ein Vierfüßler sein. Einem Achondroplastiker räume ich auf dem Jupiter eine bessere Chance ein als einem normalen Menschen.

Das genetische Material von Menschen- und Tierzellen ist schon, auf etwas primitive Art, in Gewebekultur miteinander verbunden worden, so daß selbst Haldanes daran geknüpfte Spekulationen nicht ohne eine gewisse experimentelle Grundlage sind. Wenige Forscher scheinen sich für eine Vermischung menschlicher und tierischer Eigenschaften zu interessieren, aber viele sind tatsächlich der Ansicht, daß sich im Laboratorium neue Gene zur Verbesserung des Menschen erzeugen und schon vorhandene Gene ändern lassen. Dr. E. Warner Kloepfer, Tulane, hat festgestellt, die DNS-Forschung »könne die Tür zur Massenproduktion von Genen ebenso öffnen, wie die Entdeckung der Vitamine und Hormone den Weg für eine Produktion dieser Substanzen in großem Maßstab bereitete«. Rostand sah eine Zeit voraus, in der »jedes Kind eine Standard-DNS erhalten könnte, welche die am meisten erwünschten körperlichen und geistigen Eigenschaften verleihen würde. Solche Kinder wären nicht die Nachkommen bestimmter Eltern, sondern der ganzen Spezies Mensch.

Um die Erbmassen einer ganzen neuen Generation von Menschen, einer Erdbevölkerung von Milliarden zu verwandeln, wäre eine DNS-Menge erforderlich, die jener sprichwörtliche Fingerhut enthalten könnte (oder, wie genauer berechnet worden ist, in einem Würfel von etwa einem Millimeter Seitenlänge). Natürlich wäre es aus praktischen Gründen nur mit einer so geringen Menge nicht durchführbar, da sich diese kaum auf der ganzen Erde verteilen und anwenden ließe.

Viele Forscher warnen vor den Gefahren, sich auf ein bestimmtes genetisches Schema festzulegen. Wie durch lange Inzucht könnte dadurch das Individuum nicht mehr in der Lage sein, sich rasch verändernden Umständen anzupassen, was aber vielleicht gerade die entscheidendste Fähigkeit des neuen Menschen in einer neuen Zeit sein würde. Selbst einzellige Tiere, die sich durch einfache Teilung vermehren, müssen sich manchmal mit anderen kombinieren, um ihre Lebenskraft aufzufrischen. Das Pantoffeltierchen *Paramaecium* zum Beispiel muß sich nach einer bestimmten Anzahl von allein ausgeführten Zellteilungen gelegentlich mit einem anderen *Paramaecium* in einer Art geschlechtlicher Verbindung zusammenlagern; danach kann es sich wieder eine Weile durch Soloteilungen vermehren. Werden *Paramaecia* daran gehindert, sich in dieser Weise jemals mit anderen zusammenzufinden, dann degeneriert der Stamm und stirbt aus. Ähnlich kann eine zu strenge Kontrolle der Evolution des Menschen durch den Menschen diese Evolution zu einem Ende bringen.

All dies mag wie eine Reihe von Gedankenspielen anmuten, hat aber einen ernsten Hintergrund. Das Ziel ist die Macht, das Vermögen, Menschen in jeder erstrebenswert scheinenden Weise zu verbessern. Es wagt wohl kaum jemand zu behaupten, daß der Mensch nicht in dieser oder jener Hinsicht verbesserungsbedürftig wäre. Aber wenn tatsächlich einmal die Möglichkeit zu solchen Verbesserungen bestehen sollte, wird die Wahl zwischen der Vielzahl verschiedener anwendbarer Methoden ihre ganz eigenen Qualen bereiten. Auf der einen Seite kann sich ein Wissenschaftler wie Dr. Shapley mit Recht an dem Gedanken begeistern, wie großartig »die Verbesserung der Aussichten auf Weisheit, Gerechtigkeit und ruhmreiches Überleben – auf die Entwicklung eines echten Übermenschen« – ist. Wen aber sollen wir dazu ernennen, die Rolle Gottes für uns zu spielen? Welcher Wissenschaftler – welcher Staatsmann, Künstler, Richter, Dichter, Theologe, Philosoph oder Erzieher – und von welcher Nation, Rasse oder Glaubensrichtung – wird die Aufgabe übernehmen können, die Spezifikationen für die Herstellung des neuen Menschen aufzustellen wie die Prädestinatoren Aldous Huxleys, zu bestimmen, welche Eigenschaften wünschenswert sind und welche nicht?

Wie Dr. Beadle erklärte, könnte selbst die Entscheidung über die äußerlichen Merkmale des »Übermenschen« Ärger verursachen. »Angesichts des heutigen Zustands in der Welt«, schrieb er, »könnte schon die Festlegung seiner Hautfarbe einen Krieg in Gang setzen. Soll er groß oder klein sein? Vielleicht sollte er eine Größe erhalten, die in ein Raumschiff besser hineinpaßt als das jetzige Modell. Sehr gut wäre es auch, wenn er nicht zu schlafen brauchte. Und da er viel lesen müßte, wäre es dann nicht besser, seinen Augäpfeln eine längere Form zu geben? Dann brauchte er für die Nähe keine Brille.

Wenn der neue Mensch endlich soweit wäre, was würde geschehen,

wenn sich die Bedingungen auf der Erde so entscheidend ändern, daß er sich als so schlecht den neuen Verhältnissen angepaßt erweist wie einstmals die Dinosaurier?
Nein. Der Mensch weiß genug, ist aber nicht genügend weise, um einen anderen Menschen zu machen. Deshalb dürfte der beste Weg sein, künftigen Generationen eine maximale Flexibilität der Evolution zu sichern, indem wir einen hohen Grad genetischer Verschiedenheit unter den Menschen beibehalten.«
Wenn bei jedem Schritt auf dem Wege so viele Fallen zu gewärtigen sind, wäre es dann nicht klüger, den Gedanken der Richtungsgebung in der eigenen Evolution aufzugeben? »Früher oder später«, meint der kanadische Biologe Dr. N. J. Berrill, »wird die eine oder andere menschliche Gesellschaft sich an dieses Abenteuer wagen, gleichgültig, ob der Rest der Menschheit zustimmt oder nicht. Wenn dies geschieht und dabei eine überlegene neue Rasse mit höherer Intelligenz und größerer Lebenserwartung entsteht, werden dann diese Menschen auf uns andere, die zurückgeblieben sind, herabsehen? Eins ist sicher: Sie, nicht wir, werden die Menschen der Zukunft sein, und die Macht wird ihnen zufallen.«
In einer Szene von Shaws »Zurück zu Methusalem« sagt

KONRAD: Nun, manche Sachverständigen glauben, daß die menschliche Rasse mißlungen ist und daß eine neue Lebensform, die für höhere Zivilisation besser tauglich wäre, uns verdrängen wird, wie wir die Affen und die Elefanten verdrängt haben.

BURGE: Der Übermensch, was?

KONRAD: Nein, irgendein von uns völlig verschiedenes Wesen.

LUBLIN: Ist das durchaus wünschenswert?

FRANKLIN: Ich fürchte es. Wie dem auch sein mag, einer Sache dürfen wir vollkommen gewiß sein: Man wird uns nicht in Ruhe lassen. Die Kraft, die hinter der Evolution steht, man nenne sie, wie man will, ist entschlossen, das Problem der Zivilisation zu lösen, und wenn sie das nicht durch uns tun kann, wird sie dazu irgendwelche wirksamere Mittel erzeugen. Der Mensch ist nicht das letzte Wort Gottes, Gott kann immer noch schaffen. Wenn *wir* sein Werk nicht tun können, wird er irgendein Wesen schaffen, das es kann.

BURGE *(mit eifriger Frömmigkeit):* Was weiß irgendwer über »Ihn«, Barnabas?

KONRAD: Was weiß irgendwer über »Ihn«? Das eine wissen wir mit absoluter Sicherheit über »Ihn«: Die Macht, die mein Bruder Gott nennt, arbeitet mit der Methode von Versuch und Irrtum. Und wenn wir uns als einer der Irrtümer herausstellen sollten, werden wir den Weg des Mastodons und des Megatheriums und aller übrigen mißlungenen Experimente gehen.

Aber das Mastodon und das Megatherium verstanden nichts von Biologie. Der Mensch versteht eine ganze Menge davon – genug hoffentlich, um ein unrühmliches Ende als »mißlungenes Experiment« zu vermeiden. Wenn er das bloße Herumprobieren durch zweckmäßige Vorhaben ersetzen kann, wird er sich Sir Julian Huxleys Bezeichnung »Administrator der Evolution« verdient haben. Auf die eine oder andere Weise wird diese Administration mit der Kontrolle über die genetischen Chemikalien DNS und RNS verbunden sein.

Als Rostand die bevorstehende Synthese der DNS voraussagte, sprach er von einer wirklichen DNS, einer vom Menschen aufgebauten DNS, die alle Atome in der gewünschten Anordnung enthält, um eine bestimmte vorgesehene Art von Individuum zu erzeugen. Die vor kurzem gelungene Synthese von DNS und RNS ist eine viel weniger bedeutsame Leistung. In diesen Fällen verwendeten Wissenschaftler vorhandene DNS und RNS als Ausgangssubstanzen, um weitere DNS und RNS der gleichen Art aus ihren größeren Bausteinen zusammenzusetzen.

Jedesmal, wenn etwas über eine neue Nukleinsäurensynthese bekannt wird, erhebt sich die Frage: Ist es jetzt soweit? Ist das die Schaffung von Leben im Laboratorium? Die Frage kann nur mit Einschränkungen beantwortet werden. Die Antwort hängt davon ab, was man mit Lebenschaffen, mit Synthese meint. Sie hängt davon ab, wie man Leben definiert.

Was bisher geschah, hat zwar Nobelpreisformat vom Standpunkt der experimentellen Wissenschaft, beginnt aber noch nicht einmal, die Erwartungen des uralten Traums (oder Alpdrucks) zu erfüllen: Nämlich ganz von vorn, mit einfachen anorganischen Chemikalien anzufangen und diese ohne Hilfe oder Zwischenschaltung schon vorhandener DNS oder RNS in organische Chemikalien und diese wiederum in lebende Organismen zu verwandeln.

Wird es je möglich sein? Sehr viele Forscher erwarten es. Viele andere glauben – und manche hoffen es sogar –, daß der Mensch nie über diese Fähigkeit verfügen wird.

Dr. Lecomte du Nouy, einer der ersten Biologen, der die Anwendungsmöglichkeiten mathematischer Methoden erkannte und sie verwendete, widmete zahlreiche Seiten seines Buches »Die Bestimmung des Menschen« der Auseinandersetzung darüber, daß es auf Grund der Wahrscheinlichkeitsgesetze lächerlich sei, anzunehmen, daß es zu einer so phantastisch komplizierten biologischen Organisation wie einem Proteinmolekül durch Zufall gekommen sein könne; somit müsse es durch einen Akt der Vorsehung entstanden sein. Vor Jahren, als das Buch erstmalig erschienen war, habe ich zu viele Stunden damit verbracht, mit einem Studienkollegen über die mögliche Schöpfung oder Entstehung des Lebens zu diskutieren. Gleichgültig, welches Märchen jemand von einer evolutionären Entwicklung auftischen möge, so beharrte er, du Nouys Anführung der Tatsachen und der Wahrscheinlichkeit habe über jeden Zweifel hinaus bewiesen, daß nur Gott einen Baum schaffen könne. Der Staub der Erde könne sich *nicht* in die Luft erheben und etwas anderes als eine Staubwolke erzeugen.

Die damals vorherrschenden Theorien von der Entstehung der Gestirne und des Sonnensystems ließen es durchaus nicht unwahrscheinlich erscheinen, daß die Erde ein einzigartiger Planet sei und daß es Leben wie das auf ihrer Oberfläche möglicherweise nirgendwo sonst im Weltall gäbe. Falls dies richtig war, sprach die Wahrscheinlichkeit tatsächlich zugunsten von Lecomte du Nouy. Aber dann wurde über neue Kosmologien gesprochen. Neue Theorien über die Entstehung der Sterne und Planeten schienen glaubwürdiger und Theorien, die es als wahrscheinlich annehmen ließen, daß die Erde durchaus nicht einzigartig war und daß ungefähr erdähnliche Planeten auch von der gleichen Größe und in ungefähr der gleichen Entfernung von ihren jeweiligen Sonnen hundertmillionenfach existieren müßten. Theorien darüber, wie sich die Erde selbst entwickelt hatte, gaben auch zu dem Gedanken Anlaß, daß in einer bestimmten Periode der Erdgeschichte die Oberflächen- und die atmosphärischen Bedingungen für die spontane Entstehung von Leben aus anorganischem Material förderlich gewesen sein müßten.

Im Licht der neuen Ideen wies die Wahrscheinlichkeit nun gerade in die andere Richtung. Als dann die ersten Bestandteile des Planeten theoretisch betrachtet wurden, erschien es auf einmal sehr wahrscheinlich, daß Proteinmoleküle hatten entstehen *müssen*. In der Annahme, daß dies tatsächlich zuträfe, und der weiteren, daß es viele Hunderte von Millionen Planeten wie die Erde im Universum gab, mußte gefolgert werden, daß es Millionen von Orten im Weltall gibt, an denen Leben existiert – einschließlich intelligenten Lebens –, und auch Zivilisationen, die beträchtlich weiter fortgeschritten sind als unsere. Aus diesem Grunde haben zahlreiche Wissenschaftler und ernst zu nehmende Schriftsteller die Möglichkeit in Betracht gezogen, daß wir eines Tages mit Leben aus anderen Welten konfrontiert werden könnten, und sie haben sich Möglichkeiten ausgedacht, auf dem Funkwege die Entfernungen von Lichtjahren, die uns von diesem anderen Leben trennen, zu überbrücken.

Schon 1953, als Dr. Stanley L. Miller noch Doktorand an der Universität Chicago war, füllte er in ein Reaktionsgefäß einige der Stoffe (eine farblose Mischung von Gasen), die nach Ansicht des russischen Theoretikers Dr. Alexander I. Oparin in der urweltlichen Atmosphäre vorhanden gewesen sein müßten. Um die Art von kosmischer Strahlung zu simulieren, die damals geherrscht haben muß, ließ Miller elektrische Funken in dieser Gasmischung überspringen. Daraufhin entstanden organische Verbindungen einschließlich der Art von Bausteinen, aus denen Proteinmoleküle entstehen. Andere Forscher haben diese Versuche weitergeführt – am intensivsten Dr. Sidney W. Fox, Leiter des Instituts für molekulare Evolution an der Universität Miami –, und zwar unter Anwendung verschiedener Methoden, um die vermuteten vorweltlichen Moleküle zu erzeugen, bakterienähnliche Sporen und selbst eine primitive Art Nukleinsäure. Viele Forscher sehen eine Anzahl verschiedener Möglichkeiten, wie in der langen Geschichte der Erde Leben aus dem Nicht-Leben entstanden sein könnte, und haben eine Anzahl von verschiedenen Methoden zur möglichen Synthese des Lebens im Laboratorium vorgeschlagen.

Nehmen wir an, es *gelänge*, Leben künstlich im Laboratorium zu schaffen – und zwar unstreitig Leben nach jedermanns Ansprüchen und Erwartungen. Würde das bedeuten, daß dann der Materialismus die obsiegende Auffassung ist, daß der Spiritualismus unterliegt? Materialismus gegen Vitalismus ist eine alte Streitfrage in der Philosophie. Es hat immer Menschen gegeben, welche die Auffassung vertraten, Leben sei »nichts als« Materie, deren Organisation und Struktur mit all ihren Feinheiten das ergab, was wir Denken, Geist oder Seele nennen. Wer diese Auffassung vertrat, gehörte zu den Realisten. Die Vitalisten dagegen vertraten die Auffassung, über die Materie hinaus müßte es eine Lebenskraft geben, trennbar von, aber vielleicht innewohnend der Materie und sie belebend; und daß ohne diesen Geist, diese Seele oder Lebenskraft die bloße Materie sich niemals als Leben und besonders nicht als menschliches Leben erweisen könne.

Jeder wesentliche neue Fortschritt in der biologischen Forschung scheint immer noch ein weiteres bisheriges Geheimnis des Lebens rein elektrochemisch zu erklären – auf der Basis komplizierter Vorgänge in und zwischen Kombinationen von Atomen und Molekülen. Jeder dieser Fortschritte scheint ein neuer Sieg des Materialismus zu sein. (An der Jahreswende 1967/68 veröffentlichte Dr. Wooldridge ein Buch, in dem er die Auffassung vertrat, die Biologie lasse sich auf Physik und Chemie reduzieren, während Dr. Commoner in einem vom Fernsehen übertragenen Seminar darauf beharrte, die Biologie könne niemals auf Physik und Chemie zu beschränken sein.) Nehmen wir aber an, daß es eines Tages möglich ist, daß leblose Substanzen tatsächlich Schritt für Schritt durch eine künstliche Evolution zu intelligentem Leben erweckt werden. Würde dies ein unbestreitbarer Sieg für die Materialisten sein?

Keineswegs. Der Streit wird dann nur in den Bereich der »unbelebten« Welt verlegt. Wenn Atome elektrochemisch in einer folgerichtigen und unvermeidlichen Weise vereinigt werden können, weil es ihre dynamische Struktur und ihr materieller Inhalt verlangt; wenn sie Moleküle unter bestimmten gegebenen Umständen zu einer bestimmten Substanz vereinigen; wenn Substanzen regelmäßig bestimmte Zusammenlage-

rungen bilden und wenn diese Zusammenlagerungen durch die Kompliziertheit ihrer Organisation biologische Eigenschaften zu zeigen beginnen, dann könnte dies bedeuten, daß schon eine Lebenskraft in den ursprünglichen atomaren Baueinheiten enthalten ist, die wir irrtümlich unbelebt nennen. Ein Stein sieht ziemlich tot aus, aber seine Atome sind unglaublich dynamische Objekte, die vor »Leben« förmlich vibrieren und tanzen, ihre Elektronen springen angeregt von einer Umlaufbahn um den Atomkern auf die andere, und ihre Atomkerne sind geradezu unwahrscheinliche Pakete komprimierter Energie in Übereinstimmung mit Einsteins Formel. So könnte man sagen – und es ist tatsächlich auch schon längst gesagt worden –, daß zwar nicht der Geist allein aus Materie besteht, aber daß die Materie rein aus Geist besteht.
Dr. Loren Eiseley schrieb in »The Immense Journey«: »Ich würde lieber sagen, daß ›tote‹ Materie, aus der diese merkwürdige Landschaft zirpender Grillen, zwitschernder Spatzen und über Rätsel nachdenkender Menschen nach Ansicht der Materialisten bestehen soll, selbst nach eingestandener Meinung auch der treuesten Anhänger dieser Auffassung erstaunliche, wenn nicht fürchterliche Kräfte in sich birgt, und sie könnte wohl, wie Hardy es formulierte, ›nur eine der vielen Masken sein, die das Große Antlitz dahinter trägt‹.«
Angenommen, das Leben auf der Erde habe sich nach gegenwärtiger wissenschaftlicher Ansicht aus unbelebter Materie infolge einer Reihe günstiger kosmischer Ereignisse entwickelt. Wird durch diese Annahme das Leben irgendwie weniger wunderbar? »Ich bin auf meine Affenvorfahren unerschütterlich stolz«, schrieb einst B. M. P. Barbellion. »Es macht mir Vergnügen, mir vorzustellen, daß ich einst ein riesenhafter zottiger Kerl war, der in den Bäumen lebte, und daß ich meinen Körperbau durch geologische Zeiträume hindurch über die Quallen und die Würmer, über Amphioxus, Fisch, Dinosaurier und Affen erhalten habe. Wer würde all diese mit dem bläßlichen Pärchen im Garten Eden vertauschen wollen?«
Manche nehmen diese ganzen Vorstellungen mit Gleichmut auf, da sie sich sagen, wie man es auch nenne, Schöpfung oder Evolution, es sei durch göttliches Eingreifen zustande gekommen. Dieser Gleichmut könnte erschüttert werden, wenn der Mensch das gleiche im Laboratorium vollbringen würde. Müßte diese Erschütterung im Glauben unbedingt erfolgen? Wenn die, nennen wir es göttlichen Chemikalien nach dem göttlichen Rezept gemischt werden, gibt es dann im Endprodukt einen wirklichen Unterschied?
Ein Mensch würde noch immer ein Mensch sein. Oder vielleicht nicht?

Bis zum synthetischen Menschen ist es offenbar noch ein langer Weg. Und die Manipulation der Gene, jene präzise Detailarbeit der vorstellbaren genetischen Chirurgie ist ebenso offenbar eine Aufgabe von überwältigender Kompliziertheit und sicherlich noch viele Lebenswerke schwerster Arbeit aneinandergereiht von uns entfernt. Aber selbst unter Berücksichtigung dieser Umstände ist es durchaus nicht verfrüht, mit dem Überdenken der Schwierigkeiten zu beginnen, in die uns die Fähigkeit, genetische Operationen auszuführen, versetzen wird, weil sich genau die gleichen Schwierigkeiten aus anderen Entwicklungen ergeben dürften, die jederzeit und unvermittelt auf uns zukommen können. Unsere Strukturen der Gesetzgebung und der Gesellschaftsordnung sind bereits zu antiquiert, um auch nur das bewältigen zu können, von dem wir jetzt schon wissen.

Nehmen wir zum Beispiel einen einfachen Vorgang wie die künstliche Besamung. Als die Technik nur in der Tierzucht angewendet wurde[50], zog sie kaum jemand als Methode für den Menschen in Betracht. Als sie dann bei Menschen angewendet wurde, erhob sich einiger Protest, und es wurden erfolglos einige Gesetze vorgeschlagen, welche die eine oder andere juristische Regelung festlegen sollten. Auch heute herrscht bei weitem noch nicht einhellige Zustimmung, wenn eine Frau mit Samenzellen eines Mannes, der nicht ihr Ehemann ist, künstlich befruchtet wird. Trotz dieser fehlenden Billigung durch die öffentliche Meinung kommen die Ärzte im allgemeinen dem Ansinnen nach, wenn ein Ehepaar, das auf andere Weise keine Kinder haben könnte, es ausdrücklich wünscht. »Kinder, die durch künstliche Befruchtung empfangen wurden«, erklärte Dr. Alan F. Guttmacher von der Planned Parenthood Foundation, »bedeuten für die Familien oft mehr als auf normale Weise empfangene Kinder. Diese Kinder wurden *gewünscht* – oft verzweifelt gewünscht.« Dieser Wunsch war und ist tatsächlich so verzweifelt, daß viele Tausende von Kindern in jedem Jahr allein in den Vereinigten Staaten dieser Methode ihr Leben verdanken. Man schätzt, daß bis zu 150000 jetzt lebende Amerikaner ohne künstliche Insemination nie geboren worden wären. Aber trotz der Üblichkeit dieses Verfahrens ist die rechtliche Frage noch so ungeklärt, daß oft die Geburtsurkunde keinen Aufschluß darüber gibt, daß das Kind nicht ein natürlicher Nachkomme des Ehemanns der Mutter ist. Rein juristisch ist es auch kein Wunder.

Dr. Glanville Williams, der bekannte englische Jurist, zitiert einen Fall, in dem der Oberste Gerichtshof der Provinz Ontario in Kanada das Urteil fällte, die künstliche Befruchtung – die in diesem Fall ohne Zustimmung des Ehemanns erfolgte – stelle einen Ehebruch dar. Ehebruch wurde als »die freiwillige Überlassung an eine andere Person von den Fortpflanzungsfähigkeiten oder -möglichkeiten der schuldigen Person« definiert.

50 Um einen Begriff von ihrer gegenwärtigen Verbreitung zu geben: Im Jahre 1960 wurden über sieben Millionen Milchkühe allein in den USA künstlich befruchtet.

Der urteilende Richter ging noch weiter: »Wenn es erforderlich wäre, dies zu tun, würde ich sogar sagen, daß (künstliche Insemination mit Spendermaterial) allein schon ›Geschlechtsverkehr‹ darstellt.« Eine ähnliche Meinung wurde von Dr. Colin G. Clark aus Oxford bei einer wissenschaftlichen Konferenz in London geäußert, der erklärte: »Um zu der Frage der Moral zurückzukehren: Künstliche Befruchtung mittels eines Spenders, der nicht der Ehemann ist, besitzt alle Heimtücke eines Ehebruchs – und ich glaube, daß jeder, der die moralische Bedeutung des Wortes Ehebruch erfaßt hat, zu dem gleichen Schluß gelangen wird.«

Etwas später erklärte ein Richter des Staates Illinois das Verfahren zum Ehebruch, und zwar gleichgültig, ob der Ehemann zugestimmt habe oder nicht – und darüber hinaus befand er, daß das Kind in einem solchen Falle unehelich sei. Damit ergibt sich für Williams die Frage, ob der anonyme Spender der Samenzellen ein Ehebrecher ist. Könnte ihn der Ehemann als Scheidungsgrund benennen? Und könnte sich die Ehefrau eines verheirateten Spenders ihrerseits mit der Begründung scheiden lassen, daß ihr Mann Ehebruch begangen habe? Der Spender wird zwar stets seiner Anonymität versichert, aber könnte der Arzt rechtlich gezwungen werden, seinen Namen zu enthüllen? Da übrigens der Arzt die Samenzellen zu ihrer Wirkung bringt und persönlich und absichtlich für die Schwangerschaft verantwortlich ist, könnte man auch ihn als Ehebrecher ansehen. »Falls nicht ein Arzt, sondern eine Ärztin die Befruchtung vornimmt«, meint Williams, »ergibt sich eine merkwürdige Konstellation.«

Die künstliche Befruchtung wird vom Gesetz weder verboten noch ausdrücklich erlaubt. In den Vereinigten Staaten gibt es, abgesehen von einem Gesetz in Oklahoma aus dem Jahre 1967[51], keine gesetzliche Regelung. Die Öffentlichkeit, einschließlich der Juristen, muß sich unter diesen Umständen so gut wie möglich behelfen. Wenn aber die Fortschritte in der Biologie einen radikaleren Charakter annehmen, wird dieses Sichbehelfen einfach nicht mehr genügen. Der nächste Schritt in dieser Richtung könnte zum Beispiel die Errichtung von Samenbanken sein. Und jede dieser Banken wird mit einer Wagenladung juristischer Probleme belastet sein.

Bei der künstlichen Befruchtung, wie sie zur Zeit durchgeführt wird, hat

51 Während der ausführlichen Debatte, die der Billigung dieses Gesetzes voranging, sagte einer seiner Gegner: »Ich bin der Ansicht, daß Menschen nicht wie Zuchtvieh behandelt werden sollten. Es erniedrigt menschliche Wesen auf das Niveau vierbeiniger Tiere.«
Ein anderer meinte: »Es könnte Gottes Wille sein, wenn ein Ehepaar nicht in der Lage ist, einem Kind das Leben zu schenken.«
Ein weiterer Redner glaubte, das Gesetz klänge »wie eine Art sanktionierten Ehebruches«, während ein anderer davor warnte, Oklahoma könne als »das Schweden der Vereinigten Staaten« bekanntwerden.

das Ehepaar mit der Wahl des Spenders nichts zu tun. Der Arzt handelt gewöhnlich nach eigener Entscheidung. Er wählt einen jungen und gesunden Mann, häufig einen Medizinstudenten, der ungefähr so aussieht wie der Ehemann. Der Spender ist, soweit es sich feststellen läßt, frei von vererblichen Mängeln und Krankheiten und vorzugsweise schon verheiratet und Vater eines Kindes, das normal ist. Der Spender hat keine Ahnung, wer seine Samenzellen erhält, und das Ehepaar weiß nicht, von wem sie stammen. »Unter den Gründen für diese Geheimhaltung«, sagt Glanville Williams, »ist der Wunsch zu nennen, den Ruf des Spenders zu schützen (man denke an die Nachteile für seine Familie, wenn über seine Vaterschaftsabenteuer geklatscht wird!) und die Frau davor zu bewahren, daß sie ihre Zuneigung dem Spender zuwendet[52].«
Das gegenwärtige Verfahren wird von manchen bedauert. Dr. Hermann Muller schien es ein auf beinahe tragische Weise zufallsabhängiger Weg zu sein. Er schlug statt dessen die »Abstimmungswahl« vor, einen Plan, den auch eine Anzahl anderer Forscher, darunter Sir Julian Huxley (der ihn »Präadoption« nannte), verdienstvoll finden. Ein wirklich aufgeklärtes und fortschrittliches Ehepaar würde nach Mullers Ansicht auf die rein egoistische Befriedigung verzichten, die eigenen Erbeigenschaften an seine Kinder weiterzugeben und statt dessen, sobald diese Wahlmöglichkeit besteht, unter den vorrätigen Samenzellen derer wählen, »die in ihrem Leben bewiesen haben, hervorragende Geistesgaben, Veranlagungen und Charakterzüge oder vorzügliche körperliche Eigenschaften zu besitzen«, um ihren Kindern »diejenige Konstitution zu geben, die ihren eigenen Idealen am nächsten kämen«.
Mullers Vorschlag, solche Samenbanken einzurichten, erscheint dank der Entwicklung in England und Frankreich durchführbar, wo einfache und zuverlässige Methoden zur Aufbewahrung menschlicher Samenzellen bei Tiefkühlung, und zwar unbegrenzt lange und ohne erkennbare Schädigung oder Zerstörung, entwickelt worden sind[53]. Vor einigen Jahren führten Dr. Ralph O. Bunge und Dr. Jerome K. Sherman an der Staatsuniversität von Iowa eine umfangreiche Versuchsreihe über das Tiefgefrieren von Tiersamen durch. Als sie sicher waren, daß die

52 In einem Roman, »Test Tube Father«, untersuchte Francis Silvin die seelischen Probleme eines Ehepaars, das sich entschloß, ein Kind mittels künstlicher Befruchtung mit Samenzellen von einem anonymen Spender zu haben. Der Vater leidet an allen möglichen Arten der Eifersucht, und die Mutter wird von Träumereien über den wirklichen Vater des Kindes beherrscht.

53 Der große Durchbruch gelang mittels einer Zufallsentdeckung. Dr. Parkes, hochgeehrt für seine und seiner Kollegen Arbeit am National Institute for Medical Research in London, berichtete später, wie es zu der entscheidenden Entdeckung gekommen war, weil etwas Eiweiß von Hühnereiern und Glyzerin zufällig mit den Testlösungen vermischt wurden. Glyzerin erwies sich als das Mittel zum erfolgreichen Einfrieren von menschlichem Sperma – ohne Zerstörung oder Schädigung der Keimzellen.

Methode nicht nur wirkungsvoll war, sondern auch keine Schäden verursachte, begannen sie, die Methode auch bei menschlichen Samenzellen durchzuführen. Andere sind seither diesem Beispiel gefolgt. Heute leben viele gesunde Kinder als Beweis für die Anwendbarkeit dieser neuen Methode. Es existiert selbst eine Meldung aus Frankreich über eine Biologin, die Jahre nach dem Tod ihres Ehemanns bei einem Autounfall zwei Kinder von ihm zur Welt brachte, nachdem sie sich mit tiefgefrorenem Sperma ihres verunglückten Mannes künstlich befruchten ließ. Dieser Bericht stellte sich zwar als falsch heraus, wäre aber völlig glaubwürdig gewesen. Einer meiner Freunde, der eine Viehzuchtfarm besitzt, sagte mir, einige seiner besten Kühe seien mit Bullensamen erzeugt, der vor über zehn Jahren eingefroren wurde. An der Universität von Michigan führten Dr. S. J. Behrman und seine Mitarbeiter künstliche Befruchtungen bei neunundzwanzig Frauen durch, und zwar mit Sperma, das zweieinhalb Jahre eingefroren aufbewahrt worden war. Er meinte: »Es ist uns gelungen, die männliche Zelle einzufrieren, durch die das Leben über die Jahrhunderte weitergegeben wird. Wir haben alle Gründe, anzunehmen, daß sich die Aufbewahrung beliebig lange fortsetzen läßt.«

Die unmittelbare Zukunft der Aufbewahrung eingefrorenen Spermas dürfte nicht in den großen öffentlichen Lagerhäusern liegen, die sich Dr. Muller vorstellt, sondern in einer Art kleinerer Privatbanken. Manche Männer zeigen die Erscheinung der Oligospermie, einer so geringen Zahl zur Befruchtung fähiger Zellen in der Samenflüssigkeit, daß zu keinem Zeitpunkt genügend Aussicht besteht, eine Befruchtung zu bewirken. Durch Aufbewahren des Spermas im eingefrorenen Zustand könnte jedoch eine solche Ansammlung zur Befruchtung fähiger Samenzellen bewirkt werden, daß ein solcher Mann doch der Vater eigener Kinder werden könnte. Es sind auch andere Fälle denkbar, in denen ein Mann lebensfähige Samenzellen aufbewahren lassen möchte. Es könnte ihm zum Beispiel eine Operation bevorstehen, durch die er unfruchtbar würde – etwa eine Prostataoperation wegen Krebsbefall. Wenn ein Vorrat lebensfähiger Samenzellen von ihm aufbewahrt wird, könnte er nicht wirklich unfruchtbar werden. Oder nehmen wir an, ein Mann müsse seine Familie für längere Zeit allein lassen – vielleicht wegen eines Krieges oder einer langen Reise zu einem der Planeten. In seiner Abwesenheit könnte seine Frau mit ärztlicher Hilfe Kinder, die von ihm selbst stammen, empfangen und auf die Welt bringen. (Ein sehr eifersüchtiger Ehemann könnte befürchten, daß er auf diese Weise seiner Frau einen Freibrief für Untreue verschafft. Auch wenn er seine eigenen Samenzellen zurückgelassen hat, könnten ihm Zweifel kommen, ob die Kinder wirklich von ihm sind. So etwa dürften die Situationen künftiger Eifersuchtsdramen aussehen.)

Nach Mullers Ansicht ist die alte Vorstellung, es sei schön, eigene Kinder zu haben, ein Vorurteil, das zugunsten der größeren Befriedigung aufgegeben werden sollte, zu wissen, daß ein Kind, das man hat, »aus einem wohlüberlegten Tun hervorgegangen und nicht nur die Folge biologischer Reflexe ist«, und daß »es nicht nur unter den besten Umgebungseinflüssen, sondern auch mit den besten Erbanlagen aufwächst, die beschafft werden konnten«.

Auch andere neben Muller haben sich für Spermabanken eingesetzt. So empfahl zum Beispiel der Physiker Ralph E. Lapp dringend, Spermavorräte zu sammeln, »einzufrieren und in bleigepanzerten Kammern in der Art von Fort Knox, die im ganzen Staatsgebiet verteilt sind, aufzubewahren«, damit im Falle einer atomaren kriegerischen Auseinandersetzung genügend ungeschädigtes Sperma erhalten bleibt. Nach Mullers Ansicht würden Spermabanken und die »Abstammungswahl« oder Zuchtwahl allein schon notwendig werden, weil die Schwierigkeit der Probleme, welche die Fortschritte der Wissenschaft mit sich bringen, eine verbesserte Ausgabe des Menschen von heute erfordert, wenn er sie bewältigen soll. »Unsere steinzeitliche physische Konstitution«, erklärte er auf einem Symposium der Ohio Wesleyan University, »wird bei dem Versuch, sich den beispiellosen Komplikationen der Zivilisation und der Welt, wie sie von der modernen Wissenschaft gesehen wird, anzupassen, der Notwendigkeit, brüderlich für drei Milliarden Menschen zu empfinden, und der Verantwortung, Staaten zu führen, ohne mit den enormen Kräften, welche die wissenschaftliche Technik geschaffen hat, Schaden anzurichten, übermäßig beansprucht . . . Wir brauchen bessere Gehirne, die nicht nur tiefer, sondern auch breiter zu denken vermögen, alle mit solchen besseren Gehirnen verbundenen Fähigkeiten und wärmer empfindende Herzen, die dem Menschen ermöglichen, mehr echte Erfüllung in dem Tun zu finden, das der Menschheit im ganzen dient.«

Die öffentlichen Spermabanken, für die sich Muller und Lapp einsetzen, könnten sich in amtlicher Regie auf lokaler Ebene befinden oder der Kontrolle der Nationen unterstehen oder selbst weltumspannend organisiert sein, um den Eltern die größtmögliche Wahl der Spender zu erlauben. Ich selbst habe keine Vorstellung davon, wer mit dem Organisatorischen betraut werden sollte. Vielleicht müßte, wie es Campanella in seiner Utopie »Sonnenstaat« im Jahre 1602 vorschlug, jede Regierung ein Ministerium der Liebe besitzen, das für Eheschließungen und die Fortpflanzung zuständig wäre.

Mullers detaillierter Plan sieht vollständige Unterlagen über jeden Samenspender einschließlich seiner Verwandten und Angaben über ihre Lebensführung vor. Dies stellt eine radikale Abweichung von der bisher üblichen Anonymität der Spender dar. Eine derartige Abweichung würde mit Sicherheit die juristischen und emotionalen Schwierigkeiten, die genannt wurden, noch verstärken. Wenn ein Spender bekannt ist, könnte er dann infolge einer fehlenden anderen gesetzlichen Regelung gezwungen werden, für den Unterhalt des Kindes aufzukommen? Oder könnten seine letztwilligen Verfügungen von Nachkommen angefochten werden, die er gar nicht als Erben haben wollte? Könnte im Falle einer schlampigen Führung der Unterlagen oder durch Unaufmerksamkeit bei deren Nachprüfung die Möglichkeit bestehen, daß jemand ahnungslos eine nahe Verwandte heiratet? Oder gäbe es dann die Gefahr eines unbewußten Inzestes?

Wenn ein junger Mann oder eine junge Frau den »wirklichen« Vater kennt, würde er oder sie dann vielleicht lieber mit ihm in einer echten Vater-Kind-Beziehung stehen als mit dem Vater, in dessen Familie sie wie ein echtes Abstammungskind aufgewachsen sind? Oder könnte die Mutter sich mehr zu dem biologischen Vater ihres Kindes hingezogen fühlen als zu ihrem Ehemann, der einverstanden war, daß sie eine künstliche Befruchtung vornehmen ließ? Sie müßte doch, wenn ihr, wie hier angenommen, der Spender bekannt ist, seine Eigenschaften attraktiv genug gefunden haben, um einverstanden zu sein, ein Kind mit seinen Anlagen auf die Welt zu bringen. Andererseits könnte eine Frau, die weiß, daß sie die Erbanlagen für ihre Kinder aussuchen kann, sich viel freier fühlen, den Mann zu heiraten, den sie liebt, wenn sie sich über die Eigenschaften der Nachkommen gar keine Sorgen zu machen braucht.

Weiter oben wurde eine der Personen in dem Stück »Baby Want a Kiss« erwähnt, die den Verkauf von Prominentensaat vorschlug. Falls die Zuchtwahl üblich werden sollte, könnten Berühmtheiten tatsächlich verlockt sein, ihre Samenzellen zu verkaufen. Wenn sich erst alles einmal so entwickelt hat, dürfte es kaum als verächtlich oder auch nur übermäßig geschäftstüchtig angesehen werden, sondern etwa so wie heute die Empfehlung eines Filmstars, ein bestimmtes Gesichtswasser zu benutzen. In den Vereinigten Staaten verkaufen heute manche Medizinstudenten ihr Sperma für einen Betrag zwischen 10 und 25 Dollar. Warum sollte eine Berühmtheit nicht mehr verlangen? Allerdings könnte es dem Plan Mullers völlig zuwiderlaufen, denn die Schwärmerei für einen Filmstar, Fußballhelden, Popsänger oder sonstigen Tageshelden würde die Höherentwicklung der menschlichen Rasse mitnichten garantieren.

Um die Gefahr lästiger gefühlsmäßiger Verwicklungen oder vergänglicher Schwärmereien zu vermeiden, schlug Muller – der sich vielleicht ungern entsann, daß er eines Tages auch Lenin für einen wünschenswerten Samenspender hielt – vor, daß nach der Eröffnung großer Spermabanken nur Material von Spendern genommen werden sollte, die nicht mehr am Leben und deren Samenzellen mindestens zwanzig Jahre aufbewahrt worden waren. Den Ehepaaren sollte eine vernunftmäßige Wahl durch fachliche Beratung ermöglicht werden. So könnte über Zeit und Raum hinweg eine von Experten beratene Mutter als Vater ihres Kindes einen Hindu-Philosophen, einen skandinavischen Sportler, einen kongolesischen Dichter, einen französischen Astronauten wählen. Manche Biologen, unter ihnen Dr. Medawar und Dr. Berrill, warnen vor zu großen Erwartungen, denn diese Art der Zuchtwahl sei nicht unbedingt mit den gewünschten Ergebnissen verbunden, und die Kinder müßten nicht unbedingt gleich den Vätern werden. »Man kann sich nicht darauf verlassen, daß Künstler wiederum Künstler hervorbringen«, schrieb Berrill, »und auch nicht darauf, daß die Kinder von Astronomen wieder Astronomen werden. Auch die Vererbung allgemeiner Intelligenz läßt sich nicht voraussagen. Ungewöhnlich intelligente Eltern können unterdurchschnittlich begabte Kinder ebenso leicht wie andere Ehepaare haben, während Kinder ungewöhnlicher Begabung jederzeit aus ganz unauffälligen Familien hervorgehen.« Muller behauptet aber, die *Chancen*, besonders gut veranlagte Kinder in die Welt zu setzen, seien besser, wenn man einen entsprechenden Partner auswählt, und ebenso werde die Zuchtwahl bei der menschlichen Fortpflanzung mit der Zeit zu einer allgemeinen Verbesserung der Erbanlagen der Menschheit führen.

Einige Genetiker bestreiten aber selbst dies auf Grund eines paradoxen Phänomens namens Heterose. Jeder von uns erhält jede seiner Erbanlagen nicht durch ein einzelnes Gen, sondern durch ein Paar von Genen. Die meisten Erbkrankheiten sind rezessiv – das heißt, wir erhalten die Krankheit nur, wenn *beide* Gene des Genpaars die Mängel aufweisen. Wenn nur ein Gen des Paars den Mangel besitzt, scheint es dem Empfänger Vorteile in Form »heterotischer« Energie oder Widerstandsfähigkeit zu verleihen. Das bestbekannte Beispiel der Heterose kommt bei der Sichelzellenanämie vor. Ein Paar von Sichelzellen-Genen bedeutet Krankheit, ein einzelnes defektes Gen jedoch nicht: Es gewährt vielmehr einen gewissen Schutz gegen Malaria.

Wegen der Erscheinung der Heterose könnte es sein, daß durch Beseitigung aller »schlechten« Gene auch viele Ursachen menschlicher Widerstandskraft verlorengehen könnten, wobei das paradoxe Ergebnis Menschen wären, die weniger statt mehr gesund sind, und eine menschliche Rasse, die in ihrer Qualität gemindert statt verbessert ist. Bis jetzt aber ist die Heterose mehr eine theoretisch entwickelte Vorstellung als eine einwandfrei bewiesene Erscheinung. Selbst wenn der Beweis für ihre Existenz erbracht wird, werden damit Mullers Vorschläge nicht wirklich widerlegt – Vorschläge übrigens, die sich nicht grundlegend von dem unterscheiden, was Plato in seinem »Staat« empfahl, nämlich

»von den Züchtern von Jagdhunden und Raubvögeln zu lernen... Sie wählen aus der großen Schar diejenigen aus, welche die anderen übertreffen.«
Es läßt sich nicht bestreiten, daß die Züchter unserer Tage es zum Beispiel vermocht haben, wesentlich verbesserte Viehbestände durch künstliche Befruchtung zu schaffen (wobei sie allerdings den größten Teil der Kühe der ganzen Welt um sexuelle Erlebnisse gebracht haben). Die Rinderzüchter waren in der Lage, dieses Ziel zu erreichen, weil sie sich leicht darüber einig werden, was als »Verbesserung« anzusehen ist, nämlich besseres Fleisch, höhere Milchleistung und dergleichen. Falls sich die »Menschenzüchter« ebenfalls einigen könnten, welche Verbesserungen beim Menschen erstrebenswert wären, bestünde kein Grund, warum es nicht gelingen sollte, mit vergleichbaren, etwas grobschlächtigen Methoden dem Menschen mit der Zeit diese erwünschten Eigenschaften in stärkerem Maße, als er sie im Durchschnitt jetzt besitzt, zu verleihen.
Die Möglichkeiten der Zuchtwahl werden noch umfassender sein, wenn die Eizellen-Einpflanzungsmethoden von Dr. Hafez auf Frauen angewendet werden. Dr. James L. Burks von der Universität Chicago ist es gelungen, menschliche Eizellen gefrieren und wieder auftauen zu lassen und sie *in vitro* zu befruchten. Wenn die künstliche Inovulation ebenso leicht möglich sein wird wie die künstliche Insemination und wenn Eizellenbanken ebenso vorhanden sind wie Spermabanken, dann könnten entweder eine genetische Mutter oder ein genetischer Vater oder aber beide für ein vorgesehenes Kind ausgewählt werden. Das aber würde bedeuten, daß nicht nur die Frauen, sondern auch die Männer ihre Ehepartner ohne Bedenken hinsichtlich der Nachkommen auswählen könnten.
Frauen, die bereit wären, mittels Hormongaben bei sich eine Superovulation wie bei den Kühen von Dr. Hafez herbeiführen zu lassen, könnten für viele andere Frauen Eizellen zur Verfügung stellen. Eine unfruchtbare Frau, die sonst niemals hoffen könnte, schwanger zu werden, könnte auf diese Weise doch noch die seelische Erfüllung genießen, Kinder zu bekommen. Eine Frau, deren schweres Herzleiden vielleicht einen Arzt veranlaßt, ihr zu verbieten, Kinder zu haben, könnte durch Abgabe einer ihrer Eizellen eine andere Frau das Kind austragen lassen. Falls die Inovulation ein übliches Verfahren wird, wäre es denkbar, daß sich Frauen als Ersatzmütter ebenso anbieten, wie sie es schon immer als Ammen getan haben.
Für welchen Zweck auch Inovulationen durchgeführt werden, die rechtlichen Fragen würden womöglich noch komplizierter. »Wenn eine Frau ein Kind austrägt, das abstammungsmäßig nicht das ihrige ist«, fragte Jean Rostand, »wer würde dann die wirkliche Mutter sein – die Frau, die das Kind ausgetragen hat oder diejenige, von der die Eizelle stammt?«

Glanville Williams treibt die Schwierigkeit noch eine Stufe weiter. Angenommen, die Mutter A werde künstlich mit dem gefroren aufbewahrten Sperma von einem Spender befruchtet, der nicht mehr am Leben ist, und das befruchtete Ei werde in die Mutter B verpflanzt, die das Kind dann, nach der Schwangerschaft, zur Welt bringt – wer wären dann wohl die Eltern?

Bei Tieren wurden nicht nur Eizellen, sondern ganze Eierstöcke mit Erfolg verpflanzt. Die Nachkommen entsprechen in den Erbeigenschaften demjenigen weiblichen Tier, dem der Eierstock entnommen wurde, und nicht dem Tier, das die Nachkommen ausgetragen hat. Bei manchen Versuchen mit Hunden wurden mangelhafte und verkümmerte Eierstöcke älteren Hündinnen entnommen und schienen sich bei Verpflanzung in gesunde junge Hündinnen auffällig zu verjüngen. Niemand ist sicher, daß eine solche Operation auch bei Menschen durchführbar wäre, wenn auch theoretisch ein Eierstock, da er aus embryonischem Gewebe besteht, wahrscheinlich nicht so vom Körper abgestoßen wird wie andere Arten von Fremdtransplantaten[54]. Wenn es aber durchführbar sein sollte, würde es sowohl die Möglichkeiten als auch die Probleme vermehren.

Es läßt sich mithin noch gar nicht sagen, welche großen Wahlmöglichkeiten die Männer und Frauen eines Tages haben werden, wenn sie, die heute selbst noch Kinder sind, das Alter erreicht haben, in dem sie Väter und Mütter werden können. Natürlich könnten sie sich, vorausgesetzt, beide Partner sind fruchtbar, an die altgewohnte Methode halten. Es könnte aber auch die Frau künstlich mit Spendersamen befruchtet werden. Die Frau könnte aber auch eine reife Eizelle von einer anderen Frau eingesetzt erhalten, die dann durch ihren Ehemann in der herkömmlichen Art befruchtet wird. Oder eine eingesetzte fremde Eizelle könnte künstlich befruchtet werden. Weiterhin könnte, falls bis dahin die Voraussagen von Dr. Hafez eingetroffen sind, eine schon befruchtete Eizelle in den Organismus der Frau eingepflanzt werden. Dieses Ehepaar könnte eine eigene Eizelle und eigene Samenzellen dazu benutzen, das Kind teilweise oder ganz, je nachdem diese Kunst bis dahin verbreitet ist, *in vitro* heranwachsen lassen, oder schließlich fremde Ei- und Samenzellen verwenden und das Kind ebenfalls *in vitro* gedeihen lassen.

Auch wenn wir noch gar nicht die Möglichkeit berücksichtigen, die wohl noch zu phantastisch ist, nämlich Menschen in Gewebekultur zu züchten, wovon wir noch sehr weit entfernt sind, besitzen wir doch

54 Wie in der britischen Juristenzeitschrift »The Solicitors Journal« zu lesen war, erklärte sich ein bekannter englischer Gynäkologe bereit, diese Operation an einer Frau durchzuführen, aber nachdem er von der Medical Defense Union informiert worden war, daß etwaige dadurch ermöglichte Nachkommen als unehelich erzeugt angesehen würden, beschloß er, auf die Operation zu verzichten.

schon Möglichkeiten für die relativ nahe Zukunft, die mit genug Hoffnungen und auch Gefahren verbunden sind. Schon in unserer Zeit sind die meisten Formen menschlicher Beziehungen mit Ungewißheit und Unsicherheit belastet. Uns steht aber eine Zeit bevor, in der Kinder von räumlich getrennten oder gar bereits toten Eltern geboren werden können, in der jungfräuliche Geburten eine relativ gewöhnliche Sache werden können, in der Frauen die Kinder anderer Frauen zur Welt bringen, in der Liebe und Fortpflanzung zwei vielleicht ganz getrennte Dinge sein werden, in der einige wenige begünstigte (oder auf diese Verdienstquelle angewiesene) Männer Väter von Tausenden von Kindern sein werden und andere einer besonderen Erlaubnis bedürfen, auch nur ein einziges Kind in die Welt zu setzen[55]. Kann inmitten all dieser Umwälzungen die Familie herkömmlicher Art – schon heute eine nicht mehr unerschütterte Institution – weiterexistieren? Möchten wir überhaupt, daß sie weiterexistiert? Wenn ja, wie können wir das erreichen? Und wenn nicht, welchen Ersatz hätten wir dann?
Nicht nur die Grundlagen des Familienlebens, sondern viele unserer Gesetze, die Themen von Kunst und Literatur und vieles von unserer Ethik, Moral und sogar Politik beruht auf Voraussetzungen, die seit undenklichen Zeiten als selbstverständlich galten. Diese Voraussetzungen bedürfen bald einer Überprüfung.

Der Charakter der menschlichen Beziehungen muß gründlich untersucht – und, so denken manche, wiederhergestellt – werden, wenn es uns gelingen soll, sinnvollen Gebrauch von den neuen Möglichkeiten zu machen, die uns die Wissenschaftler als Ergebnis ihrer Erforschung des vorgeburtlichen Zustands an die Hand geben werden.

Es ist uns bewußt, daß schon vor der Verwirklichung dieser Möglichkeiten die menschlichen Beziehungen in unserer Zeit instabil und unzuverlässig geworden sind, und zwar in dem Maße, daß viele Verhaltensforscher mit Nachdruck davon sprechen, wie wünschenswert es sei,

55 Dr. Francis H. C. Crick, Cambridge, stellte in einer Diskussion über Eugenik und Genetik die Frage: »Haben die Menschen überhaupt das Recht, Kinder zu haben? Es wäre nicht schwierig für eine Regierung, den Lebensmitteln etwas zuzusetzen, so daß niemand Kinder haben könnte. Dann könnte vielleicht – dies ist hypothetisch – eine andere Substanz zur Verfügung gestellt werden, welche die Wirkung der ersten aufhebt, und nur Menschen, welche die Erlaubnis haben, Kinder in die Welt zu setzen, würden diese zweite Substanz erhalten. Das ist gar nicht so weit hergeholt, daß man nicht darüber zu sprechen braucht. Herrscht wirklich die allgemeine Ansicht, daß Menschen das Recht haben, Kinder zu zeugen? ... Ich glaube, wenn wir den Menschen die Überzeugung beibringen könnten, daß es nicht allein ihre Angelegenheit und eine reine Privatsache ist, Kinder in die Welt zu setzen, dann wäre dies schon ein enormer Fortschritt.«

menschliche Beziehungen überhaupt herzustellen. Diese Äußerungen entstanden auf Grund von immer gründlicheren Arbeiten mit Gruppen normaler Menschen, ganz einfacher Menschen, die weder psychiatrisch behandelt werden noch glauben, daß sie eine solche Behandlung nötig hätten, und an denen beobachtet wurde, daß die meisten menschlichen Beziehungen – in den Worten von Dr. Farson – »erschreckend oberflächlich« sind. Verschlossene Personen haben es entsetzlich schwer, in Beziehungen mit anderen Menschen zu treten, selbst mit ihren engsten Freunden und Bekannten, selbst mit (oder *besonders* mit) Mitgliedern ihrer eigenen Familien. Sie sprechen natürlich. Sie »stellen sich dar«, gegenseitig. Sie spielen Rollen verschiedener Art. Aber sie erreichen einander fast nie in einer tiefen, wesentlichen Art auf einer Ebene argloser menschlicher Intimität. Die meisten Menschen versuchen bewußt, andere Menschen auf diese Art zu erreichen, aber bei ihren zögernden Versuchen gelingt es ihnen nicht, den Weg zwischen den abweisenden Schranken hindurchzufinden. Viele fürchten, durch das Bloßlegen ihrer echten Empfindungen verletzlich zu werden – manchmal sogar verletzbar durch das eigene Tun. Aber die Psychiater glauben, daß jeder Mensch, ob er es weiß oder nicht, nach solchen »menschlichen Grunderlebnissen« hungert, da er ohne sie niemals die volle Menschlichkeit erlangen kann. »Millionen von Amerikanern«, sagt Farson, »haben niemals in ihrem ganzen Leben einen Augenblick menschlicher Intimität mit einem anderen menschlichen Wesen erlebt und werden ihn niemals erleben – diesen einen Augenblick, in dem sie ehrlich, aufrichtig und echt sie selbst sein konnten... Wir brauchen neue Konzepte für unser Leben, die eine gefühlsmäßige Intimität ermöglichen, die sie ermutigen – nicht erzwingen, aber anregen... Es wird unsere Aufgabe als Fachleute sein, Situationen oder Bedingungen herbeizuführen, in und unter denen sich die Menschen in einer segensreichen Weise begegnen können – oder bei denen sie sich tief persönlicher Erfahrungen erfreuen können.«

Eine der bekannteren Versuchsmethoden dieser Art besteht darin, kleine Gruppen von Menschen, die sich gewöhnlich noch nie zuvor begegnet sind, für ein langes Wochenende der Gespräche in einer künstlich herbeigeführten (d.h. im Gegensatz zur natürlich sich ergebenden) Situation zusammenzubringen. Unter verschiedenen Namen besteht schon eine ganze Anzahl auf verschiedene Weise organisierter »Begegnungsgruppen«, manche nur für einmal gedacht, andere Dauereinrichtungen. Einige werden von Forschungseinrichtungen wie dem Western Behavioral Sciences Institute in La Jolla, Kalifornien, gefördert, andere von Handelsfirmen wie dem Human Development Institute, Atlanta, das vor kurzem von Bell & Howell übernommen wurde. Viele dieser Gruppen stehen in Erfahrungsaustausch durch das National Training Laboratories' Institute for Applied Behavioral Science in Washington. Die Teilnehmer an solcher Gruppenarbeit sind zuerst etwas mißtrauisch, werden aber bald aufgelockert und sprechen dann über sich selbst und andere mit einer Art von Aufrichtigkeit und Zuversicht, die sie selbst überrascht. Zuletzt sind sie einander sehr nahegekommen, und oft gestehen alle Teilnehmer ein, daß sie zum erstenmal im Leben andere auf rein menschlicher Basis erreicht haben und selber von anderen erreicht worden sind. Fast jeder Teilnehmer hat späterhin mit einer Zufallsbekanntschaft, etwa einem Mann, der einfach zufällig neben ihm im Flugzeug saß, freier und offener sprechen können, als er es jemals mit einem Berufskollegen oder nächsten Nachbarn zu tun gewillt oder fähig war, den er fast jeden Tag sieht. Aber selbst diejenigen, denen diese psychologischen Möglichkeiten bekannt sind, werden überrascht davon, wie weit dies in einer solchen Begegnungsgruppe gehen kann. Menschen, die entdecken, wie sie diese Art seelischen Kontakts mit Fremden in kürzester Zeit erreichen können, empfinden es als tragisch, daß sie es in ihrer häuslichen Situation gegenüber denen, die sie lieben – oder einst liebten – nicht vermögen.

»Eines der zufriedenstellendsten Übereinkommen, die in unserer gesellschaftlichen Entwicklung existieren«, sagte einmal der Anthropologe Dr. Robert Briffault, »ist, daß ein Mann und eine Frau, die sich zueinander hingezogen fühlen, sich wie selbstverständlich einigen, ihr künftiges Leben miteinander zu teilen. Es handelt sich aber um ein Übereinkommen, für dessen Erfolg nicht schon unsere natürlichen Instinkte sorgen... Die Hauptbedingung für den Erfolg einer Ehe ist, daß die Beteiligten wissen, worauf es ihnen ankommt.«

Wird es fortgesetzt unterlassen, sich mitzuteilen, dann türmt sich in einer Ehe eine bedrohliche Wolke gegenseitiger Unterdrückung, Abneigung und des Unglücklichseins auf. Das ist einer der Gründe, warum es so viele Scheidungen gibt, und wahrscheinlich wären sie noch häufiger, wenn sich nicht viele Leute so viel Mühe gäben, die Ehe dennoch aufrechtzuerhalten. Leider ist häufig das, was sie dabei erreichen, nicht mehr als eine ungefähre Annäherung an ein gerade noch erträgliches Zusammenleben, bei dem sich beide Teile gleichzeitig gefangen und isoliert fühlen. Überall sehen wir Männer und Frauen, die füreinander unerreichbar geworden sind und sich bemühen, wenigstens ihre Kinder noch seelisch zu erreichen – Kinder, die aber unterdessen immer weniger erreichbar geworden sind, da »Werte« aller Art immer nebelhafter und immer weniger weder durch Appelle an Tradition noch durch Vernunftgründe zu rechtfertigen sind.

Das Versagen bei der Verständigung und das gleichzeitige Versagen der Wertmaßstäbe der Erwachsenenwelt sind sicherlich einige der Hauptgründe für die vielberedete Kluft zwischen den Generationen, die, wie angenommen wird, in den letzten Jahren tiefer als je zuvor geworden ist. Es ist schon für Eltern mit Selbstvertrauen und in einer gefestigteren Zeit schwierig, das, was herkömmlich als ihre überlegene, auf Erfahrung begründete Weisheit angesehen wird, ihren heranwachsenden Kindern in einem Entwicklungsstadium zu vermitteln, wenn diese sich irrtümlich als erwachsen zu fühlen beginnen, weil ihre Muskeln, ihre Stimmlage und die äußerliche Entwicklung ihrer Geschlechtsmerkmale sie annehmen läßt, auch ihre eigenen Wertmaßstäbe und ihre Urteilskraft seien schon die von Erwachsenen. Wie aber soll man in einer chaotischen Zeit wie der unsrigen Halbwüchsigen durch Vernunftgründe beibringen, sich »anständig zu verhalten« – was immer das sein mag – oder gar, warum sie dies tun sollten? Viele der mehr oder weniger charmanten jungen Tagediebe geben offen zu, daß sie manche der befremdlichen Dinge, die sie tun – wie das Tragen schlampiger Kleidung oder absurder Frisuren –, hauptsächlich deshalb tun, weil sie wissen, daß es ihre Eltern beunruhigt. Die moralische Relativität in unserer ungefestigten Gesellschaft vertieft jede Verwirrung, beschwert jede Unsicherheit noch weiter und macht jede Verständigung noch schwieriger, besonders wenn das, worüber eine Verständigung erzielt werden sollte, selbst so vieldeutig geworden ist. Paul Goodman meint, »vielleicht bestehen überhaupt keine Verständigungsschwierigkeiten. Es könnte sein, daß das, was dem jungen Menschen klar mitgeteilt wurde, für ihn unannehmbar ist.«

Ein Komplex verwirrter Auffassungen, der die Generationen der Eltern und die der Kinder in fast gleicher Weise beunruhigt, ist die Übergangssituation unserer Einstellungen zur Sexualität. »Wenn wir den Anstoß zur Überwindung der Prüfungen und Hindernisse dieser schwierigsten Periode in der Geschichte geben wollen«, schrieb Dr. Margaret Mead in »Mann und Weib«, »muß dem Menschen eine so verlockende Zukunftsaussicht geboten werden, daß ihm kein Opfer zu groß erscheint, um den Weg dahin fortzusetzen. In jenem Bild der Zukunft ist das Ausmaß, in dem Männer und Frauen sich mit ihren Körpern vertraut fühlen können, und die Vertrautheit ihrer Beziehungen mit ihrem eigenen und mit dem anderen Geschlecht von äußerster Wichtigkeit.«

Eine der am massivsten eintretenden Veränderungen in der Zeit des Heranwachsens des Menschen ist die rasche Entwicklung der sexuellen Eigenschaften, des ganzen Spektrums psychophysiologischer Geschehnisse, durch die einem Jungen bewußt wird, daß er sich in einen Mann, und einem Mädchen, daß sie sich in eine Frau verwandelt. Das Bewußtwerden, Geschlechtsorgane zu besitzen, sowie andere körperliche Veränderungen sind von den ersten starken und oft verwirrenden Regungen sexuellen Verlangens begleitet. Obwohl Kinder von heute von Sex in jeder Form umgeben sind, ja förmlich damit getränkt werden, besteht ein ernstlicher Mangel an zuverlässiger Information und Leitung, die zum neutralisierenden Verstehen erforderlich wären. »Sie werden eingeengt«, schrieb Paul Goodman, »durch inkonsequente Regeln, leiden unter übermäßigen, auf sie einstürmenden Reizen und ungenügender Entspannung und werden von sexuellen Vorstellungen so beherrscht, als wäre es das Wichtigste im Leben.« Sie brauchen Hilfe, sie wissen, daß sie die Hilfe brauchen, und sie wollen sie. Sie hungern, meint Dr. Mary S. Calderone, Leiterin des Sex Information and Education Council of the United States (SEICUS), »nach offener und ehrlicher Aussprache, nach offener und ehrlicher Information und ganz besonders nach offenen und ehrlichen Gefühlen auf der Seite der Erwachsenen.« Leider scheinen Eltern zu offener und ehrlicher Aussprache nicht fähig zu sein, auf diesem Gebiet noch weniger als auf anderen Gebieten. Die Ereignisse sind für sie zu schnell gewesen.

Zum heutigen Zeitpunkt, lange ehe die heute noch absurd erscheinenden Möglichkeiten, die weiter oben erörtert wurden, Wirklichkeit geworden sind, genügt es, wenn wir uns flüchtig umsehen, um einen Begriff davon zu bekommen, welche verblüffende Wandlung in unserer Einstellung zur Sexualität eingetreten ist. Es ist schwer geworden, zu sagen, was »normal« ist und was nicht mehr. Alle möglichen Verhaltensweisen, die noch vor wenigen Jahren als falsch oder zumindest als fragwürdig galten, erscheinen jetzt vielen Leuten annehmbar. Über sexuelle Dinge wird viel offener gesprochen, und zweifellos erfolgt auch die sexuelle Betätigung ungehemmter als früher. Empfängnisverhütende Mittel sind leichter und bequemer zu beschaffen, und durch die Fortschritte der Medizin sind die Geschlechtskrankheiten anscheinend leichter zu heilen – wenn auch die Zahl der Erkrankungen unter den jungen Leuten noch mehr zuzunehmen scheint. Im wissenschaftlichen Laboratorium wird die sexuelle Betätigung klinisch untersucht und nicht nur mit Meßinstrumenten verfolgt, sondern auch mit Farbaufnahmen und mit der Filmkamera festgehalten; für diese Zwecke, die medizinische Forschung auf diesem von ihr bisher vernachlässigten Gebiet, ist es völlig legal, daß Frauen und Männer verschiedenen Alters allein oder mit Partnern, mit oder ohne Zuhilfenahme von Instrumenten sich sexuell betätigen und sogar eine bescheidene Entschädigung dafür erhalten.

In den amerikanischen Colleges, in denen ein zärtlicher Gutenachtkuß zwischen Jungen und Mädchen einst als etwas verrucht galt, ist der voreheliche Liebesverkehr wenn auch nicht zu einem gewöhnlichen Zeitvertreib, so doch zu einer Tatsache geworden, die kaum noch als Skandal angesehen wird[56]. Im Zusammenhang mit einigen amerikani-

56 Falls es nicht mehr bekannt sein sollte: Noch 1960 entließ die Universität von Illinois einen Biologieprofessor, der angedeutet hatte, für voreheliche sexuelle Beziehungen könnte es eine ethische Rechtfertigung geben.

schen Hochschulen haben sich Klubs für freie Liebe formiert, die Nacktpartys veranstalten und von denen manche immerhin so organisiert sind, daß ein Klubvorstand gewählt wird und Mitgliederkarten ausgegeben werden. (Ähnliches wird von Japan und Österreich berichtet.) »Von allen Seiten wirken erotische Reize auf uns ein und überschütten junge Leute aus jeder möglichen Quelle«, meint Dr. Calderone, und Dr. Lester A. Kirkendal, ein Professor für präventive Medizin, verweist auf die neue »Freiwahlsituation«, der sich die Heranwachsenden zunehmend ausgesetzt sehen. Selbst Henry Miller, der sonst nicht Zimperliche, grollte vernehmlich, daß dieses schon zu weit gehe.

Jedermann scheint sich zu bemühen, mit den ganz Jungen mitzuhalten. Ob wirklich eine so enge Beziehung, wie anzunehmen ist, zwischen dem Benehmen in der Öffentlichkeit und dem privaten Tun besteht, läßt sich nicht mit Sicherheit feststellen. Es könnte zum Beispiel durchaus sein, daß die sexuell erscheinenden Hüftbewegungen moderner Tänze in Wirklichkeit nur ein ganz harmloser jugendlicher Überschwang sind. Wenn wir aber Frank Zappa glauben können, der es als Bandleader einer der bekanntesten amerikanischen Gruppen, der »Mothers of Invention«, wissen müßte, dann ist »das Ausmaß der Hingabe an die heutige Musik ganz erstaunlich. Ein Beispiel: die ›Groupies‹. Diese Mädchen, die ihr ganzes Denken und Fühlen auf Pop-Musik richten, haben das Gefühl, ihr persönlich verpflichtet zu sein, so daß sie ihr das Höchste opfern, das sie zu bieten haben. Sie bieten ihren Körper der Musik oder deren nächsten erreichbaren Vertreter, dem Pop-Musiker. Diese Mädchen gibt es überall. Sie sind eines der erstaunlichsten und auch erfreulichsten Ergebnisse der sexuellen Revolution.« Das Aufgeben sexueller Hemmungen scheint auch nicht auf Typen wie »Groupies« beschränkt zu sein. Bei einer öffentlichen Sitzung in New York sagte ein weiblicher Teenager vor einer mehrere Hunderte umfassenden Zuhörerschaft, von denen die meisten beruflich mit der Erforschung der sexuellen Einstellung von Teenagern zu tun hatten: »Sie können doch einem sechzehn- oder siebzehnjährigen Mädchen den Verkehr nicht verbieten. Sie richtet sich sowieso nicht danach.« Wenn man auch annehmen möchte, daß die Ansicht dieses Mädchens nicht typisch für amerikanische Teenager ist, so muß man doch zugeben, daß eine überraschende Anzahl Jugendlicher zu ähnlich ungenierten Bemerkungen in der Öffentlichkeit bereit ist. Eine Untersuchung der Yale-Universität über Sex unter Teenagern ergab, daß in dem Jahr, in dem die Untersuchung durchgeführt wurde, je eines von sechs Mädchen im Staat Connecticut im Alter von 13 bis 19 Jahren unehelich schwanger war[57]. Für Mädchen unter 13 Jahren

57 Das Zahlenverhältnis 1 : 6 – berechnet nach Ermittlungen an einem als repräsentativ angesehenen statistischen Querschnitt der Bevölkerung – stieß auf Unglauben, als die Gesundheitsbehörde des Staates Connecticut dieses im Jahre 1966 bekanntgab.

wurden keine Zahlen ermittelt. Aber die Hersteller von Pop-Musikplatten erotischen Charakters, Liebesschnulzen und dergleichen geben zu, daß sie bereits glänzende Erfolge mit Titeln hatten, die auf den Absatz bei Vier- bis Zwölfjährigen abzielt. Nach Fans bei den Teenagern jetzt auch noch Fans bei den Jüngsten?
Selbst vor dieser sexuellen Revolution gab es Probleme genug in den persönlichen Beziehungen. Ein chronisches Versagen bei der »Kommunikation« führt zwangsläufig zu einem nagenden Gefühl der Unzufriedenheit und Unsicherheit, um die harmloseste Folge anzunehmen. Es bedarf nur wenig mehr – wie der vorherrschenden freieren Auffassungen in bezug auf das Sexuelle –, und man gelangt schon zu allen Verwirrungen und tieferen Unsicherheiten, die so um sich gegriffen haben. Zuverlässige Normen der Treue sind immer schwerer zu verwirklichen. Wie sollen Ehepaare sie auch nur für sich selbst festlegen, und zwar mit überzeugender Gültigkeit, ganz zu schweigen von Grundsätzen, die sich auf andere Menschen anwenden lassen? Und wenn sie selbst so unsicher sind, was sollen sie dann ihren heranwachsenden Kindern mit auf den Weg geben, wie ihnen glaubwürdig erscheinen?
In einer Gesellschaft, in der wir mit solchen veränderlichen Auffassungen über die Sexualität leben, in der die Großeltern gewöhnlich einen so entfernten Wohnsitz haben, daß ihre Enkel sie kaum kennen, in der so ein hoher Grad von geographischer Beweglichkeit besteht – die Väter reisen viel, und die Familien ziehen oft um, und nicht nur innerhalb einer Stadt –, muß man kein Weiser sein, um festzustellen, daß in dieser Periode der amerikanischen Sozialgeschichte die Institutionen der Ehe und der Familie ernstlich bedroht sind.
Es ist sicherlich nicht wünschenswert, eilends in das alte Gefängnis des Puritanismus und der strengen Zensur zurückzukehren, in dem alles Sexuelle etwas Verheimlichtes und Schmutziges war. Auch die endlich in Angriff genommenen sexualwissenschaftlichen Forschungen – der Kinsey-Gruppe, von Masters und Johnson und einer Anzahl anderer – sind nicht zu verurteilen, denn es wurde Zeit, daß wir zuverlässige Informationen über sexuelle Dinge erhielten, um die falschen Vorstellungen zu bekämpfen. Zwei Soziologen der Universität von Indiana, Dr. John Gagnon und Dr. William Simon, beklagen die Tatsache, daß so viele

Fachleute wiesen aber darauf hin, daß dies mit in vielen anderen Staaten ermittelten Zahlen übereinstimmte, und manche Statistiker meinten, das Verhältnis 1 : 6 sei noch zu niedrig, weil (1) wahrscheinlich die Zahl der Mädchen, deren Schwangerschaft durch Abtreibung beendet wurde, nicht vollständig erfaßt ist; (2) unverheiratete Mütter, die sich als Ehefrauen ausgaben und einen Mann als Ehemann und Kindesvater erfanden, nicht erfaßt wurden, und (3) ferner diejenigen Mädchen nicht erfaßt wurden, die ihre Kinder in anderen amerikanischen Bundesstaaten zur Welt brachten, aber in Connecticut schwanger geworden waren.

Menschen, die entschieden für die sexualkundliche Unterrichtung von Kindern und jungen Menschen eintreten, die Art von Forschung gar nicht gutheißen, die uns das nötige Wissen verschafft, um den jungen Menschen diese Unterweisung erteilen zu können. Dieser Zustand der moralischen Unsicherheit belastet die Familie zusätzlich und beschleunigt den bereits begonnenen Abbauprozeß.

»Wie ist die gegenwärtige Situation der Ehe und der Familie?« fragte der kluge Anthropologe Dr. Bronislaw Malinowski in einem Rundfunkvortrag der BBC im Jahre 1931. »Die herkömmlichen Moralbegriffe und der gesetzliche Rahmen des Familienlebens unterliegen beunruhigenden Veränderungen. Es besteht eine Krise der Ehe, über die viel gesprochen wird. Zu ihrer Beruhigung möchte ich gleich hinzusetzen, daß mehr davon gesprochen wird, als an Krise tatsächlich vorhanden ist.«

Wir können leicht darüber lächeln und uns trösten. »Seht doch«, könnten wir sagen, »es geschieht in jeder Generation. Was Malinowski 1931 sagte, gilt wahrscheinlich auch heute. Belustigte er sich nicht selbst über die Voraussagen von Professor J. B. Watson und seiner Behavioristen, die scheinbar mit Wonne erklärten, mit der Institution der Ehe ginge es zu Ende?«

In Übereinstimmung mit Malinowski erklärte fünfundzwanzig Jahre später Dr. Ashley Montagu mit Entschiedenheit: »Der biologisch normale Zustand der biologischen Grundeinheit der Menschheit ist die Familie aus Eltern und Kindern, und wir können ganz sicher sein, daß nichts diese Tatsache nachhaltig ändern wird. Da die Familie auf der Ehe beruht, ist es ebensogut möglich, die Beständigkeit dieser Einrichtung vorauszusagen.«

Aber die Einstellung zu sexuellen Problemen war damals nicht den gleichen großen Umwälzungen unterworfen wie in den Jahren seither, und die Wandlungen in moralischer Hinsicht haben sich bei gleichbleibendem Vertrauen in die relative Unveränderlichkeit dessen vollzogen, was wir zusammenfassend als »Zeugung und Geburt« zu bezeichnen pflegen. Wenn aber das Neue auf diesen Gebieten, nunmehr in absehbarer Zeit absolut veränderlich geworden, sich auszuwirken beginnt, welche noch größeren Wandlungen in der Moral werden sich dann einstellen?

Die moralischen Sanktionen der Religion dienten einst als ausreichende Richtschnur für die meisten Menschen. Aber immer mehr Menschen als früher haben die Botschaft der Religion nicht empfangen, und selbst Theologen und Geistliche geben jetzt schweren Zweifeln Ausdruck, die sie über die Grundlagen dieser religiösen Prinzipien haben, und sie suchen mit großem Eifer neue Gründe für die alte Haltung. Es scheint sogar eine gewisse Bereitschaft zu geben, auf herkömmliche Einstellungen zu verzichten, wenn die Gründe dafür nicht mehr überzeugend erscheinen.

Im Jahre 1966 ernannte das Britisch Council of Churches einen Ausschuß unter dem Vorsitz von Rev. Kenneth Greet mit dem Auftrag, einen Bericht mit Empfehlungen über den gegenwärtigen Stand von Sexualität und Moral zu erarbeiten. Als der Ausschuß diesen Bericht erstattete, waren viele erschrocken. Unter wesentlicher Lockerung der traditionellen Einstellung erklärte der Ausschuß, daß nicht unbedingt alle Fälle vorehelichen Verkehrs oder des Ehebruchs zu verurteilen wären. Außerdem forderte er für unverheiratete junge Leute Aufklärung über Empfängnisverhütung und verlangte eine großzügigere Haltung gegenüber Abtreibung und Homosexualität. In einem Beitrag in »Redbook« zitiert Ardis Whitman einen jungen Geistlichen, der zu den Studentinnen eines amerikanischen College sagte: »Die Sexualität ist eine Angelegenheit der Lebensfreude und absolut nicht an Vorschriften gebunden.« Ein Theologe der Episkopalkirche äußerte: »Wenn die Menschen glauben, außereheliche sexuelle Beziehungen seien kein Unrecht, dann ist es auch keins.« Dr. Gibson Winter, Professor für Ethik und Gesellschaft an der Theologischen Fakultät der Universität Chicago, erklärte: »Persönliche Verantwortung wird sich zur Grundlage aller Moral des Sexuellen in unserer Zeit entwickeln.« Das soll nicht heißen, daß diese neue Einstellung die alte religiöse Haltung – an der die meisten Gläubigen festhalten – verdrängt habe, aber sie ist genügend verbreitet, um vielen Laien das Gefühl zu geben, daß sie über ihr Verhalten in sexuellen Dingen selbst entscheiden können. Das kann ganz gut und heilsam sein, aber wenn ein einfacher Mann oder eine einfache Frau Halt sucht und die Gottesfurcht nicht ausreicht, was soll dann die Richtschnur sein?

Wir haben schon einige weltliche Arten der Furcht erwähnt, die immer bestanden haben und selbst bei den Nichtreligiösen Abschreckung vor Untreue und Promiskuität bewirkten: die Furcht vor Geschlechtskrankheiten, die Furcht, eine Schwangerschaft zu verursachen oder schwanger zu werden, und die Furcht, daß es entdeckt wird und gesellschaftliche Mißbilligung findet. Eine andere Hemmung war schon die bloße Unbequemlichkeit – die Lästigkeit, einen Ort zu finden, an dem man sich zurückziehen kann, und die Umständlichkeit der empfängnisverhütenden Maßnahmen.

Natürlich wissen wir, daß weder Befürchtungen noch Unbequemlichkeiten jemals wirksame Hindernisse waren. Nehmen wir an – wir haben dazu alle sachliche Berechtigung –, eines Tages würden die Geschlechtskrankheiten überhaupt keine Gefahr mehr bedeuten und die Empfängnisverhütungsmethoden seien so billig und einfach anzuwenden, daß jede Furcht vor unerwünschter Schwangerschaft gänzlich ausgeschaltet wäre. Wenn aber auf diese Weise die physiologische Immunität gesichert ist, können wir auch annehmen, daß mit weiterer Änderung der

Einstellungen auch soziale Immunität besteht, d.h., wenn es kein Geheimnis bleibt, macht sich niemand etwas daraus. Es gäbe sogar keinen Grund mehr für die Heimlichkeit des Tuns. Die völlige Ungeniertheit und Offenheit in sexuellen Dingen könnte ihnen natürlich vieles von dem erotischen Flair nehmen, das jetzt noch vorhanden ist – mit der Gefahr, daß die ganze Angelegenheit schrecklich langweilig wird.

»Wie eng auch die menschliche Sexualität an biologische Vorgänge gebunden sein mag«, meinen die Wissenschaftler Gagnon und Simon, »sie ist auch der Formung durch das Soziokulturelle in einem Maße unterworfen, in dem sie von wenigen anderen Formen menschlichen Verhaltens übertroffen wird.« Sie geben zu verstehen, daß »alles menschliche Sexualverhalten ein vorgeschriebenes Verhalten« ist – d.h., unsere Einstellung zu sexuellen Dingen ist uns nicht angeboren, sondern wird durch die Gesellschaft gelehrt. Man erinnert sich der unverfänglichen sexuellen Freiheit in der »Schönen neuen Welt«. In einem etwas neueren Roman, »The Harrad Experiment«, beschreibt Robert H. Rimmer recht überzeugend die Leichtigkeit, mit der eine Gruppe von Collegestudenten die alte Moral aufgibt, um sexuell völlig frei in einer Umgebung zu leben, in der niemand etwas dabei findet. Aber auch etwas ältere Menschen können sich solchen neuen Verhaltensweisen offenbar anpassen, denn es gibt schon einige Zeit Frauentauschklubs. Dr. Albert Ellis, Leiter des Institute for Rational Living in New York, hat die Meinung geäußert, daß selbst für glücklich verheiratete Menschen, die sonst nicht zur Promiskuität neigen, ein gelegentliches außereheliches Erlebnis eine bereichernde Erfahrung sein könnte, falls sie charakterlich reif und sicher genug sind, damit fertig zu werden. Unter sich ändernden Umständen könnten wir alle entdecken, daß wir auf einmal in einem ganz anderen moralischen Milieu leben.

Für jeden Mann und jede Frau, die in dieser veränderten moralischen Umgebung leben, dürften sich die Gelegenheiten für sexuelle Abenteuer offenbar vermehren, wenn auch durch diese Vermehrung der Gelegenheiten der Reiz des Abenteuers vermindert wird. Für jeden Ehemann und jede Ehefrau mit entsprechenden Neigungen mag die Versuchung zur Untreue überwältigend sein. Diejenigen, die sich nicht versucht fühlen, aber von eifersüchtigen Regungen nicht verschont bleiben, könnten immer unruhiger werden, je mehr ihnen klar wird, daß der Ehepartner nicht mit gleichem Erfolg den Versuchungen widersteht. Ein eifersüchtiger Mann oder eine eifersüchtige Frau besitzt gewohnheitsmäßig wenigstens die Sympathie der Freunde. Eines Tages aber könnten sie feststellen, daß die meisten ihrer Freunde es für absurd halten, zu erwarten, daß irgend jemand treu ist. Die Wirkung all dieser Umstände kann natürlich im Einzelfall verschieden sein, im Fall aber einer schon brüchigen Ehe können sie dieser den Rest geben.

Wenn an die Stelle der alten Ängste neue Freiheiten treten, werden dann die Fundamente der Treue zertrümmert? Wird die Treue ein überholter Begriff? Falls Sex außerhalb der Ehe in Ordnung ist, was geschieht dann mit der Ehe selbst? Heiraten wir dann aus Liebe, um nicht allein zu sein, aus Sicherheitsbedürfnis? Sind dies bleibende Grundlagen? Oder sollten wir bereit sein, Partner zu wechseln, wenn einem von beiden der Gedanke kommt, es sei Zeit für Abwechslung? Sind die rechtlichen Bindungen durch die Eheschließung Unsinn? »Ehen«, schrieb Henry Miller in »Esquire«, »werden im Himmel geschlossen, und sie werden im Himmel gelöst, und dann sind sie vorbei! Sie dauern nur so lange, wie Schönheit, ein Wert und eine Wirklichkeit in ihnen enthalten sind.«

Wäre es dann ideal, eine Ehe nur als persönliche Vereinbarung, ohne Rechtsfolgen und Zeremonie, als ein freundschaftliches Abkommen wie zum Beispiel die Beziehung zwischen Jean-Paul Sartre und Simone de Beauvoir zu schließen? Selbst Dr. Mead weist auf die großen Gefahren hin, die mit einer lebenslangen Ehe besonders in den Vereinigten Staaten verbunden sind, wo die Ehen mit großen romantischen Erwartungen geschlossen werden. »Das Ideal ist so hoch«, schreibt Dr. Mead, »und die Schwierigkeiten sind so zahlreich, daß hier entschieden eine Form des amerikanischen Lebens vorliegt, die eine sehr strenge Überprüfung des Verhältnisses zwischen Theorie und Praxis verlangt.«

Was aber soll dann mit den Kindern geschehen? Wie sollen sie aufgezogen werden? Wie sollen sie ein Gefühl der Beständigkeit haben können, wenn wir den Charakter der Ehe entscheidend verändern würden? Henry Miller übersah das Problem nicht. Es beunruhigte ihn. Er meint aber auch, daß schon unter den gegenwärtigen Umständen Kindern genug Schaden geschieht. »Wie sollten«, fragte er, »Kinder Liebe von Eltern erwarten, die überhaupt keine Liebe zeigen, weder untereinander noch zur Menschheit im allgemeinen? Ob die Familie nun zusammenbleibt oder nicht, die Kinder leiden auf jeden Fall.« Seiner Ansicht nach können wir die Kinder den Eltern nicht beruhigt anvertrauen, und letzten Endes sind die Kinder aller Eltern eine Angelegenheit der ganzen Gesellschaft. Deshalb ist die Erhaltung der Ehe als ein Rahmen für die Kindererziehung auch fragwürdig[58].

Wenn die einzige Rechtfertigung der Ehe wäre, den Kindern ein Zuhause zu geben, dann würde die Ehe tatsächlich bald passé sein. Kinder hat man sich normalerweise immer als aus dem Ehebett hervorgehend vorgestellt. »Von der Kraft der Liebe bewegt«, schrieb einmal Teilhard de Chardin, »suchen sich Bruchteile der Welt, auf daß eine Welt entstehe.«

58 Henry Miller als Experte für Ehe- und Familienfragen wird wohl nicht ohne weiteres und allgemein Anerkennung finden. Ganz ähnliche Äußerungen liegen aber auch von Soziologen und Pädagogen vor.

Die Bruchteile der Welt, die er meinte, sind die Samenzelle und die Eizelle, die bewegende Kraft: die eheliche Liebe, die entstehende neue Welt: das Kind selbst.
Die Kraft der Liebe könnte aber in Zukunft sehr wenig mit allem zu tun haben. Die entscheidenden Bruchteile der Welt könnten in Zukunft nicht mehr direkt lebenswarmen Leibern entspringen, sondern einfach einem Tiefkühlschrank entnommen werden. Selbst wenn der Wissenschaftler oder der technische Assistent, der die Teile zusammenbringt, eine ehrfürchtige Haltung gegenüber dem neuen Leben, das er damit schafft, bewahren sollte, wäre die Liebe im alten Sinne vom Schauplatz der Empfängnis verbannt.
Selbst in dem Fall, daß Samenzellen des Ehemanns und eine Eizelle der Ehefrau verwendet werden, könnte schon die Tatsache, daß die Empfängnis außerhalb des von der Natur dafür vorgesehenen Organismus stattfindet, daß sie an der Empfängnis nicht persönlich beteiligt sind, einen wesentlichen Unterschied in ihrer späteren Einstellung zu den Kindern bewirken. Wenn nun noch Samenzelle und bzw. oder Eizelle nicht von ihnen selbst stammen, würde dies die Unpersönlichkeit noch verstärken. Wieviel des Gefühls jeder Mutter für einen Sohn ist allein durch die körperliche Tatsache bedingt, daß sie ihn, wie es immer heißt, »unter dem Herzen getragen hat«, ihn über ihren eigenen Körper ernährte, seelische Stärke von seiner Existenz dort gewann und die physiologische und geistige Erfüllung als Frau durch ihn erlebte? Wenn sie auf all das verzichtet, würden dann ihre mütterlichen Gefühle noch ebenso stark sein?
Jeder Psychiater weiß, daß die elterlichen Gefühle gegenüber den Kindern oft viel zu wünschen übriglassen[59]. Das jüngste Anzeichen dafür ist die Einführung eines neuen Begriffs in die medizinische Terminologie: das Prügelkindsyndrom. Es gibt immer mehr Fälle, in denen zerschlagene Kinder zu Ärzten oder in Krankenhäuser gebracht werden. Die Schläger sind ihre Eltern – oder ein Elternteil –, Eltern, die sich im allgemeinen nicht für seelisch gestört oder psychiatrischer Behandlung bedürftig halten. Manchmal wird behauptet, das Kind sei hingefallen und habe sich verletzt. Manchmal wird gar kein Grund angegeben. Die Mutter kann das Kind geschlagen haben, weil es sich weigerte, zu essen, oder weil die Mutter das Kind nicht ausstehen konnte – und es voller Wut und ohne Gnade schlug. Große kräftige Väter haben ihre noch ganz kleinen Töchter mit der vollen Kraft ihrer Fäuste herumgestoßen. Kinder mit blutunterlaufenen Stellen und Schwellungen bedeckt, mit

59 Das einstmals unglückliche Kind Jean-Paul Sartre schrieb als Erwachsener: »Es gibt keinen guten Vater, das ist die Regel. Nicht Menschen sind daran schuld, sondern das Band der Vaterschaft, das mürbe ist. Kinder zu zeugen, nichts besser als das; Kinder zu *haben*, wie widerwärtig!«

mehrfachen Knochenbrüchen, mit äußeren und inneren Wunden – alle die Opfer ihrer Eltern. Diese tragischen Fälle sind so zahlreich geworden, daß die Ärzte schon einen Blick dafür haben und sie den zuständigen Behörden melden, und es wurden Ausschüsse zur Untersuchung des Problems eingesetzt. Nur ein kleiner Prozentsatz der Fälle wird bekannt. »Wenn wir die richtigen Zahlen hätten«, sagte Dr. Frederic N. Silverman, ein Radiologe aus Cincinnati, der einem dieser Ausschüsse angehört, »könnte die Gesamtzahl dieser Fälle leicht die der Autounfälle übertreffen, bei denen ebenfalls Kinder getötet oder verstümmelt wurden.« Berichte aus Europa zeigen, daß diese betrübliche Erscheinung nicht auf die Vereinigten Staaten beschränkt ist.

Es gibt natürlich immer Menschen, die sehr viel für Kinder empfinden. Sie lieben nicht nur ihre eigenen, sondern sind auch fähig, den durch künstliche Befruchtung entstandenen Kindern Liebe und Zuneigung zu geben, selbst wenn die Samenzelle von einem anonymen Spender stammt. Sie können ein Kind lieben, das von fremden Eltern kommt, adoptiert wurde und in keiner Weise von ihnen stammt oder mit ihnen verwandt ist. Könnte die Lösung – oder wenigstens eine Teillösung – sein, nur solchen Eltern zu erlauben, Kinder aufzuziehen, welche die Kinder wirklich haben wollen (vorausgesetzt, es werden die Gründe genau festgestellt, warum sie Kinder wollen)? »Menschen, die ohne elterliche Liebe aufgewachsen sind«, erklärte A. S. Makarenko, das sowjetische Gegenstück für Amerikas berühmten Dr. Spock, »sind oft deformierte Persönlichkeiten.« Und diese deformierten Menschen könnten diejenigen sein, die die Welt von morgen bevölkern. In seinem Handbuch für Eheleute ermahnt Makarenko künftige Eltern: »Sollten Sie die Absicht haben, einen neuen Bürger in die Welt zu setzen, ohne sicher zu sein, daß Sie ihm die nötige Elternliebe entgegenbringen könnten, dann seien Sie so freundlich, die menschliche Gesellschaft zu warnen, daß Sie ihr einen solchen üblen Streich spielen wollen.« Wahrscheinlich gäbe es genug freiwillige Eltern, die gern bereit wären, den unerwünschten Kindern Liebe und ein Heim zu schenken.

Als die Familien größer waren – früher, als noch weniger Menschen in den Städten wohnten, als es Großeltern in der Familie gab und selbst Tanten und Onkel –, da konnte sich ein Kind die Erwachsenen aussuchen, an die es sich wenden wollte, und es hatte dabei eine bessere Chance, die Art der Liebe und Aufmerksamkeit zu erlangen, die es brauchte und zu der Zeit, da es sie brauchte. Selbst wenn es keine große Familie unter einem Dach gab, blieben die Menschen länger an ihrem Ort wohnen, so daß es in den Jahren, in denen ein Kind aufwuchs, in der unmittelbaren Nachbarschaft viele Verwandte oder alte Bekannte und Freunde der Familie, die schon fast zu Verwandten geworden waren, gab. Heute wird aber die typische Familie nur von dem eigentlichen Kern einer Familie, nur dem Ehepaar und seinen unmittelbaren Kindern, gebildet, die in einem Haus oder in einer Wohnung für sich leben. Wahrscheinlich leben sie dort noch nicht lange und haben vielleicht schon an den nächsten Umzug gedacht. Es ist sehr wahrscheinlich, daß keine Verwandten mit ihnen zusammen oder auch nur in der Nähe wohnen und daß sie sich nicht zu sehr mit Bekannten oder Nachbarn »einlassen«, so daß sich die Kinder seelischen Halt nur bei dem hoffentlich stabilen Elternpaar holen können. Ihre menschliche Erfahrung wird dadurch beträchtlich eingeschränkt. Und wenn die Mutter einmal fortgehen will, muß sie sich einen Babysitter besorgen und kann nicht einfach fortgehen wie bei einem größeren Haushalt, in dem es noch andere Erwachsene gibt.

Unter den Völkern, die sie näher untersucht hat, hält Dr. Mead die Samoaner für die sexuell und ehelich am besten ausgeglichenen. »Wenn wir untersuchen, wieso diese Fähigkeit zu sicherem sexuellem Reagieren eine gesellschaftliche Ordnung, die sich auf dauerhaften Ehen gründet, weder bedroht noch zerstört, so stellen wir fest, daß die Beziehungen zwischen Kind und Eltern frühzeitig auf viele Erwachsene gleichmäßig verteilt werden... Jedenfalls wird das Kind von allen Frauen der Großfamilie genährt, getröstet und herumgetragen, und später tragen es kindliche Pflegerinnen im Dorfe umher, die sich mit der Last auf ihren Hüften zu Gruppen vereinigen.« Aber außer in unseren wehmütigen Erinnerungen ist dieser Typ des großen Haushalts oder einer sonstigen Gemeinschaft mit vielen Eltern, eine Art Clan, in Amerika ein Ding der Vergangenheit. Wahrscheinlich könnten sich Gruppen von Freunden oder Verwandten (vermutlich eher Freunde; Verwandte schätzen sich weniger) dazu entschließen, in Gruppen zusammenzuleben, mit gemeinsamem Haushalt, Kostenteilung und Teilung der elterlichen Pflichten – ebenso, wie heute Nachbarn gelegentlich gegenseitig die Rolle von Babysittern übernehmen. Wenn es in einer solchen Gruppe mehrere Väter gibt, macht es vielleicht einigen von ihnen wie den Arapesh-Männern[60] Vergnügen, viel Zeit mit den Kindern zu verbringen und Arbeiten im Hause zu verrichten, während die ruheloseren und abenteuerlustigen Typen der Arbeit außerhalb des Hauses nachgehen. In Skandinavien führen einige Gruppen tatsächlich diese Art von Versuch durch, und viele der Hippies bemühen sich auch darum. Aber kann diese Art von Stammesleben in unserer sehr beweglichen und technisierten Gesellschaft wirklich praktikabel sein?

Die Anthropologen des 19. Jahrhunderts – unter ihnen Briffault – glaubten, die Gruppenehe sei viel früher und unter primitiveren Menschen

60 Die Arapesh sind eine von Margaret Mead untersuchte eingeborene Bevölkerung an der Nordwestküste Neuguineas. (Anm. d. Üb.)

sehr verbreitet gewesen. Diese Vorstellung ist aber im 20. Jahrhundert recht gründlich widerlegt worden. Der bedeutende vergleichende Anthropologe Dr. George P. Murdock schrieb, es gäbe »keinen Beweis dafür, daß es irgendwo die Gruppenehe als vorherrschende Eheform gegeben habe oder gibt«. Dr. Malinowski war auch sehr skeptisch und beklagte »die Vorstellung, es könne eine kollektive Elternschaft geben«, als töricht. Sein drastisches Gegenbeispiel: »Das einzige Beispiel einer Gruppenmutterschaft, von der ich hörte, stammte von einem Freund von mir, einem Farmer – er hatte drei Gänse, die beschlossen, ihre Eier gemeinsam auszubrüten. Das Ergebnis war, daß sämtliche Eier im Streit und Kampf der Mütter untereinander zertrümmert wurden, mit Ausnahme eines einzigen Eies; der Gössel, der daraus hervorging, überlebte jedoch nicht den Brutpflegeeifer der vereinigten Mütter. Sollte je eine andere Gruppe von Gänsen etwas Ähnliches versuchen, dann wäre mir wohler, wenn sie von diesem Fall wüßten.«
Malinowski kann völlig recht haben. Aber seine Aussage fiel in einem anderen gesellschaftlichen Zusammenhang, dem von 1931. Inmitten der größeren Unsicherheit von heute tragen sich eine ganze Anzahl Menschen ernstlich mit dem Gedanken, die Gruppenehe als Möglichkeit zu erwägen. Der Gedanke mag weit hergeholt sein, ohne weiteres ist er nicht von der Hand zu weisen.
In einer Zeit, in der dauerhafte Ehen eine Seltenheit wären und Kinder nur noch von freiwilligen Eltern aufgezogen würden, was würde mit den Kindern geschehen, wenn sich die Eltern trennen? Wessen Kinder würden sie sein? Würden sie für eine Weile einer anderen Gruppe oder einem anderen Paar zugewiesen werden? Oder würden sie, um der Beständigkeit willen, staatlich erzogen werden müssen – vielleicht in kleinen, familienähnlichen Einheiten[61]? Kinder könnten nicht einmal der Unveränderlichkeit der Behausung sicher sein, wenn Gebäude überbevölkert oder völlig abgewirtschaftet werden, so daß den Bewohnern eine neue Unterkunft zugewiesen werden muß. Wir kennen die häufig gestörte Seelenlage von Waisenkindern, die von einem Heim ins andere kamen. Können wir uns vorstellen, wie eine ganze Bevölkerung in dieser Weise aufwächst? Und würden die hauptamtlichen und entsprechend ausgebildeten Ersatzeltern-Kindererzieher tüchtiger in ihrem Beruf sein als die meisten anderen Menschen, die in irgendwelchen öffentlichen Berufen tätig sind?
Welche Rolle würde in diesem sehr veränderten Bild die Sexualität spielen? Wenn sie so folgen- und harmlos wäre (angenommen, es sei der Fall) wie jedes andere harmlose Vergnügen, was wäre dann Schlimmes

61 Verfasser utopischer Romane haben solche Ideen erwogen, unter ihnen Dr. B. F. Skinner in »Walden Two« und Aldous Huxley in »Island«.

dabei, wenn jeder es mit jeder aus keinem anderen Grunde als der Befriedigung des gegenseitigen Verlangens triebe? Schon mancher hat gesagt, es werde endlich Zeit, die Sexualität richtig, nämlich geringer einzuschätzen, dann würden die Leute aus vernünftigeren Gründen heiraten. Mit dieser Art von sexueller Freiheit könnte aber auch eine entscheidende Verminderung in der Qualität des Erlebnisses sowie eine völlige Umkehrung der Rollen beider Geschlechter verbunden sein.

Eine derartige Umkehrung wäre für keines der beiden Geschlechter ein Grund zur Freude. Herkömmlicherweise hat der Mann auf diesem Gebiet immer mehr Freiheit genossen als die Frau. Man erwartete von ihm, daß er das regere Interesse dafür aufbrachte, die Initiative übernahm, die Frauen verfolgte und überall Kinder hatte. Beim sexuellen Akt war es die Frau, welche die Gunst gewährte, der Mann derjenige, der sie erwarb. Die Frau hütete ihre Keuschheit und verwendete sie als Lockmittel, um einen Mann einzufangen. Einer der Gründe, warum ein Mann heiratete, war, sich den Besitz eines Vergnügens zu sichern, das sonst nicht leicht zu erlangen war. Die Frau unterwarf sich seiner Leidenschaft als einer ehelichen Pflicht.

Die Frauen haben sich immer mehr von diesen überholten Vorstellungen emanzipiert. Sie hören und lesen viel über ihren Orgasmus, welches überwältigende Erlebnis er sein kann und sollte, über ihr unbedingtes Recht auf ausgiebigen und häufigen Verkehr selbst noch bis in ihre Siebziger- und Achtzigerjahre. Wir wissen heute, daß die sexuellen Bedürfnisse der Frauen mindestens so groß sind wie die der Männer und daß die weibliche Klimax intensiver und länger andauernd ist.

Die männliche sexuelle Kapazität scheint, trotz solcher Gestalten wie Casanova und Don Juan, wesentlich begrenzter als die weibliche zu sein[62], und die Bedürfnisse des Mannes sind leichter zufriedengestellt. Sie dürften noch leichter zufriedengestellt werden, wenn die Frau auf sexuelle Beutezüge ausgeht. Er muß dann nicht mehr selbst Initiative entfalten, sondern braucht nur abzuwarten. Bald könnte es aber sein, daß er die Flucht ergreift, wenn die Gelegenheiten seine Fähigkeiten übersteigen, sie zu nutzen. Die Frau, die früher um einen Mann als Ehepartner kämpfte, könnte dann um die Männer als Sexualpartner kämpfen. Sie wird dann zur aggressiven Verfolgerin schüchterner, zögernder

62 Über seine männlichen Patienten, die mit der relativen Frigidität oder Passivität ihrer Frauen ganz zufrieden sind, schrieb der Psychoanalytiker Milton R. Sapirstein: »Dieser seltsamen Einstellung liegt die Anerkennung der – selten eingestandenen, aber dennoch bestehenden – biologischen Tatsache zugrunde, daß Frauen ein weit größeres sexuelles Potential haben als Männer. Wenn er die schlafende Riesin weckt, kann sie sich als mächtiger als er erweisen. Schlafend oder schläfrig dagegen stellt sie keine Bedrohung dar. Die durchschnittliche gesunde Frau ist – selbst in unserer eigenen Kultur, in der sie noch relativ unterdrückt wird – einer viel größeren sexuellen Aktivität fähig, als sie mit einem einzigen Mann ausleben kann.«

Männer (selbst wenn die Schüchternheit und das Zögern nur auf Übersättigung oder Überdruß an einer Sache zurückzuführen ist, die so übermäßig angeboten wird). Schon heute findet eine Frau, wenn sie älter wird, immer weniger zu ihr passende Männer. (Ein Grund liegt darin, daß die Männer früher sterben, wenn sie nicht schon deshalb ausschieden, weil sie in irgendeinem Alter zur Homosexualität übergegangen sind.) Mit so stark vermehrten Gelegenheiten zum Energieverbrauch kann es sein, daß die Männer noch eher verbraucht sind. Um sie länger zu erhalten, könnte es sein, daß die Frauen – besonders wenn sie ihre Kinder haben können, ohne sie austragen zu müssen, wodurch sie von ihrer alten Bürde befreit würden – die Ernährer werden, während der zartere Mann zu Hause bleibt und sich schont. (Wird er es tun – oder, während sie fort ist – und die Vertreterinnen klingeln...?)
Was geschieht, wenn die Zahl verfügbarer Männer in einer Welt abnimmt, in der regelmäßige sexuelle Betätigung das Recht jeder Frau ist – wird es eine Rückkehr zur Vielmännerei geben? Wäre der einfachste Ausweg die Selbstbefriedigung? Die weibliche Homosexualität? Würden einige der sinnreichen Konstruktionen, die zur Zeit für sexualwissenschaftliche Untersuchungen in Gebrauch sind, im Handel zu haben sein – was durchaus denkbar wäre –, so daß sie sich jede Frau so leicht beschaffen kann wie heute zum Beispiel ein Pessar? Die Konstruktionen sind so geschickt erdacht[63], daß eine Frau, die sich daran gewöhnt, sie Männern vorziehen könnte. Sollte das geschehen, dann werden vielleicht die nicht mehr von den Frauen verfolgten Männer wieder ihrerseits hinter den Frauen her sein.
Wie die Entwicklung auch gehen mag, der Begriff des Ehebruchs würde verschwinden und Wörter wie »vorehelich« und »außerehelich« würden bedeutungslos werden. Niemand würde noch daran denken, diskriminierend von »häufig wechselndem Geschlechtsverkehr« zu sprechen, da Abwechslung auf diesem Gebiet nicht »verdorbener« wäre als der Wunsch, nicht immer dasselbe zu essen. Warum sollten unter veränderten Umständen die Menschen nicht die Freiheit haben, die Sexualpartner ebenso zu wechseln wie die täglichen Gerichte oder die Restaurants, die man besucht? Unter solchen Umständen könnte auch die Homosexualität nicht mehr mißbilligt werden. Die Masturbation wäre die Beseiti-

63 Nach der Beschreibung von Forschern kann einer der künstlichen Penisse, die für weibliche Versuchspersonen bei Laboratoriumsuntersuchungen bestimmt sind, »nach körperlichen Unterschieden der Größe, des Gewichts und der vaginalen Entwicklung verändert werden. Die Geschwindigkeit und die Tiefe der Penisbewegung wird von der Versuchsperson eingestellt und völlig kontrolliert. Bei ansteigender Spannung lassen sich entsprechend dem individuellen Verlangen die Schnelligkeit und die Tiefe der Stöße nach Belieben verstärken. Der Mechanismus wird elektrisch angetrieben.« Weniger raffinierte Vibrationsgeräte werden zur Beseitigung von »Muskelspannungen« in manchen populären Zeitschriften angeboten.

gung eines Spannungszustands und wahrscheinlich allen unanstößig, vorausgesetzt, die Samenzellen würden nicht vergeudet, sondern für das Einfrieren gerettet.
Liebe, Ehe und die Familie haben den Menschen durch die Geschichte begleitet und ihm gute Dienste erwiesen. Aber nach allem scheint klar, daß sie nicht in die neue Zeit übernommen werden, wenn wir es nicht wirklich wollen.

Gleichgültig, wie der einzelne dazu stehen mag, die befreitere Sexualität dürfte erhalten bleiben. Ich selbst finde es erfreulich, daß – wie selbst viele Männer der Kirche zugeben – die menschliche Sexualität nicht mehr als Laster und Prüfstein des Menschen angesehen wird, sondern als etwas Gutes und Selbstverständliches, wie es auch sein sollte.
»Die Zeit ist überwunden«, so wird Dr. Gibson Winter von Ardis Whitman zitiert, »in der die Kirchen hoffen konnten, das sexuelle Verhalten der Gläubigen durch Gesetze und Vorschriften zu beeinflussen.« Als Whitman Dr. Joseph Fletcher, den Theologen der Episkopalkirche, der »Situation Ethics« schrieb, fragte: »Fürchten Sie, daß diese neuen Ideen zur Zügellosigkeit führen könnten?«, da lautete die Antwort Dr. Fletchers: »Ich fürchte es nicht nur. Die Sexualität ist wie Dynamit. In der Vergangenheit haben wir uns vor diesem Dynamit durch Vorschriften und Verbote zu schützen versucht. Jetzt müssen wir uns nach Geboten, positiven Forderungen statt der negativen Einschränkungen umsehen, nach Idealen statt der Furcht vor den Folgen.«
In dieser Atmosphäre neigen die aufgeklärtesten Autoritäten dazu, mit Dr. Fletchers weiterem Urteil übereinzustimmen: »Es scheint zweifelhaft, daß der Liebe durch irgendeines der Sexualitätsgesetze geholfen wird, die versuchen, einwilligenden Erwachsenen sexuelle Praktiken vorzuschreiben.« Es sieht ganz so aus, als müßten wir unsere alte Gewohnheit aufgeben, darauf zu bestehen, daß die Sexualität für jedermann dem gleichen Zweck zu dienen habe oder selbst für die gleiche Person zu verschiedenen Zeiten ihres Lebens. Solange sich das Sexualleben nicht öffentlich unter sich völlig einigen Erwachsenen abspielt, die sich keinen körperlichen Schaden zufügen, ist es einfach keine Angelegenheit der Polizei oder des Strafgesetzes. Selbstverständlich muß das Gesetz auch weiterhin Kinder vor jeder Art der sexuellen Belästigung schützen und Erwachsene – einschließlich Gefangener – vor allen sexuellen Handlungen, die durch Gewalt oder Abhängigkeit erzwungen werden. Obwohl die Sexualität an sich als moralisch neutral gelten kann, gilt dies nicht für das, was wir damit anrichten können. Sie darf nie als Werkzeug oder Waffe oder als Mittel zur Ausbeutung anderer benutzt werden.
Eine große Anzahl von Fachleuten – darunter Dr. Mead, Dr. Calderone,

Rev. Greet und Masters und Johnson – hat vorgeschlagen, Sexualität mit sexuellem Verkehr nicht einfach gleichzusetzen – es könnte zweckmäßig sein, die Sexualität als etwas aufzufassen, was eine Person *ist* und nicht als das, was eine Person *tut*. Die Geschlechtsorgane eines Mannes oder einer Frau und das sexuelle Verhalten sollten nicht als die Hauptmerkmale, sondern nur als Einzelfaktoren der gesamten Sexualität – der Männlichkeit oder der Weiblichkeit – betrachtet werden, wenn sie sich von der frühen Kindheit bis zum Alter entwickelt, je nachdem sie eine wechselnde Rolle dabei spielen.

Wie wichtig sollte die Sexualität im Leben des Menschen sein? Es hängt von dem einzelnen Menschen und seinen persönlichen Umständen ab. Für Menschen, die sich wirklich lieben, meint Dr. Abraham H. Maslow von der Brandeis-Universität, ist die Sexualität weniger wichtig, aber zur gleichen Zeit auch wichtiger als für andere Menschen. Der Widerspruch besteht nur scheinbar. Solche Menschen schreiben der Sexualität die angemessene Rolle zu: Es kommt ihnen weniger darauf an in dem Sinne, daß sie dadurch weniger beherrscht werden, weniger unter einem Zwang stehen, und Fehlen wird mit ausreichendem Gleichmut hingenommen. (Selbstverständlich entbehrt ein Mensch, der liebt, bei Anwesenheit des geliebten Menschen – und die Sexualität ist in seinem Gefühl der Entbehrung enthalten; aber er vermißt nicht die Sexualität in abstrakter Form, da ihn der sexuelle Akt ohne Liebe weniger interessiert.) Andererseits bedeutet die Sexualität für einen solchen Menschen mehr als für andere, wenn die sexuelle Betätigung mit dem von ihm geliebten Partner erfolgt, da sie dann zu einem unvergleichlichen Erlebnis für ihn wird.

Maslow, Präsident der American Psychological Association, hat viele Jahre seines Lebens als Forscher mit der Untersuchung psychologisch gesunder Menschen verbracht. Bei der Diskussion über diese »gesunden« Personen vermeidet Maslow ausdrücklich den Gebrauch des Wortes »normal« – denn Norm bedeutet Durchschnitt. Diese Menschen sind kein Durchschnitt. Sie sind nur zu selten. Obwohl keine zuverlässige Statistik darüber vorliegt, wäre Maslow gar nicht besonders überrascht, wenn es sich nur um 1 % der Bevölkerung handelte. Das könnte der Grund sein, warum so viele Leute zweifeln, daß die Gipfel der sexuellen Ekstase jemals woanders als in der Literatur erreicht werden; nach allem, was wir wissen, ist es möglich, daß nur eine begünstigte Minderheit temperamentmäßig in der Lage ist, sie zu erlangen – obwohl es sicherlich mehr sein könnten, als es wirklich sind. Die Mitglieder dieser begünstigten Minderheit nennt Maslow »selbstaktualisierende« Menschen, weil sie ihr volles menschliches Potential in die »Aktualität«, zum Erleben bringen können. Diese Menschen fühlen sich sicher, wissen, wer sie sind, und schätzen sich selbst gut ein. Sie sind Liebende, die auch

geliebt werden, und können sich ihren Gefühlen ohne Furcht und Rückhalt hingeben.
Wann ist dann, in diesem Lichte betrachtet, die Sexualität gut und wann nicht? Dr. Fletcher bietet eine Auffassung an, die ich selbst nur zu gern unterstütze: »Ob eine Form der Sexualität... gut oder schlecht ist, hängt davon ab, ob sie voll der Liebe dient[64].« Ihre größte Bedeutung erlangt die Sexualität als Ausdrucksmittel einer reifen Liebe. Das ist aber eine alte Lösung, keine neue, zu der wir auf einer neuen Ebene zurückkehren müssen. Wenn die Liebe gedeihen soll, so müssen es auch die menschlichen Beziehungen – und diese sind nur zwischen Menschen möglich, die sich einander mitteilen können, sich nicht gleichgültig sind und auch weder der Welt noch sich selbst gefühllos gegenüberstehen. Sich um das eigene Selbst bemühen, ein Bemühen nicht im Sinne einer gedankenlosen und eigensüchtigen Jagd nach aufregenden Erlebnissen, sondern im Sinne einer Suche nach bedeutenden menschlichen Werten ist die erste und vielleicht die schwierigste Hürde. Sichere Selbsterkenntnis ist niemals leicht zu erlangen. Es war nie einfach, für niemanden und in keiner Gesellschaft und zu keiner Zeit in der Geschichte. Heute, da die Hauptmerkmale unseres Lebens die Verfremdung und Entpersönlichung zu sein scheinen, ist es sicherlich noch schwerer, als es Sokrates je für möglich gehalten hätte, als er den berühmten Ausspruch von der Selbsterkenntnis als der Vorbedingung aller Tugenden tat. Wir können nur hoffen, daß die Muße, die uns für die Zukunft vorausgesagt wird, uns Zeit und Gelegenheit gibt, uns mit dieser Selbsterkenntnis zu befassen – oder daß neues Wissen uns die nötige Einsicht vermittelt. Wir dürfen natürlich nicht die Möglichkeit übersehen, daß neues Wissen, wenn es angewendet wird, eine Zeitlang noch größere Verwirrung schafft.
Ein Mensch unserer Zeit, der sich durch seine Verwirrungen sexueller und anderer Art und durch seine Verpflichtungen und Verantwortungen einschließlich der ehelichen, übermäßig belastet fühlt, könnte in der in vielerlei Hinsicht perfektionierten Welt, die durch die neue Biologie möglich gemacht werden kann, einen deutlichen Vorteil sehen. An einem besonders schlechten Tag könnte er sein imaginäres Gegenstück in einer der möglichen Gesellschaftsformen einer nicht zu weit entfernten Zukunft beneiden – einen Mann zum Beispiel, der *in vitro* aufgewachsen und in einer staatlichen Einrichtung erzogen worden ist. Ein solcher Mann würde freilich wohl niemals erfahren, wer seine biolo-

gischen Eltern sind, und er hätte auch keine Brüder und Schwestern, die er seine Verwandten nennen könnte. Da er aber andererseits alle seine Mitmenschen als Brüder betrachten würde, welche Notwendigkeit sollte dafür bestehen, einige wenige ausdrücklich so bezeichnete Geschwister zu besitzen, wie sie in früheren Zeiten mehr zufällig im gleichen Haushalt aufwuchsen? Man denke nur, wie sorglos er leben könnte: keine Eltern, wegen deren Vernachlässigung er ein schlechtes Gewissen haben müßte, keine väterliche Verantwortung für seine eigenen Nachkommen, keinen Ehepartner, dem er zur Treue verpflichtet ist – völlig frei für Arbeiten, Schaffen, Erholung und Vergnügen. In unserer gegenwärtigen Situation stimmt uns die Abwesenheit eines geliebten Menschen traurig, und der Tod bringt schreckliches Leid. Wie leicht könnten die Tränen weggewischt werden, wenn es keinen einzelnen geliebten Menschen gäbe, den man so vermißte – oder wenn dieser geliebte Mensch leicht durch verschiedene andere ersetzt werden könnte[65].
Andererseits würde, wenn der hypothetische *In-vitro*-Mensch niemanden sehr vermißte, auch ihn niemand sehr vermissen. Seine Abwesenheit würde niemanden bekümmern, sein Tod wenig Schmerz verursachen. Auch er würde leicht ersetzbar sein. Der Mensch braucht es, benötigt zu werden. Wer in der neuen Zeit würde noch einen bestimmten Menschen benötigen? Würde das Gefühl, sterblich zu sein, nicht noch mehr bedrücken, obwohl dann die Lebensspanne verdoppelt oder verdreifacht wäre?
»Wer von uns hat seinen Bruder gekannt?« schrieb Thomas Wolfe. »Wer von uns hat in seines Vaters Herz gesehen? Wer von uns hat sich nicht immer als Gefangener gefühlt? Wer von uns war nicht immer ein Fremder und allein?«
Das Gefühl des Alleinseins, das viele von uns in dieser Welt haben, wird mehr oder weniger durch die Beziehungen gemildert, die wir zu anderen Menschen unterhalten – unsere tiefen und intensiven Beziehungen zu unseren Eltern, unseren Kindern, unseren Brüdern und Schwestern, unseren Frauen, Männern, Geliebten und engsten Freunden. Nicht immer sind diese Beziehungen so tief und innig, wie wir es uns wünschen, und die menschlichen Beziehungen sind oft verzweifelt schwer herzustellen oder zu erhalten. Es gibt aber solche ganz engen menschlichen Beziehungen, und vielleicht sind sie gar nicht so selten,

65 Gagnon und Simon betrachten diese Möglichkeiten mit Zurückhaltung und sind keineswegs überzeugt, daß diese Folgen dem gegenwärtigen Zustand vorzuziehen wären. Angenommen, Menschen *wären* ersetzbar und austauschbar wie Dinge, Kleidung, Häuser, Gebäude, Ämter und Beschäftigungen. Unsere Freuden wären weniger intensiv, aber auch die Entbehrungen und Sorgen. Beim Fehlen eines starken Besitzgefühls wären Gefühlsbindungen nicht so allumfassend. Dann würde es aber auch nach ihrer Ansicht wahrscheinlich weniger Unruhe in der Welt geben.

wie aus den Untersuchungen hervorgeht. Außerdem besteht immer die Hoffnung, daß jeder Mann und jede Frau, die noch nicht zu solchen innigen menschlichen Beziehungen gelangt sind, sie mit der Zeit noch erreichen. In der *In-vitro*-Welt oder in der Gewebekulturwelt kann selbst die Hoffnung auf innige menschliche Beziehungen schwer aufrechtzuerhalten sein. Könnte die Gesellschaft einen angemessenen Ersatz dafür schaffen? Wenn jeder von uns »immer ein Fremder und allein« jetzt und hier ist, wieviel fremder, wieviel mehr allein würde er sich in einer Welt fühlen, wo wir zu keinem gehören und keiner zu uns gehört! Können die transhumanen Wesen der Nachzivilisation ohne Liebe existieren, wie wir sie in den Einrichtungen der Ehe und der Familie kennengelernt haben?

Teil III
Management des Gehirns und des Verhaltens

Es ist leicht einzusehen, warum Descartes den Satz »Ich denke, also bin ich« zur Grundlage seiner Philosophie machte. Das Gefühl eines Menschen von seiner individuellen Identität ist seine Vorstellung von sich als einer einzigartigen und relativ unzerstörbaren Persönlichkeit – was der Forscher und Philosoph Dr. Jacob Bronowski das Selbst innerhalb der Haut nannte, das Selbst, das sich leicht von der Welt außerhalb der Haut und von anderen Individuen, die erkannt und in zuverlässige Beziehungen gebracht werden können, unterscheiden läßt. Dieses Bewußtsein, das Bewußtsein eines unterscheidbaren Selbst, das in einem vertrauten physischen und sozialen Milieu operiert, existiert nirgends als im Geist. Und jene Abstraktion, der Geist[66], scheint in der konkreten physischen Masse des Gehirns zentriert zu sein – in den Windungen der etwa 1400 Gramm »grauer Masse« innerhalb des Schädels, in seiner Geometrie und Architektur, in der unendlich komplizierten Elektrochemie seiner zehn Milliarden zusammengeschalteter Nervenzellen.

Wenn die Art der Persönlichkeit vom physischen Gehirn abhängig ist, haben Veränderungen im Gehirn entsprechende Persönlichkeitsveränderungen zur Folge. Dies geschieht unbeabsichtigt, wenn ein Mensch z.B. einen Schlaganfall oder eine schwere Kopfverletzung erleidet. Wenn ein Gehirnschaden drastisch ist, dann wird es vermutlich auch die Persönlichkeitsveränderung sein. Der Gedanke ist sicherlich schon vielen Menschen auch in der Vergangenheit gekommen – zumindest Wissenschaftlern und Science-fiction-Autoren –, daß die Möglichkeit, das Gehirn zu verändern, auch die entsprechende Möglichkeit zur Persönlichkeitsveränderung bieten würde. Chirurgen und Psychiater haben, von dieser Annahme ausgehend, so relativ grobe Methoden wie die präfrontale Lobotomie und die Elektroschocktherapie entwickelt in dem Versuch, Persönlichkeitsstörungen zu behandeln, die anders nicht zu behandeln waren.

Die Persönlichkeit des Menschen kann natürlich sehr radikal durch Erlebnisse verändert werden, die ganz unkörperlichen Charakters sind.

66 »Unter den heutigen Philosophen«, schrieb Sir Russell Brain, »herrscht keine Übereinstimmung über den richtigen Gebrauch der Wörter Geist und geistig, aber die Verwirrung, die semantischen Ursprungs scheint, hätte größtenteils vermieden werden können, wenn sich die Menschen damit begnügt hätten, Ausdrücke subjektiver menschlicher Erfahrungen und Verhaltensweisen zu verwenden statt hypothetischer Komplexe von Begriffen.«

Es kann sich dabei um plötzliche und spontane Ereignisse handeln (religiöse Wandlung, dichterische Erkenntnis, mystische Offenbarung) oder allmähliche und mit Fleiß herbeigeführte (Erziehung, Propaganda, Gehirnwäsche, Überredung aller Art). Selbst bei dieser Art von Verhaltensumwandlung sind die Persönlichkeitsveränderungen wahrscheinlich von Änderungen der Molekülstruktur und der elektrochemischen Tätigkeit einiger der Gehirnzellen begleitet. So können äußere Umstände durch Einwirkung über die Persönlichkeit und den Geist physische Veränderungen im Gehirn herbeiführen. Der bekannte Neurophysiologe Dr. Ralph W. Gerard gab dafür die jetzt als klassisch angesehene Formulierung: »Es kann kein verdrehtes Denken ohne ein verdrehtes Molekül geben.«

Diese gedrängte und absichtlich übermäßig vereinfachte Aussage stellt den neuen Weg der Gehirnforschung dar. Es herrscht die feste, aber noch nicht völlig bewiesene Meinung, Geist und Materie, Gehirn und Verhalten seien eins. Sie lassen sich aus praktischen Gründen begrifflich trennen und zumindest theoretisch, aus Gründen der Vereinfachung, jedes für sich behandeln, sind aber in Wirklichkeit untrennbar[67]. Bei dieser Lage der Dinge gehen Änderungen in der geistigen Sphäre stets mit Änderungen in der physischen Sphäre einher. Alle unsere Gedanken, Gefühle, Stimmungen, Neigungen, Wahrnehmungen, Einstellungen scheinen – wenn sie bei dem langsamen Wachstum und dem Reifungsprozeß in uns ausgebildet werden – bestimmte Muster in den Zellen unseres Gehirns zu erzeugen. Forscher, die sich mit den Erscheinungen der Hypnose befaßten, waren beeindruckt von den körperlichen Erscheinungen (wie Verbrennungen und Blasen), die erzeugt, und anderen (wie Warzen), die entfernt werden können – allein durch Suggestion bei einer Person, die sich in tiefer Hypnose befindet. Die Ärzte, die ständig neue Beweise für den psychosomatischen Charakter vieler Krankheiten finden, erleben täglich, wie physiologische Veränderungen die Geistesverfassung des Patienten beeinflussen können.

Es besteht somit die Aussicht, daß wir das menschliche Verhalten zu kontrollieren lernen könnten, wenn wir es lernen, die »Muster« in den Gehirnzellen willkürlich zu verändern oder die »verdrehten Moleküle« zurückzudrehen. »Zurückdrehen« könnte bedeuten, die Moleküle in den Gehirnzellen umzustrukturieren – etwa indem einige der Atome, aus denen sie bestehen, eine andere Reihenfolge erhalten, indem einige wenige Bestandteile entfernt oder hinzugefügt werden, indem die che-

67 Statt der Worte »Materie« und »Geist« findet man bei Sir Julian Huxley den neutralen deutschen Ausdruck »Weltstoff«. »Wir sind somit«, schrieb er, »Organisationen aus Weltstoff, aber Organisationen mit zwei Aspekten – einem materiellen Aspekt bei objektiver Betrachtung von außen und einem geistigen Aspekt beim subjektiven Erlebnis von innen. Wir sind gleichzeitig und untrennbar Materie und Geist.«

mische oder die elektrische Aktivität geändert wird. Chemie und Elektrizität laufen in diesem Fall auf dasselbe hinaus, auf die Bewegungen und Bahnveränderungen von Elektronen. So ist es nicht falsch, sich die »Elektrochemie« des Gehirns als einen sachlich einheitlichen Komplex vorzustellen oder als eine Serie von eng miteinander zusammenhängenden Vorgängen und Ereignissen, die in der realen vierdimensionalen physischen Welt stattfinden und deshalb der Beobachtung und der Manipulation zugänglich sind. Die Manipulation der Elektronen des Gehirns würde dann die Manipulation menschlichen Verhaltens bedeuten.

Ob der Mensch jemals einen solchen Zustand totalen detaillierten Wissens der Gehirnfunktion oder der biotechnischen Kunstfertigkeit erreicht, der nötig wäre, um die Elektronen in der genau berechneten Weise, die hier angedeutet wurde, zu manipulieren, scheint zweifelhaft. Aber der Mensch hat schon eindrucksvoll gezeigt, wie mit Hilfe der sogenannten Psychopharmaka Geist und Persönlichkeit durch physischen Eingriff kräftig beeinflußt werden können. Und mittels elektrischer Stimulation des Gehirns ist eine weitgehende Kontrolle des menschlichen Verhaltens möglich.

Bei Untersuchungen des Verhaltens in einer kleinen Affenkolonie fand z.B. Dr. José M. R. Delgado von der Medizinischen Fakultät der Yale-Universität, ein Pionier auf diesem Spezialgebiet der Gehirnforschung, daß er durch Fernreizung bestimmter Gebiete des Gehirns (in das bei einem chirurgischen Eingriff winzige Elektroden eingepflanzt worden waren) drahtlos eine ganze Folge von Tätigkeiten bewirken konnte. In einem Vortrag im Museum für Naturgeschichte in New York beschrieb Dr. Delgado einen Gesichtspunkt seiner Arbeit mit einem Versuchsaffen mit dem Namen Ludi:

> Nachdem verschiedene Gebiete des Gehirns am festgehaltenen Tier untersucht worden waren, wurde Ludi der Radiostimulator angeschnallt, und während sich der Affe frei in der Kolonie bewegen konnte, wurde mit Erregungen des rostralen Teils des roten Kerns begonnen. Die Stimulation rief die folgende komplizierte Folge von Reaktionen hervor: (1) sofortige Unterbrechung spontaner Betätigungen, (2) Änderungen des Gesichtsausdrucks, (3) der Kopf wird nach rechts gedreht, (4) der Affe richtet sich auf den Beinen auf, (5) der Affe geht im Bogen nach rechts, (6) der Affe geht aufgerichtet auf den Beinen unter völliger Erhaltung des Gleichgewichts durch Balancieren mit den Armen, Berühren der Käfigwand oder Ergreifen der Schaukel, (7) der Affe erklettert eine senkrechte Stange an der Käfigrückwand, (8) der Affe klettert wieder bis auf den Boden herunter, (9) der Affe gibt tiefe Töne von sich, (10) er nimmt eine drohende Haltung gegenüber untergeordneten Affen an, (11) er ändert seine

Haltung und nähert sich friedlich anderen Mitgliedern der Kolonie und (12) er nimmt die durch die Stimulation unterbrochene Tätigkeit wieder auf.

Die detaillierten Kenntnisse, die Delgado gebraucht haben würde, um eine Verhaltensfolge des Affen in dieser Art von Anfang an aufzubauen, wären phänomenal und gingen mit Sicherheit weit über das hinaus, was zur Zeit möglich wäre. Durch Ausnutzung der vorgegebenen Verhaltensfolge, die wie in einem Computer programmiert ist, und ihre Auslösung durch die elektrische Reizung einer bestimmten Gehirnstelle ist es möglich, die ganze Verhaltensfolge in Gang zu setzen.

Wenn man einen Lichtschalter betätigt, ist es nicht der Schaltvorgang selbst, der die Beleuchtung erzeugt. Der Schalter löst nur eine Kette von Ereignissen aus, die Wanderung von Elektronen in Stromkabeln, das Aufglühen des Wolframdrahts in der Glühlampe usw. – welche die Lichtwirkung zur Folge haben. Aber wenn man weiß, was zu tun ist, kontrolliert man tatsächlich die elektrische Beleuchtung. In Kap Kennedy oder in Houston ist es nicht die Stimme des Mannes, die beim Countdown zählt, und der Finger, der auf den Knopf drückt, die das Raumschiff auf die Umlaufbahn bringen. Aber indem der Mann am Druckknopf diesen betätigt – oder sich dafür entscheidet, dies nicht zu tun –, beherrscht er eine programmierte Folge von Ereignissen und damit das Resultat. Ebenso gelang es Dr. Delgado ohne direkten und detaillierten Angriff in die submikroskopischen Ereignisse im Gehirn des Affen, die Verhaltensfolge durch die Kontrolle der Auslösungsstelle zu beherrschen.

Die ganze Folge wurde immer wieder ausgelöst, so oft, wie der rote Kern stimuliert wurde. Die Reaktionen 1 bis 8 entwickelten sich während der fünf Sekunden der Stimulation und wurden von den Reaktionen 9 bis 12 als Nachwirkungen gefolgt, die fünf bis zehn Sekunden dauerten. Die Erregungen wurden minütlich eine Stunde lang fortgesetzt, und die Ergebnisse stimmten auch an verschiedenen Tagen untereinander überein. Die Reaktionen glichen Spontantätigkeiten, waren gut organisiert und hielten stets die beschriebene Reihenfolge ein. Das Klettern folgte auf die Körperwendung, ging ihr aber niemals voraus; die Stimmäußerung folgte dem Gehen auf zwei Beinen, ging ihm aber niemals voraus; das allgemeine Schema blieb bei verschiedenen Stimulationen gleich, aber die Einzelheiten der motorischen Leistung variierten und richteten sich nach den gerade bestehenden Umständen. Wenn z.B. die Stimulation das Tier erreichte, während es einen Arm um die senkrechte Stange im Käfig gelegt hatte, bestand der erste Teil der hervorgerufenen Reaktionen darin, den Arm zurückzuziehen, um die Körperwendung zu ermöglichen. Während er auf zwei Beinen ging, war der Affe gut orientiert und imstande, Hindernissen auf seinem Weg auszuweichen und entsprechend der sozialen Situation zu reagieren. Bei manchen Versuchen wurden drei Affen gleichzeitig über Funk im roten Kern stimuliert, und alle drei vollzogen die ganze Verhaltensfolge, ohne sich gegenseitig zu stören.

Der drahlose Reiz wirkte stets, wenn nicht besonders starke Triebe ihn übertrafen. Wenn z.B. ein Affe gerade etwas fraß, nachdem er vierundzwanzig Stunden kein Futter erhalten hatte, oder wenn ein Affe körperlich bedroht wurde, neigte er dazu, sich eher der Stillung seines Hungers oder der Selbstverteidigung zu widmen als der Funkstimulation nachzugeben. Im allgemeinen aber, unter normalen Umständen, wenn er nicht unter starkem Triebdruck oder Bedrohung seines Lebens stand, reagierte der Affe, wie es die Stimulation gebot. »Beispiele anderer Verhaltensfolgen«, sagte Delgado, »wurden durch Erregung verschiedener diencephaler und mesencephaler Strukturen hervorgerufen und zeigten, daß Verhaltensfolgen anatomisch in verschiedenen Teilen des Zentralnervensystems festgelegt sind.« Es ist nicht erforderlich, die von Delgado gebrauchten Bezeichnungen von Gehirnteilen zu verstehen, um zu erfassen, was seine Feststellungen bedeuten.

Befassen wir uns noch einen Augenblick mit einem anderen Versuch Delgados, diesmal in einer anderen Affenkolonie, in der sexuelle Verhaltensweisen durch die gleiche Art direkter und einfacher Stimulation ausgelöst wurden.

> Die Reizung des Nucleus medialis dorsalis des Thalamus einer Äffin durch ein Radiosignal rief eine Verhaltensfolge hervor, die durch eine Kopfbewegung, Gehen auf allen vieren, für zwei oder drei Sekunden Springen zur Hinterwand des Käfigs, Hinunterspringen auf den Boden und Zurückgehen zum Ausgangspunkt bestand. In diesem Augenblick näherte sich ihr der Häuptling der Affenkolonie, und sie stellte sich auf alle viere und hob den Schwanz. Sie wurde von dem Häuptling ergriffen und in einer Weise bestiegen, die vom spontanen Besteigen nicht zu unterscheiden war. Die ganze Verhaltensfolge wurde nach jeder Stimulierung minütlich einmal wiederholt, und insgesamt wurde in der 90-Minuten-Periode ein 81maliges Besteigen beobachtet, während es sonst am gleichen Tag zu keinen solchen Handlungen kam. Wie unter diesen Verhältnissen natürlich, traten die Reaktionen nicht nur bei dem Tier mit dem Cerebralelektroden, sondern auch bei anderen Tieren der Kolonie auf.

Die Wahrscheinlichkeit, daß eine derartig häufige sexuelle Betätigung in diesem Zeitraum bei normalem Ablauf der Ereignisse ohne elektrischen Befehl von außen erfolgt wäre, ist äußerst gering. Jedoch war bei jeder dieser Verhaltensfolgen, sexuell oder nicht, wenn sie einmal in Gang gesetzt worden war, alles so, als wäre das betreffende Tier von selbst auf die Idee gekommen. Es scheint denkbar, daß beim Ablauf dieses von außen ausgelösten Geschehens der Affe wirklich glaubt, aus eigenem Willen zu handeln. Beim Versuch mit Menschen hat sich jedenfalls gezeigt, daß es sich so verhält. Die Versuchsperson hat kein *Gefühl*, daß ihre Gehirnzellen elektrisch stimuliert werden – und würde es nicht wissen, daß es geschieht, wenn es ihr nicht gesagt würde. Von der Versuchsperson selbst werden nur Regungen, etwas zu tun, so verspürt, als seien sie normal und spontan aufgetreten.

Die elektrische Reizung des Gehirns, die von Delgado bei seinen Affenversuchen angewandte Methode, stammt von den ausgezeichneten Untersuchungen, die in den frühen dreißiger Jahren von dem Schweizer Nobelpreisträger Dr. Walter Rudolf Hess mit Katzen durchgeführt wurden. »Das Prinzip der elektrischen Gehirnreizung ist einfach«, schrieb Robert Coughlan in »Life«: »Man schiebt einen elektrischen Leiter in den Teil des Gehirns, der einen zufällig interessiert, schaltet den Strom an und beobachtet, was geschieht.«

Die gewöhnliche im Laboratorium angewandte Methode wird von Coughlan wie folgt beschrieben: »Der Kopf des betäubten Versuchstiers wird unbeweglich festgehalten. Ein winziger hochtouriger Bohrer wird benutzt, um ein Loch in den Schädel zu bohren. Dann wird eine Kanüle durch die Gewebe unter dem Schädelknochen bis an die für die Untersuchung vorgesehene Stelle geschoben. Anschließend schiebt der Experimentator durch die Kanüle mit einem Mikromanipulator eine Miniaturelektrode, die an zwei isolierten Drähten befestigt ist. Die anderen, nach außen heraussehenden Enden der Drähte werden mit einem kleinen Anschlußstück verbunden, das auf dem Schädel festgeklebt wird. Strom, der an das Anschlußstück herangeführt wird, fließt durch die Drähte in die Elektrode und bewirkt die vorgesehene Reizung... Diese Methode ist so unglaublich exakt geworden, daß eine Mikroelektrode von nur 0,000025 Millimeter Durchmesser in das *Innere* einer einzelnen Nervenzelle eingeschoben werden kann... ohne einen der normalen Vorgänge in der Zelle zu beeinträchtigen.

Außerdem stört dieses Verfahren das Versuchsobjekt nicht im geringsten. Die meisten Teile des Gehirns sind merkwürdigerweise nicht imstande, Schmerz zu fühlen, und es werden nur sehr schwache Ströme verwendet.« (Diese Schmerzlosigkeit des Gehirns wird ausgenutzt, um Patienten bei vollem Bewußtsein am Gehirn operieren zu können – etwa einen Patienten, der an Epilepsie oder Parkinsonscher Krankheit leidet und mit dem Chirurgen sprechen muß, während dieser operiert. Oft könnte der Chirurg die Operation nicht ausführen, ohne daß ihm der Patient während der Arbeit die erforderlichen Auskünfte gibt.)

Versuchstiere gewöhnen sich rasch an die Anschlußstücke auf ihrem Schädel, und wie Delgado angibt, »haben ausgedehnte Versuche vieler

Autoren (d.h. Verfasser wissenschaftlicher Abhandlungen) gezeigt, daß intracerebrale Elektroden sicher sind und jahrelang vertragen werden, so daß sie ein wertvolles Mittel zum Senden und Aufzeichnen elektrischer Impulse in das Gehirn und vom Gehirn nichtnarkotisierter Tiere sind«. Delgado selbst hat Versuche mit Katzen, Hunden, Mäusen, Affen und Bullen durchgeführt. Andere – unter ihnen Dr. Carl W. Sem-Jacobsen in Norwegen, Dr. Robert C. Heath an der Tulane-Universität und die Doktoren Vernon Mark und William Sweet an der Harvard-Universität – haben Elektroden auch in das Gehirn von Menschen eingepflanzt. Offensichtlich geschah dies nicht rein willkürlich, und diese Maßnahmen beschränkten sich auf Patienten statt auf Versuchspersonen im allgemeinen – Patienten, deren Leiden (Epilepsie, unerklärlicher Schmerz, Angstneurose, unwillkürliche Bewegung) mit dieser Methode behandelt werden konnte. »Die gesammelten Erfahrungen«, erklärte Delgado, »haben gezeigt, daß Elektroden vom Gehirn des Menschen mindestens 1½ Jahre gut vertragen werden und daß elektrische Reizungen verschiedene Reaktionen zur Folge haben können, einschließlich Veränderungen der Gehirnfunktion... Der Gedanke, daß dabei Drähte in das denkende Gehirn hineinführen, könnte barbarisch, beunruhigend oder gefährlich erscheinen, aber tatsächlich verspürten die Patienten, die selbst diese Erfahrung gemacht hatten, nichts Nachteiliges, und sie machten sich keine Sorge darum, daß ihr Kopf mit Anschlußdrähten versehen war. In manchen Fällen führten sie das normale Leben von ambulanten Patienten, die jeweils für die verordneten elektrischen Stimulationen ihres Gehirns periodisch in die Klinik zurückkehrten. Einige der so behandelten Frauen bewiesen auch in dieser Situation das weibliche Talent, mit ungewöhnlichen Situationen fertig zu werden, indem sie sich kleidsame Hüte beschafften, die den elektrischen Kopfzierrat völlig verbargen.«

Die Kontrolle des Gehirns könnte auch die Kontrolle jener Gehirngebiete umfassen, die ihrerseits die Grundfunktionen des Körpers regulieren. »Unter der ganzen Gehirnmasse vergraben«, erklärte Dr. Joel Elkes von der Johns-Hopkins-Universität, »an der Mittellinie, im Zentrum des Schädels, befinden sich uralte Gebiete, die für die das Überleben sichernden Funktionen zuständig sind. Sie regeln die Atmung, den Puls und den Blutdruck, den Salzhaushalt und die Körpertemperatur; sie regieren bestimmte instinktive Reaktionen wie Hunger, Durst, Kampf, Flucht, Spiel, Schlaf, Wachsein, Sexualität. Diese sind die Steuerzentren der Gehirnmaschine.«

Mit elektrischer Stimulation des Gehirns durchgeführte Versuche haben schon ergeben, daß ein Tier dazu gebracht werden kann, nicht zu fressen, auch wenn es längere Zeit gehungert hat, oder sich mit Futter vollzustopfen, auch wenn es kurz vorher gefressen hat, oder sexuelle Leistungen weit über seine normale Leistungsfähigkeit hinaus zu vollbringen. Die Kontrolle, die durch elektrische Gehirnreizung über Tiere oder Menschen ausgeübt werden kann, reicht von einfachen Muskelbewegungen bis zu ziemlich komplizierten Verhaltensweisen. Mindestens seit dem neunzehnten Jahrhundert ist bekannt, daß elektrische Reizungen der Hirnrinde motorische Reaktionen bei Tieren hervorrufen konnten. Aber bis vor kurzem herrschte die Ansicht, daß dies nur bei narkotisierten Tieren möglich sei und daß die Bewegungen unbeholfen und ungenau wären. Bei der Anwendung der neueren Methoden und miniaturisierten Geräte wurde deutlich, daß – wie Delgado bemerkte – »die Bewegungsleistung auf elektronischen Befehl so kompliziert und harmonisch sein kann, wie wenn sie freiwillig erfolgte«.

Delgado beschreibt eine auf diese Weise bewirkte Beinbewegung – die Beugung eines Hinterbeins – bei einer Laboratoriumskatze als ein Beispiel dafür:

> Die hervorgerufene Bewegung begann gewöhnlich langsam, entwikkelte sich harmonisch, erreichte ihre größte Stärke in etwa zwei Sekunden und dauerte bis zum Ende der Reizung. Diese motorische Leistung konnte so oft wiederholt werden, wie es gewünscht wurde, und sie war von einer Haltungsänderung des ganzen Körpers begleitet, zu der ein Senken des Kopfes, Heben des Beckens und eine leichte Gewichtsverschiebung nach links, um das Gleichgewicht auf nur drei Beinen zu erhalten, gehörten.

Waren diese elektrischen »Kommandos« an ihr Gehirn für die Katze eine seelische Belastung? Im Gegenteil:

> Die Katze war aufmerksam und freundlich wie immer, rieb den Kopf am Experimentator, versuchte liebkost zu werden und schnurrte. Wenn wir jedoch versuchten, den stimulierten Effekt zu verhindern, indem wir das Hinterbein mit der Hand festhielten, hörte die Katze zu schnurren auf, riß sich los und schüttelte das Bein. Anscheinend war die durch Stimulation bewirkte Bewegung nicht unangenehm, wohl aber der Versuch, die Bewegung zu stören.

Diese Reaktionen sind den menschlichen ähnlich, wenn das Gehirn elektrisch stimuliert wird. Angesichts dieser Tatsache ist Delgados weiterer Kommentar zu dem Versuch mit der Katze besonders bemerkenswert:

> Die künstliche Auslösung motorischer Betätigungen wurde in so natürlicher Weise von dem Tier aufgenommen, daß eine spontane Initiative zu bemerken war, auf den elektrischen Befehl zu handeln[68]. So bewirkte z.B. während des Augenblicks labilen Gleich-

68 Dr. Gregory Razran vom Queens College in New York, der mit besonderem Interesse die Entwicklung der russischen Psychologie verfolgt, erklärte, daß in der Sowjet-

gewichts, wenn alle Pfoten dicht zusammenstanden, der Reiz zuerst eine Vorbereitung der Körperhaltung: Die Katze stellte ihre Vorderbeine auseinander und erlangte dann den Gleichgewichtszustand durch Verlagerung des Körpergewichts nach rechts, und erst nach dieser Verzögerung begann sich das linke Hinterbein zu beugen... Verschiedene motorische Effekte wurden bei den verschiedenen Tierarten, darunter Katze, Hund, Bulle und Affe, hervorgerufen. Die Tiere konnten veranlaßt werden, die Beine zu bewegen, den Körper zu heben oder zu senken, das Maul zu öffnen oder zu schließen, zu gehen oder stillzuliegen, sich herumzuwenden und verschiedene Reaktionen mit voraussagbarer Zuverlässigkeit auszuführen, *wie wenn sie von Menschen betätigte elektronische Spielzeuge wären.* (Hervorhebung des Autors.)

Außerdem scheinen Tiere es gern zu haben, auf elektrische Gehirnreize zu reagieren – eine weitere beunruhigende Tatsache, wenn sie sich auf Menschen übertragen läßt.

Über diese einfachen motorischen Tätigkeiten und die komplizierteren, weiter oben beschriebenen Verhaltensabläufe hinausgehend, fanden Delgado und andere, daß sie Stimmungen, Haltungen und selbst den Grundcharakter einzelner Tiere (der seinerseits das Verhalten anderer Tiere beeinflußte) durch Stimulation entsprechender Stellen oder Gebiete des Gehirns beeinflussen konnten. Eine Katze kann veranlaßt werden, mit einer anderen Katze – oder mit einem Hund – zu kämpfen, viel größer als sie selbst, oder vor einer Maus zurückzuschrecken, je nachdem welches Gebiet des Gehirns Signale empfängt. Ein friedfertiges Tier kann veranlaßt werden, eine feindliche Haltung zu zeigen oder angriffslustig zu werden, während ein normalerweise angriffslustiges Tier friedfertig gemacht werden kann. »Rhesusaffen«, sagt Delgado, »sind destruktive und gefährliche Geschöpfe, die keinen Augenblick zögern, alles in ihrer Reichweite zu beißen, einschließlich Stromleitungen, Instrumente und gelegentlich die Hände des Experimentators.« Würde es möglich sein, diese aggressiven Tiere mittels elektrischer Stimulation zu zähmen? Um diese Frage zu untersuchen, wurde ein Affe an einen Stuhl geschnallt, wo er Grimassen schnitt und den Experimentator bedrohte, bis der rostrale Teil des Nucleus caudatus elektrisch gereizt wurde. In diesem Augenblick verlor der

union die Experimentalpsychologen der Pawlowschen Richtung sorgfältig zwischen bedingten Reflexen (z.B. Speichelfluß), die von außen (z.B. dem Klang einer Glocke) ausgelöst werden, und solchen unterscheiden, deren Auslösung durch ein inneres Organ (z.B. die Blase) erfolgt. Durch innere Reize ausgelöste Reflexe, sagt Razran, sind stets mehr unbewußt. Höchstwahrscheinlich fällt die elektrische Reizung des Gehirns unter diese Kategorie. Wenn auch der Akt der Auslösung des Reizes außerhalb des Körpers erfolgt, so tritt doch der Reiz im Körperinnern auf und scheint von dem spontanen Auftreten eines Gedankens nicht unterscheidbar zu sein.

Affe seinen aggressiven Ausdruck und versuchte nicht mehr, den Experimentator zu packen oder zu beißen, der ungefährdet sogar einen Finger in sein Maul stecken konnte! Sobald die Reizung unterbrochen wurde, war der Affe so aggressiv wie zuvor.

»Später«, fährt Delgado fort, »wurden ähnliche Versuche mit den innerhalb der Kolonie freien Affen durchgeführt, und es war offensichtlich, daß ihre autokratische Sozialstruktur durch Reizungen auf dem Funkwege manipuliert werden konnte.« Der Affenhäuptling verlor unter dem Einfluß der Stimulation seine Aggressivität, und die anderen Affen konnten ihn furchtlos umdrängen. Dies dauerte etwa eine Stunde. »Etwa 12 Minuten nach Beendigung der Stimulation hatte der Affenhäuptling seine Autorität wiederhergestellt.« Bei ähnlichen Versuchen im Yerkes Regional Primate Center beobachtete Dr. Bryan W. Robinson, daß, als erst das eine, dann das andere männliche Tier die Oberhand bekam, »das weibliche Tiere ihre Unterwürfigkeit dem jeweils herrschenden männlichen Tier bezeugte und sich dann abwandte, um das andere Männchen anzugreifen«. Bei einer noch interessanteren Ausführung des Versuchs beobachtete Delgado, daß die anderen Affen der Kolonie lernten, »einen Hebel im Käfig zu betätigen, der die Reizung im Nucleus caudatus des Affenhäuptlings bewirkte, und damit sein aggressives Verhalten einfach abschalteten«. So kann ein Affe absichtlich das Verhalten eines anderen mittels elektrischer Gehirnreizung beherrschen – eine wahrhaft eindrucksvolle Demonstration, wie wenig verstanden zu werden braucht, um ein starkes Maß von Kontrolle ausüben zu können.

Die wohl eindrucksvollste Demonstration dessen, was die elektrische Gehirnstimulation hinsichtlich des Ausschaltens der Aggressivität vermag – und wie sehr sich ein Forscher auf die Wirksamkeit der Methode verlassen kann –, war die bravouröse Vorstellung, die Delgado selbst mit einem richtigen Kampfstier (in dessen Gehirn er Elektroden eingepflanzt hatte) in einer spanischen Stierkampfarena gab. Delgado übernahm die Rolle des Matadors und versetzte den Stier durch Schwenken der Capa in schnaubende Wut bis zum Stampfen mit den Hufen. Dann blieb er ruhig stehen, als der Stier sich auf ihn stürzte, und brachte ihn auf kürzeste Entfernung zum Stillstand. Er hatte den Angriff des Stiers mittels eines kleinen Senders, den er in der Hand hielt, buchstäblich abgeschaltet. Die elektrische Gehirnstimulation hatte den Stier so freundlich wie den bekannten Ferdinand gemacht.

Oft liegt ein stimulierbares Gehirngebiet, das ein Tier sehr wütend machen kann, ganz in der Nähe eines anderen, dessen Reizung einen euphorischen Zustand des Tiers bewirkt. Eine Elektrode, die an einer Stelle der Amygdala des Gehirns liegt, kann durch elektrische Stimulation einen Anfall unbeherrschter Wut verursachen; nur den Bruchteil eines Zentimeters entfernt eingepflanzt, verursacht der elektrische Reiz mit dieser Elektrode ein höchst freundliches, geradezu liebevolles Verhalten. Ließe sich auf diese Weise eine Welt schaffen, in der niemals jemand wütend wäre? Könnte dies nicht erstrebenswert sein?

Das ist keine müßige Frage. Die Anwendung der elektrischen Hirnstimulation zur Kontrolle der menschlichen Aggressivität wurde bereits mit überzeugender Wirkung in einer Klinik in Boston untersucht, die auf das Studium gewalttätigen Verhaltens spezialisiert ist. Sie wurde 1967 von medizinischen Forschern der Harvard-Universität, des Massachusetts General Hospital und des Boston City Hospital eingerichtet. Zu der Forschergruppe gehören zwei hervorragende Gehirnchirurgen, Dr. Mark und Dr. Sweet, und der Klinikleiter ist ein Psychiater, Dr. Frank R. Ervin.

Der typische Klinikpatient besitzt »schlechte Impulskontrolle« mit einem aufbrausenden Temperament und einer Krankengeschichte wiederholter Gewalttätigkeit. Viele der Patienten neigen in unglaublicher Weise zur Sachzerstörung, oder sie können mit erstaunlicher Wildheit ihre Frauen, Ehemänner oder Kinder schlagen. Eine junge Ehefrau, die sich vor kurzem behandeln ließ, sagte, sie habe ihren Ehemann – glücklicherweise einen sehr großgewachsenen und gutmütigen Menschen – in den letzten sechs Jahren 537mal attackiert, mit allem, von ihren Fäusten bis zu Tellern und Möbelstücken. Gewalttätige Menschen geben ihren Impulsen häufig auch durch sexuelle Attacken oder wiederholte Autounfälle nach.

Wenn auch der gewalttätige Patient gewöhnlich einen »Grund« für seine unbeherrschten Wutanfälle hat, so kann doch dieser Grund außerordentlich belanglos sein: er kann eine schlimme Gewalttat als Reaktion auf ein geringfügiges oder gar nur eingebildetes Unrecht begehen. Ein Mann kann seine Frau so schlagen, daß sie durch das ganze Zimmer geschleudert wird, nur weil sie einen Toast zu stark röstete. Ein Teenager kann ein ganzes Zimmer demolieren, nur weil ihr Bruder sie bat, den Plattenspieler leiser zu stellen. Zwischen den Wutanfällen kann aber die gleiche Person sanftmütig, reizend und durchaus liebenswert sein. Wenn sich der Zorn erst einmal Luft gemacht hat und der Schaden geschehen ist, kann es eine Flut von Schuldgefühl und Reue geben, auf die manchmal Selbstmordstimmung folgt.

In den etwa 50 Fällen, welche die Klinik bisher ganz gründlich untersuchen konnte, gab es eine überraschende Häufigkeit einer Beziehung zwischen abweichendem Verhalten und einem Hirnschaden. Die geschädigten oder abnormen Gehirnstellen können oft durch die Methode der elektrischen Gehirnreizung punktgenau festgestellt werden. Die

Wut läßt sich dann durch Reizung auslösen und, je nach der Lokalisierung und Ausdehnung der Abnormität, durch die Elektrostimulation auch wieder beseitigen. In seltenen Fällen ist der Gehirnschaden infolge der Zerstörungen durch bestimmte Arten der Epilepsie oder durch einen Tumor im Primitivgehirn so stark, daß der Patient fast dauernd in gewalttätiger Stimmung ist. Anscheinend bringt die Zerstörung die elektrischen Vorgänge im Gehirn durcheinander, so daß die Zellen in den geschädigten Gebieten fast dauernd Strom entladen und Impulse der Wut und der Gewalttätigkeit verursachen. Es besteht keine Möglichkeit, sie zu verhindern, außer durch Medikamente oder chirurgischen Eingriff.

Bisher bestand beträchtliche Abneigung dagegen, Gehirnoperationen durchzuführen, abgesehen von extremen Fällen wie denen von Kranken, die wiederholt Mordversuche begangen hatten. Manchmal kann schon eine relativ einfache Operation – falls eine Gehirnoperation überhaupt einfach genannt werden kann – für einige Zeit helfen. Im Medical Center der Indiana-Universität hat Dr. Robert Heimberger festgestellt, daß die Berührung des befallenen Gehirngebiets mit einer feinen »kryochirurgischen« Sonde (einem Instrument mit einer sehr kalten Spitze) das geschädigte Gewebe zerstört. Die Operation, die an sehr gewalttätigen, durch Gerichtsbeschluß eingewiesenen Kranken ausgeführt wird, macht diese wochen- oder gar monatelang friedfertig.

In vielen der Fälle, die von Dr. Sweet und Dr. Mark behandelt wurden, ist der Hirnschaden nicht ohne weiteres erkennbar. Noch gründlichere Untersuchungen zeigen dann aber, daß eine Anomalie im Gewebe vorliegt – ein Schaden, der vielleicht angeboren ist, die Folge von Schlägen auf den Kopf oder das Resultat einer Virusinfektion, die das Gehirn erreicht hat. Neuerdings hat sich das Interesse auch den genetischen Ursachen dieser Anomalien zugewandt, besonders seit einem neueren Fall in Frankreich, bei dem festgestellt wurde, daß ein gewalttätiger Verbrecher ein anomales XYY-Chromosom besitzt. Die Bostoner Gruppe hat sich inzwischen einen Zellgenetiker zugelegt, um auch diese neuesten Möglichkeiten untersuchen zu können.

All dieses ist darüber hinaus von großer Bedeutung für die Kriminologie und die Verbrechensverhütung. Die schon erwähnte Verwandlung gewalttätiger Menschen in harmlose und friedfertige Leute mutet vielleicht unglaublich an. In Wirklichkeit jedoch steht diese Möglichkeit schon viel näher bevor, als man anzunehmen geneigt ist. Anfang 1968 ordnete ein englisches Gericht an, einen jungen unverbesserlichen Tunichtgut – einen zwanghaften Spieler – durch Leukotomie zu behandeln. Nachdem dies von der Londoner »Times« berichtet worden war, gab das »British Medical Journal« seiner Beunruhigung darüber Ausdruck, wohin dies führen müsse, wenn es zur Gewohnheit werde, Verbrecher zur Behandlung statt zum Freiheitsentzug zu verurteilen. Präzedenzfälle gibt es aber längst: Ist Geisteskrankheit die Ursache des Verbrechens, dann wird der Täter psychiatrisch behandelt statt zu einer Gefängnisstrafe verurteilt (wobei der Freiheitsentzug genauso lange dauern kann wie die Haftstrafe), mit der Begründung, daß nicht der Täter, sondern sein geistiger Krankheitszustand schuld war. Wird das Vorliegen einer Gehirnschädigung oder ein auf verhängnisvolle Weise schlechtes Chromosom aus den gleichen Gründen bald genügen, um einen Verbrecher von seiner Schuld freizusprechen?

Von allen an Tieren mit elektrischer Reizung des Gehirns durchgeführten Versuchen waren wohl keine überraschender als die 1953 und 1954 von Dr. James Olds (damals an der McGill-Universität in Montreal) durchgeführten Versuchsserien, bei denen zufällig die Lustempfindungszentren des Gehirns entdeckt wurden. Olds hatte gerade gelernt, wie Elektroden in das Gehirn von Ratten eingeführt werden können, um das Verhalten der Ratten zu untersuchen. Er fragte sich aber, ob nicht die Methode der elektrischen Gehirnstimulation die Ratten so stören und ablenken könnte, daß es für den Versuch nachteilig wäre. »An einem Sonntagnachmittag ging ich ins Laboratorium«, erinnerte er sich, »und nahm die erste Ratte, die ich je mit eigenen Händen für diese Versuche vorbereitet hatte. Jedesmal, wenn die Ratte sich einer Ecke des Versuchtstischs näherte, schaltete ich den Strom an, um festzustellen, ob die Ratte beim nächstenmal die Ecke meiden würde. Statt dessen *gefiel* es meiner Ratte!«

Olds nutzte die Gelegenheit, statt seine ursprüngliche Idee weiterzuverfolgen, verbesserte seine Methoden und stellte fest, daß er mittels der elektrischen Gehirnreizung willkürlich einen Zustand des Wohlbehagens in der Ratte hervorrufen konnte. Andere Forscher folgten seinem Beispiel und bestätigten, daß es eine Anzahl von Lustempfindungszentren bei verschiedenen Tieren gibt. Coughlan schrieb:

> Viele Stellen scheinen mit bestimmten Lustempfindungen wie denen des Fressens, Trinkens und der Sexualität gekoppelt zu sein. Aber manchmal führt die elektrische Gehirnreizung zu einer komplexen Allgemeinreaktion. Diese kann eine höhere Befriedigung, unabhängig von einer speziellen Triebbefriedigung, darstellen – oder vielleicht, wie Dr. Olds vermutet, deutet es darauf hin, daß die einzelnen Lustempfindungsstellen eng beieinander liegen, so daß gleich mehrere durch ein und dieselbe elektrische Gehirnreizung genügender Stärke stimuliert werden.

Der Charakter dieser Lustempfindung ist kaum definierbar: Einige vermuteten, daß sich in ihr die mystischen Verzückungen der Heiligen mit der fleischlichen Lust der Sünder zu einem verschwommenen, unaussprechlichen Entzücken vereinigen. Jedenfalls finden Tiere die Empfindung geradezu unwiderstehlich. Wenn man einer weißen Ratte erlaubt, die elektrische Gehirnreizung selbst durch Betätigung eines Hebels in ihrem Käfig zu dosieren, wird sie ihn immer wieder niederdrücken – bis zu der phantastischen Häufigkeit von 8000mal in der Stunde –, bis Hunger, Durst oder Erschöpfung eine Unterbrechung erzwingen.

Diese Unterbrechung ist aber kurz: etwas Wasser, ein bißchen Futter, ein paar Minuten Schlaf, und das Tier kehrt zu seiner Orgie der Lust zurück. Bei einem Versuch von Dr. Joseph V. Brady im Walter Reed Army Medical Center setzten Ratten dies 24 Stunden am Tag 3 Wochen hindurch fort. Man sollte annehmen, daß solche genußsüchtigen Tiere nach kurzer Zeit verlebt wären, verbraucht, noch ehe sie 20 Tage alt sind. Aber ganz im Gegenteil, die im Walter-Reed-Krankenhaus beobachteten Tiere zeigten weder kurz nach dem Versuch noch später einen körperlichen oder geistigen Schaden. Und die Ratten von Dr. Olds schienen nach einer Anzahl von elektrischen Gehirnreizungs-Marathons, die zusammen Hunderte von Tagen dauerten, bei besserer Gesundheit und Lebenskraft zu sein als gleichalte Tiere, die mit Ausnahme der elektrischen Gehirnstimulation unter genau gleichen Bedingungen lebten.

Lustempfindungszentren wurden auch bei Katzen, Hunden, Affen und Delphinen entdeckt – und alle diese Tiere haben auf die elektrische Gehirnstimulation in gleichem Maße reagiert.

Spätere Versuche von Dr. Heath, Dr. Sem-Jacobsen und wiederum von Delgado lassen darauf schließen, daß auch das menschliche Gehirn Lustempfindungszentren besitzt. Patienten, bei denen – manchmal ohne daß sie es wußten – die elektrische Stimulation des Gehirns in einem bestimmten Augenblick angewendet wurde, erklärten plötzlich, sie hätten ein höchst angenehmes Gefühl. Die elektrische Hirnreizung konnte gelegentlich auch Niedergeschlagenheit in heitere Stimmung und Lethargie in Angeregtheit umwandeln. Schüchterne Menschen wurden plötzlich mitteilsam und normalerweise reservierte Frauen kokett. Manche der gemütskranken oder epileptischen Patienten von Dr. Heath haben lange Zeit Elektroden getragen – Elektroden, mit denen sie sich selbst nach Belieben elektrisch stimulieren konnten. Für diese Methode ist unter Fachleuten die Abkürzung ICSS gebräuchlich, die Intracranial Self-Stimulation, Selbststimulation im Schädelinneren, bedeutet. ICSS-Geräte können verschieden eingesetzt werden. Ein bestimmter Typ Epileptiker zum Beispiel, der das Herannahen eines Krampfanfalls verspürt, kann ihm augenblicklich durch Niederdrücken des Knopfes an diesem Gerät entgegenwirken. Ein von Narkolepsie (chronischer Schläfrigkeit) befallener Patient kann sich selbst mit ICSS zur Wachheit anregen. Bei einem Patienten mit schwerer Narkolepsie funktionierte die Methode so gut, daß er »dank seiner Fähigkeit, die Symptome mit dem Stimulator auszuschalten«, so Dr. Heath, »wenigstens stundenweise, während er das Gerät bei sich trug, als Unterhalter in einem Nachtklub arbeiten konnte«. Dieser Patient hatte wie einige andere mehr als einen Knopf an seinem Gerät, und es war ihm mehr als eine Stelle seines Gehirns durch Elektroden zugänglich. Er fand heraus, daß, wenn er einen der Knöpfe drückte, »das Gefühl ›gut‹ war; es war, als könne sich dieses Gefühl bis zu der Empfindung eines sexuellen Orgasmus steigern.« Er betätigte diesen Knopf häufig, ebenso ein anderer Patient. Bei der genaueren Prüfung stellte Dr. Heath fest, daß die Stimulation in diesem Gehirngebiet »unabhängig von der Gemütsverfassung des Patienten und dem, was gerade im Zimmer besprochen wurde, davon begleitet wurde, daß der Patient ein sexuelles Thema zur Sprache brachte, gewöhnlich mit einem breiten Grinsen. Wenn ich ihn deswegen befragte, sagte er: ›Ich weiß nicht, was mich dazu brachte – ich mußte einfach plötzlich daran denken.‹«

Man kann sich leicht vorstellen, daß in der Zukunft alle Leute Gehirnelektroden tragen (es könnte sogar eine Modesache werden), durch die sie jederzeit sexuell potent sein können; daß sie damit je nach Notwendigkeit wach sein oder schlafen können; daß sie damit ihren Appetit zügeln, wenn sie Gewicht verlieren wollen; daß sie sich damit von Schmerzen befreien, sich zum Mut anstacheln, wenn sie ängstlich sind, oder in Gemütsruhe versetzen, wenn sie erbost sind.

Die Vorstellung, daß ein Mensch auf diese Weise sein eigenes Gehirn unter Kontrolle hat, ist die eine Seite. Die andere aber wäre, daß das Gehirn eines Menschen auch durch einen anderen kontrolliert werden könnte – ganz zu schweigen von der Kontrolle ganzer Menschenmassen durch einige, die sich die Macht dazu verschafft haben. Delgado ist einer, der die letztere Möglichkeit nicht zu ernst nimmt. Er gibt zu, daß zahlreiche Regierungen durch vor der Ehe vorgeschriebene Blutuntersuchungen, den Pockenimpfzwang und die Fluoridisierung und Chlorierung unseres Trinkwassers »Präzedenzfälle offizieller Eingriffe in unsere persönlichen biologischen Vorgänge geschaffen« haben. Er sieht auch voraus, daß »die Regierungen versuchen könnten, das allgemeine Verhalten der Bürger zu kontrollieren oder ihr Glück zu vermehren, indem sie ihr Gehirn elektronisch beeinflussen«. Aber, so schließt er seine Betrachtungen ab, »glücklicherweise liegt diese Aussicht fern, wenn sie nicht gar unmöglich ist, nicht nur aus selbstverständlichen ethischen Gründen, sondern wegen ihrer zu großen praktischen Schwierigkeit. Theoretisch müßte es möglich sein, die Aggressivität, die Produktivität oder den Schlaf mittels Elektroden zu regulieren, die in das Gehirn eingepflanzt sind, aber diese Technik erfordert Spezialkenntnisse, hochentwickelte Methoden und eine detaillierte und komplexe Erforschung jedes Individuums, da anatomische und physiologische Besonderheiten bei jedem gegeben sind. Die praktische Durchführung der Verhaltensbeeinflussung ganzer Bevölkerungen durch Gehirnstimulation ist sehr unwahrscheinlich, und die Anwendung der Intracerebralelektroden beim Menschen wird wahrscheinlich sehr individuell und auf die medizinische Praxis beschränkt bleiben.«

Aber nicht alle Wissenschaftler teilen Delgados Optimismus hinsichtlich der Unwahrscheinlichkeit dieser Aussichten, besonders weil sich die elektrische Gehirnstimulation erst noch in der Entwicklung befindet. Die Tatsache, daß es schwierig oder mühevoll sein könnte (und vermutlich in Zukunft weniger schwierig und mühevoll sein wird), die elektrische Gehirnstimulierung in großem Maßstab anzuwenden, müßte jemanden, der nicht nur die Möglichkeit, sondern auch einen zwingenden Grund dafür hat, nicht unbedingt davon abhalten. Und was die »selbstverständlichen, ethischen Gründe« angeht, so würden diese von der individuellen Ethik derjenigen abhängen, welche die Macht besitzen – und natürlich keineswegs die bedenkenlosen Typen beeindrucken, die ihre eigene Ethik je nach Bedarf entwickeln. Man hat sogar schon an die Möglichkeit gedacht, ein Diktator könne dafür sorgen, daß Kindern schon wenige Monate nach der Geburt Elektroden eingesetzt werden; diese Kinder würden auch als Erwachsene nicht auf die Idee kommen, ihre Gedanken, Stimmungen und Gefühle und ihr allgemeines Verhalten könnte nicht von ihrem eigenen Willen abhängen. Wo bliebe dann die Willensfreiheit und die persönliche Verantwortung? Ein Elektroingenieur namens Curtiss R. Schafer, der diese Möglichkeit durchdachte, kam zu dem Schluß, »ein menschliches Wesen, das so kontrolliert wird, wäre die billigste Maschine ihrer Art sowohl im Hinblick auf die Herstellung wie den Betrieb. Die Kosten selbst der Herstellung eines so einfachen Roboters wie des mechanischen Menschen von Westinghouse würden wahrscheinlich das Zehnfache der Kosten für das Zurweltbringen und Aufziehen eines Kindes bis zum Alter von 16 Jahren betragen.«

»Was würde so eine Möglichkeit bedeuten?« fragte Robert Coughlan. »Eine hypothetische Möglichkeit ...: ein menschenähnliches Wesen etwa mit 100 Anschlüssen und 600 Elektroden, das mittels eines Transistor-Stimulators zu steuern ist, der etwa von Männern wie heute ein kleines Hörgerät am Jackenaufschlag und von Frauen vielleicht wie eine Schmuckbrosche am Kleid getragen werden kann. Das Programm jeder Person könnte eingestellt und auf die verschiedenen für den einzelnen vorgesehenen Aufgaben und Pflichten zugeschnitten werden. All diese Einzelprogramme könnten aber augenblicklich durch Vorrang-Funksignale geändert werden, die eine örtliche Kontrollstelle abgibt, die wiederum mit Vorrang durch eine Bezirkskontrollstelle abgelöst werden kann, welche ihrerseits durch eine Gebietskontrollstelle befehligt wird. Alle Gebietsstellen und überhaupt jedermann würden wiederum von der Weisheit eines einzigen gelenkt, der selbst – als einziger – keine Befehlsimpulse empfängt, sondern nur an andere ausgibt.«

Soviel über die elektrische Seite der Gehirnkontrolle. Die Gehirnchemie könnte sich womöglich als funktionell noch bedeutender erweisen. An sich lassen sich die elektronischen und die chemischen Vorgänge im Gehirn nicht ganz säuberlich voneinander trennen, aber es ist immerhin möglich, eine gedankliche Trennung vorzunehmen, wobei man dann nur nicht ganz außer acht lassen dürfte, daß beide oft ineinandergreifen können. Aber stellen wir uns die Anwendung von elektrischem Strom (z.B. bei der elektrischen Gehirnstimulation) und von chemischen Substanzen (z.B. Medikamenten) als zwei verschiedene Möglichkeiten vor, das menschliche Gehirn zu beeinflussen. So eindrucksvoll die elektrische Beeinflussung erscheinen mag, die medikamentöse erscheint noch vielversprechender und somit auch bedrohlicher.

Wenn auch die Nervenimpulse elektrisch angeregt werden können, so erfolgt doch ihre Weiterleitung durch die Nervenfasern und über die Umschaltstellen, die Synapsen – wie Sir John C. Eccles und seine Mitarbeiter an der Australischen Nationaluniversität gezeigt haben –, durch den Transport chemischer Schlüsselsubstanzen[69], wobei im Zentralnervensystem die Weiterleitung hauptsächlich durch die chemische Substanz Acetylcholin erfolgt. Und während Gedanken und Erinnerungen in den »elektrischen Schaltkreisen« zu rotieren scheinen, werden sie chemisch in den Molekülen des Gehirns gespeichert – was Einflüsse auf das Gedächtnis und den Lernvorgang hat, über die noch zu sprechen sein wird. Wie schon ausreichend beschrieben wurde, kann von außen einwirkende elektrische Energie die Chemie eines bestimmten Gehirngebiets beeinflussen und verschiedene Verhaltensweisen anregen. In solchen Fällen ist der elektrische Strom das auslösende Moment für die chemischen Reaktionen. Unter normalen Umständen geht es jedoch andersherum vor sich. Die Gehirnzellen gleichen winzigen Akkus, mit einem in ihnen bereitstehenden elektrischen Potential, das chemisch als positive oder negative Ionen (d.h. Atomen oder Molekülen mit zusätzlichen oder fehlenden Elektronen) gespeichert bleibt, bis durch einen geeigneten Reiz das Fließen des gespeicherten Stromes in Gang kommt.

69 Eine Gruppe tödlicher »Nervengase« ist als *Cholinesterase-Inhibitoren* bekannt. Indem diese Inhibitoren die Tätigkeit eines einzigen Enzyms, der Cholinesterase, stören, schalten sie einen lebenswichtigen chemischen Zyklus aus und damit den chemischen Leitapparat der Nervenzellen. Hören aber die Nervenimpulse auf, dann bleibt auch das Herz stehen.

Dieses »Zünden« der Zellen setzt Ströme in Bewegung, die das Gehirn und das Zentralnervensystem in Gang halten – recht ähnlich der Batterie in Kraftwagen, die nach dem Drehen des Zündschlüssels den Motor in Gang hält. Diese schwachen elektrischen Ströme sind das, was der Elektroenzephalograph aufnimmt; wenn sie nicht mehr feststellbar sind, neigen die meisten Ärzte dazu, den Patienten für tot zu halten.
Wenn die Anwendung einer massiven Methode wie der Elektrostimulation des Gehirns eine so starke Beherrschung des Gehirns ermöglicht, kann man sich vorstellen, was erreicht werden könnte, wenn die Forscher wüßten, wie man die Chemie des Gehirns in all ihren feinen Einzelheiten steuern könnte. »Ebenso wie der DNS-Code die Farbe der Augen, die Form der Nase und die genaue Arbeitsweise von so komplizierten Organen wie der Leber festlegt«, schreibt Lawrence Lessing in »Fortune«, »so bestimmt er auch die Funktionsweise des Gehirns. Die neue Hypothese besagt, daß die DNS nicht nur die physische Struktur des Gehirns spezifiziert, sondern auch direkt oder indirekt alle vom Gehirn abhängigen Vorgänge und die geistige Aktivität durch einen molekularen Code kontrolliert, der aufgeklärt und schließlich beherrscht werden kann.«
Dr. Joel Elkes meint: »Wenn bestimmte Verhaltensweisen genetisch kodifiziert sind, dann können diese Verhaltensweisen chemisch ausgelöst werden.« Obwohl die schließliche Beherrschung des chemischen Codes eine reale Hoffnung ist, stehen wir vorläufig noch ganz am Anfang des erforderlichen Wissens. Mit den Worten von Dr. Robert S. de Ropp: »Der Forscher, der versucht, die Chemie des Denkens und Fühlens zu ergründen, gleicht einem Einbrecher, der den Tresorraum einer Großbank mit einem Zahnstocher zu knacken versucht.«
Nun wäre es aber vorstellbar, daß ein wirklicher Einbruchsexperte, vertraut mit der Tresorraumanlage, wirklich einen Weg findet, durch sinnreiche Verwendung eines Zahnstochers in den Tresorraum zu gelangen. In der Wissenschaft gibt es Ereignisse, welche der Chemiker und Nobelpreisträger Dr. Irving Langmuir »divergente Phänomene« zu nennen liebte – Vorgänge, die an sich ganz unbedeutend sind, aber bei Verwendung am richtigen Ort und zur richtigen Zeit eine Folge von Ereignissen in Gang setzen können, die gar nicht mehr im Verhältnis zum auslösenden Vorgang stehen. Ein Lieblingsbeispiel Langmuirs war, was in einer Wilsonschen Nebelkammer vor sich geht, in der ein fast unvorstellbar winziger Vorgang wie der Zerfall eines einzigen Radiumatoms augenblicklich die Entstehung vieler Tausender von Wassertröpfchen verursacht – diese Nebelkammer dient deshalb zu atomphysikalischen Untersuchungen. Das Verständnis divergenter Phänomene war es, das Langmuir, einem der ersten »Regenmacher«, den Mut gab, sich an großen Wetteränderungen durch sehr kleine Eingriffe zu versuchen.

Einige wenige Streuneutronen in einer »kritischen« Masse gereinigten Urans können eine Atomexplosion auslösen. Ein plötzlicher Schrei kann eine Lawine verursachen, und das Entlanggleiten einer Steinmasse an einer Verwerfungsstelle kann ein größeres Erdbeben auslösen. So sollte es nicht verwundern, daß eine geringfügige Änderung der chemischen Vorgänge in einigen wichtigen Zellen in einem kleinen Gehirngebiet größere biologische Ereignisse auslösen kann. Nehmen wir zum Beispiel die farbigen Visionen, die Auf- und Abstiege in Privathimmel und -höllen, das Zeitdehnungserlebnis und die reizvoll-absonderlichen inneren Erlebnisse, die durch 1,5 Milligramm LSD verursacht werden – ein Stäubchen einer geschmacklosen, farblosen und geruchlosen Substanz.

An der Basis des Gehirns gibt es einen Teil des Zwischenhirns namens Hypothalamus, der eine wichtige Rolle bei einer Anzahl von wichtigen physiologischen Funktionen spielt. Er hat seine Aufgabe in der Sexualfunktion und beim Wach- und Schlafmechanismus. Er dient als der Thermostat des Körpers, der seine Temperatur regelt, und er bestimmt auch seinen Appetit. Die letztgenannte Rolle ist außerordentlich wichtig, denn wenn er diese Regelaufgabe nicht erfüllt, ißt der betreffende Mensch zuviel und wird zu dick – oder er hat überhaupt kein Verlangen, etwas zu essen, und verhungert, obwohl ihm vielleicht Lebensmittel zur Verfügung stehen. Versuche mit elektrischer Stimulation des Gehirns haben gezeigt, daß bei absichtlichen Störungen des Appetitregelungszentrums die chemischen Signale, die es vom Körper über seinen Hunger- oder Sättigungszustand erhält, unzuverlässig werden. Das gleiche gilt von den Anweisungen, die es als Reaktionen darauf aussendet.
Wenn man die entscheidenden Zellen im Hypothalamus auswählt, können fast alle seine Funktionen recht radikal geändert werden. Bei der Hundertjahrfeier der Nationalen Akademie der Wissenschaften berichtete Dr. Neal E. Miller von der Yale-Universität von einer Reihe von Versuchen, bei denen eine Thermode verwendet worden war, nicht um die grundlegenden chemischen Vorgänge in den Zellen zu beeinflussen, sondern lediglich, um ein bestimmtes winziges Gebiet des vorderen Hypothalamus zu erwärmen oder abzukühlen. Die Ergebnisse wurden mittels Mikroelektroden aufgezeichnet. Es ergab sich, daß die meisten Nervenzellen von mittelmäßigen Temperaturveränderungen relativ unbeeinflußt blieben. Miller schrieb:

> Es gibt aber einige Neuronen, deren Entladungsfrequenz sich erhöht, wenn sie etwas erwärmt werden, und andere, bei denen sie sich bei leichter Abkühlung erhöht. Diese Zellen scheinen besondere »Sinnesorgane« zu sein oder mit ihnen in Verbindung zu stehen, die dazu bestimmt sind, kleine Temperaturänderungen des umgebenden Blutes zu messen.

Die Erwärmung dieses Teils eines Tiergehirns verursacht Hecheln und vermehrte Blutzufuhr zur Haut, was eine Senkung der Körpertemperatur bewirkt. Abkühlung dieser Stelle bewirkt den entgegengesetzten Effekt des Zitterns und der verminderten Durchblutung der Haut. Außerdem regt es die Schilddrüse zur Sekretion an, was seinerseits die Verbrennungsvorgänge im Körper beschleunigt. Bei den Versuchen, bei denen nur diese winzige Region des Gehirns abgekühlt wird, rufen diese Wirkungen ein Fieber hervor, aber wenn der ganze Körper unter normalen Bedingungen abgekühlt wird, dienen sie dazu, die Körpertemperatur des Tiers zu normalisieren ... Abkühlung dieser Gehirnregion macht ein gesättigtes Tier hungrig, so daß es frißt, während die Erwärmung dieser Region das Tier trinken läßt. Somit ist dieser Temperaturregelungsmechanismus mit dem für Hunger und Durst gekoppelt, was ein Verhalten des Tiers in der Art veranlaßt, daß es der Notwendigkeit, Energieträger zu verbrennen, um seine Körpertemperatur zu erhalten, oder Wasser aufzunehmen, das zur Kühlung durch Verdunsten erforderlich ist, zuvorkommt.

Kurz gesagt, von den Zellen im Gehirn, die auf Temperaturänderungen reagieren, wird eine ganze Reihe homöostatischer Mechanismen in Gang gesetzt, die von Änderungen des Stoffwechsels bis zur Verhaltensmotivierung, Futter oder Wasser zu suchen, reichen.

Wiederum ein divergentes Phänomen – ein winziges Auslösungsmoment bewirkt eine große Fülle von Erscheinungen. Anscheinend bestehen hier große Möglichkeiten für weitreichende medizinische und psychiatrische Heilerfolge allein in der Möglichkeit, die Körpertemperatur, den Appetit, den Schlaf und den Sexualtrieb zu beeinflussen.

Immer noch ohne Eingriff in die Chemie der Zelle gibt es noch andere einfache Methoden, um die gleichen Ergebnisse zu erhalten wie durch Erwärmung und Abkühlung. »Bestimmte Rezeptoren im Gehirn«, erläuterte Dr. Miller, »reagieren auf osmotischen Druck, so daß eine winzige Injektion in die richtige Stelle des Gehirns mit einer Lösung von geringfügig höherem Salzgehalt, als ihn die Körperflüssigkeit besitzt, Tiere, die soeben reichlich Wasser aufgenommen haben, veranlaßt, erneut zu trinken und auch das zu tun, was man ihnen beigebracht hat, damit sie an Wasser herankommen... Umgekehrt bewirkt eine minimale Wasserinjektion, daß ein durstiges Tier zu trinken oder für Wasser zu arbeiten aufhört.«

Wissenschaftlern ist es jetzt auch gelungen, die weiteren Schritte zum direkten chemischen Eingreifen zurückzulegen. Die Untersuchungen von Dr. S. P. Grossman an der Yale-Universität haben gezeigt, daß – wieder in Dr. Millers Worten – »die Injektion einer winzigen Menge Acetylcholin oder Carbazol bei einer völlig gesättigten und mit Wasser bis zur völligen Durststillung getränkten Ratte... diese erneut zu trinken veranlaßt, während die Injektion von Epinephrin oder Norepinephrin, an der gleichen Stelle appliziert, die gleiche gesättigte Ratte wieder zum Fressen bringt.« Dieser Versuch und ähnliche Untersuchungen waren für Miller der zwingende Beweis, »daß die mit den Motivierungen des Hungers und des Durstes verbundenen Neuromechanismen chemisch kodifiziert sind«. Miller fährt dann mit der Beschreibung fort, wie »noch andere Zellen des Gehirns auf spezifische Hormone reagieren, so daß Tätigkeiten wie der Nestbau der Ratten durch Injektion einer winzigen Menge des geeigneten Hormons an der richtigen Stelle des Gehirns hervorgerufen werden können«.

Die Wirkungen von in dieser Weise angewendeten Hormonen können tatsächlich sehr eindrucksvoll sein, wie Dr. Elkes es 1965 in einer Deerfield-Foundation-Vorlesung darstellte. »Eine kleine Hormondosis, ein Steroid, das während einer akuten Entwicklungsphase in das Zentralnervensystem gelangt«, sagte er, »verändert seine Reaktionsweise so, daß das ganze Verhaltensschema einem männlichen statt einem weiblichen Wesen entspricht. Lassen Sie mich einen anderen Versuch aus unserem eigenen Laboratorium (an der Johns-Hopkins-Universität) anführen. Er wurde von Dr. Richard Michael mit erwachsenen Katzen durchgeführt. Dr. Michael pflanzte eine winzige Menge Hormon direkt in ein kleines Gebiet des hinteren Hypothalamus ein... In andere Tiere pflanzte er neutrales Material der gleichen Abmessungen ein... Die Katzen, in die kleine Mengen des Hormons (Stilböstroldibutyrat) eingepflanzt waren, wurden, obwohl sie ursprünglich keine sexuelle Aktivität gezeigt hatten, in sexueller Hinsicht sehr empfänglich; die Katzen, in die eine neutrale Substanz eingepflanzt worden war, zeigten keinerlei Wirkungen dieser Art. Nach Entfernung der Implantate verschwand die Empfänglichkeit für sexuelle Reize.« Die Forscher an der Johns-Hopkins-Universität stellten auch fest, daß das Hormon nicht weit wandert, daß es in der unmittelbaren Nähe des Implantats verbleibt und daß nur wenige bestimmte Zellen es aufnehmen. »Dies ist«, sagte Elkes, »ein bemerkenswerter Fall einer spezifischen Wechselwirkung im Zentralnervensystem.

Lassen Sie uns das zu Ende denken«, fuhr er dann fort. »Eine kleine Menge Hormon in richtiger Weise in die Membrane relativ weniger Zellen gebracht, stellt den ganzen Mechanismus so um, daß er dann auf die Anwesenheit eines Tieres männlichen Geschlechts mit einem sehr spezifischen Sexualverhalten reagiert – ein Verhalten, das bei der Katze sich über etwa acht Minuten erstreckt. Wenn man ein anderes Hormon einsetzt, geschieht dies nicht. Es geschieht auch nichts, wenn das Hormon einige Millimeter von der dafür empfänglichen Stelle entfernt angewendet wird. Somit werden Zellen anscheinend auf eine sehr spezifische Weise sensibilisiert.«

Überraschend viel wird sich noch herausfinden lassen. »Uns stehen Methoden zur Verfügung«, sagte Elkes, »die uns ermöglichen, die Chemie des Gehirns mit großer Genauigkeit festzulegen, und zwar nicht nur in ihrer makroskopischen Struktur – die wir als die Geographie des Gehirns bezeichnen könnten –, sondern auch den schichtweisen Aufbau, der bei unserem Vergleich mit der Erde der Geologie entspräche. Außerdem können wir die Konzentrationen dieser Substanzen in sehr dünnen Flächen des Gehirns bestimmen und zeigen, wie sich eine Fläche von einer anderen, die nur ein millionstel Millimeter entfernt ist, unterscheidet. Dies kann mit eleganten Mikromethoden geschehen, die ermöglichen, die örtliche Konzentration von Substanzen zu messen; es kann auch mit besonderen Färbemethoden geschehen, welche diese Substanzen in leuchtend bunten Mustern zeigen.«

Somit ist also klar, daß sich das Gehirn chemisch zumindest begrenzt kontrollieren läßt. Und da alle Verhaltensweisen, die mittels elektrischer Gehirnreizung in Gang gesetzt werden können, abrufbereit auf chemische Weise gespeichert sind und durch chemische Abläufe gesteuert werden, folgt daraus, daß alles, was mit elektrischer Gehirnreizung bewirkt werden kann, auch auf chemischem Wege möglich und noch besser durchzuführen sein wird – wenn wir erst gelernt haben, dies zu tun. Bestenfalls ist zur elektrischen Gehirnreizung noch das Einpflanzen von Elektroden in das Gehirn und die Befestigung von Anschlüssen am Schädel erforderlich, eine schwierige Aufgabe, die mit einer relativ groben Manipulation einer Fläche oder Stelle des Gehirns verbunden ist. Die chemische Kontrolle – das direkte Eingreifen in die chemischen Substanzen der Gehirnzellen ohne deren physikalische Behelligung, ohne Zerstörung von Geweben, ohne die Notwendigkeit, Elektroden und Anschlüsse anzubringen – dürfte offensichtlich vorzuziehen sein und eine viel genauere Kontrolle ermöglichen, und zwar nicht nur durch Auslösung eines Verhaltens, sondern auch durch dessen Modifizierung und sogar die nach Wunsch differenzierte Modifizierung.
Bis zur Verwirklichung dieser Gedanken dürfte noch viel Zeit vergehen. Bei den von Dr. Miller und Dr. Elkes beschriebenen Versuchen wurden die chemischen Substanzen direkt auf die Gehirnzellen angewendet – aber nur, wie bei der elektrischen Gehirnreizung, mittels mikrochirurgischer Methoden. »Manche dieser Arbeiten«, sagte Miller, »sind von Biophysikern durchgeführt worden, die Mikropipetten mit verschiedenen Rohrspitzen in eine einzige Nervenzelle einführten. In einer Pipette diente eine leitfähige Lösung zur Messung der elektrischen Aktivität der Zelle, während durch die anderen Pipettenspitzen winzige Chemikalienmengen elektrophoretisch injiziert wurden. Untersuchungen mit dem Elektronenmikroskop ergaben andere Einzelheiten. Bei noch anderen

Untersuchungen wurden Kanülen verwendet, um eine Gruppe von Nervenzellen auszuwaschen und die bei ihrer Aktivität erhöhte Produktion der Impulsübertragungssubstanz Acetylcholin zu bestimmen.«

Das sind in der Tat bemerkenswerte experimentelle Leistungen, und nur ein Unwissender würde die Art und Weise, in der die Ergebnisse erhalten wurden, unelegant nennen. Zu einer verbreiteten Anwendung der Ergebnisse wird es jedoch erst dann kommen, wenn die Forscher gelernt haben, die für einen bestimmten Zweck erforderlichen chemischen Substanzen leichter an die gewünschten Stellen zu bringen. Sie werden daran durch eine Kombination von Umständen gehindert, die an keiner anderen Stelle des Körpers anzutreffen ist – die sogenannte »Blut/Gehirn-Schranke«.

Obwohl das Gehirn nur den fünfzigsten Teil des Gesamtgewichts des Körpers ausmacht, nimmt es ein volles Fünftel der Sauerstoffversorgung des Körpers mit dem Blut in Anspruch. Wenn die Blutversorgung des Gehirns auch nur ganz wenige Minuten unterbrochen wird, entsteht eine bleibende Gehirnschädigung, und wenn gar der Sauerstofftransport zum Gehirn noch ein paar Minuten mehr unterbrochen wird, tritt der Tod ein. Da die Gehirnzellen ständig gut vom Blut umspült werden, würde es am einfachsten scheinen, Medikamente zum Gehirn ebenso wie an andere Stellen des Körpers zu bringen, indem man sie in den Blutstrom gibt, entweder durch Einnehmenlassen oder durch Injektion. Aber die Zellen des Gehirns sind auf eigenartige Weise von einer noch nicht genügend erforschten elektrochemischen Sperre, der Blut/Gehirn-Schranke, umgeben, die nur ganz bestimmte chemische Substanzen durchläßt und andere fernhält. Ehe diese Schranke nicht überwunden wird, werden die Zellen aus dem Blutstrom viele der chemischen Substanzen, die bei direkter Injektion in die Zellen so erstaunliche Wirkungen haben, einfach nicht aufnehmen.

Verschiedene chemische Substanzen werden allerdings auch von der Blut/Gehirn-Schranke durchgelassen, und es ist ja bekannt, daß manche dieser Substanzen das Denken und die Wahrnehmungen – und somit auch das Verhalten eines Menschen – in auffälliger Weise beeinflussen können. Die Chinesen beschrieben Marihuana und seine Wirkungen schon 2700 Jahre vor Christi. Im Verlauf der vielen Jahrhunderte aufgezeichneter Geschichte gab es kaum eine Zeit oder ein Land, in dem nicht eine Kenntnis – und der Gebrauch – von Opiaten oder Stimulantien dieser oder jener Art verbreitet war. Selbst die ärmsten Menschen, selbst in den primitivsten Zuständen, wußten, wo sie im Pflanzenreich einen Trost oder einen Augenblick der Ekstase finden konnten. Von den Mohnfeldern des Nahen und des Fernen Ostens kamen Opium und die daraus gewonnenen Narkotika, Morphium und Heroin. Von der weiblichen Hanfpflanze, *Cannabis sativa*, die in allen gemäßigten Zonen der Welt wächst – auch in Hinterhöfen und Blumenkästen –, stammen Haschisch und Marihuana oder wie sie sonst genannt werden mögen. Das Pflanzenalkaloid Muscarin und der Absud der Samen des mexikanischen Schlangenkrauts Ololiuhqui, Kakteen und Coca-Blätter haben ständig den Menschen der Gebiete, wo sie wachsen, Anregung oder Beruhigung verschafft.

Neuerdings durchstöbern Forscher die Herbarien der Volksmedizin und prüfen die Wirkung vieler alter Pflanzendrogen, finden neue Verwendung für sie, extrahieren die wirksamen Bestandteile, stellen sie dann auch synthetisch her und schaffen neue Medikamente in den Laboratorien. Sie sind der biochemischen Wirkung dieser Substanzen auf den Grund gegangen, ebenso auch der Chemie wichtiger Gehirnsubstanzen, und sie haben die komplizierten Wechselwirkungen zwischen den beiden Gruppen von Stoffen untersucht. Sie haben dabei ein eindrucksvolles Arsenal von Psychopharmaka oder »Gehirndrogen«[70] aufgebaut, aus dem sich die gut gedeihende neue Wissenschaft der Psychopharmakologie entwickelt hat.

Während diese Entwicklungen vor sich gehen, befinden sich bereits zahlreiche den Geist beeinflussende Medikamente auf dem Markt, und viele, die nicht offen verkauft werden dürfen, auf dem schwarzen Markt. Dr. Donald Louria, Vorsitzender des Komitees zur Bekämpfung der Rauschgiftsucht im Staate New York, schätzt, daß zwischen neun und dreizehn Milliarden Einheiten Beruhigungsmittel, Tranquilizer und Anregungsmittel 1965 in den Vereinigten Staaten hergestellt wurden. »Dies bedeutet«, nach seiner Berechnung, »35 bis 60 Pillen oder Kapseln für jeden Mann, jede Frau und jedes Kind!« Es handelt sich dabei um zugelassene Medikamente, die auch von Ärzten verschrieben werden, wenn auch viele auf nicht legalen Wegen an Verbraucher gelangen und in gefährlicher Weise mißbraucht oder übermäßig gebraucht werden. Außerdem gibt es eindeutig ungesetzliche Medikamente und Drogen, vor allem Narkotika und besonders Heroin, die alljährlich ihren Zoll an Elend, Verbrechen und Tod durch Süchtigkeit und Überdosierung fordern.

Schließlich sind noch die Halluzinogene zu nennen, auch als »psychedelische Substanzen« bekannt – vor allem Marihuana, das relativ mild in seiner Wirkung ist, und LSD, eine geradezu explosiv wirkende Substanz. Diese sind die im Augenblick am häufigsten diskutierten Narkotika, da sie unter jungen Leuten größere Verbreitung gefunden haben.

70 Die meisten Menschen scheinen zu wissen, daß diese Medikamente bei verschiedenen Menschen ganz verschiedene Wirkung haben, aber Dr. Elkes glaubt, es könne gar nicht stark genug betont werden, daß selbst »die gleiche Substanz in der gleichen Dosierung bei ein und derselben Person ganz verschiedene Wirkungen haben kann, je nachdem, was einer Anwendung vorausging oder ihr folgt«.

Wenn Ärzte über Medikamentenmißbrauch sprechen, meinen sie gewöhnlich Medikamente, die ohne ärztliche Verordnung aus freiem Willen eingenommen werden. Aber wie im Falle der elektrischen Stimulation des Gehirns macht man sich unter den Fachleuten schon beträchtliche Sorgen darüber, daß auch die Psychopharmaka möglicherweise in der Zukunft von Menschen mißbraucht werden könnten, da ihnen diese Mittel Macht über die verleihen, bei denen sie in unguter Absicht angewendet werden. Ein Teil dieser Besorgnis hängt mit gewissen Forschungen zusammen, die in ganz verschiedenen Staaten durch deren Militärs oder in deren Auftrag durchgeführt werden. Das militärische Interesse an diesen auf das menschliche Gehirn wirkenden Substanzen ist kaum geringer als das der Psychopharmakologen selbst, wenn auch aus anderen Gründen. Generalmajor Marshall Stubbs, seinerzeit der Chef der US-Kampfstofftruppe, des Army Chemical Corps, erklärte einem Kongreßausschuß: »Die Eigenschaften, die wir suchen, sind ... genau das Gegenteil, was Arzneimittelfirmen von Medikamenten erhoffen – nämlich die ungünstigen Nebenwirkungen.«

Das meiste, wofür sich militärische Institutionen interessieren, pflegt strenger Geheimhaltung zu unterliegen. Robert Coughlan konnte aber in »Life« ein eindrucksvolles Verzeichnis der »kampfunfähig machenden Mittel« liefern, an denen gearbeitet wird:

> Was diese Mittel schon jetzt bewirken, ist vielfältig und außerordentlich seltsam. Außer den Halluzinogenen gibt es zum Beispiel *Euphoriantien* (Hervorhebungen des Autors, R.). Sie machen kampfunfähig dadurch, daß sie ihr Opfer in eine so haltlos optimistische Stimmung in jeder Hinsicht versetzen, daß mit ihm nichts mehr anzufangen ist. Ein Sanitäter, der bei einem vom Chemical Corps an Freiwilligen durchgeführten Experiment zugegen war, erklärte: »Selbst die erbärmlichste Kost wie die Armeeverpflegung erscheint ihnen einfach hervorragend. Sie sagen, es sei das beste Essen, was sie je gekostet hätten!« Das Gegenteil der Euphoriantien sind die *Depressantien.* Diese Substanzen erzeugen einen unendlichen Trübsinn und hindern das Opfer, irgend etwas zu tun, weil es das Gefühl hat, nichts lohne sich. Ferner gibt es *Kataplexogene.* Deren Opfer bleiben bei vollem Bewußtsein, denken normal und versuchen, auf Reize in der gewöhnlichen Art zu reagieren, stellen aber fest, daß die Muskeln nicht gehorchen. Sie können starr oder schlaff sein, auf jeden Fall aber gehorchen sie nicht, und der Mensch ist bewegungsunfähig.
>
> Die *Desinhibitoren* heben Hemmungen auf – sie blockieren oder schwächen die Kontrollmechanismen, die normalerweise das Verhalten ziemlich gleichmäßig steuern; das Opfer reagiert übermäßig mit Redefluß, wilden Vorstellungen und Gefühlen sowie mit unkontrollierten Handlungen. (Alkohol ist ein bekannter Desinhibitor, aber

unter seinesgleichen ein relativ schwacher.) Weiter gibt es die *Chronoleptogene*. Sie bringen den Zeitsinn durcheinander, und da das Opfer nicht zwischen Stunden und Sekunden unterscheiden kann, ist es für Handlungen und Beziehungen verloren, bei denen die Zeit eine Rolle spielt – es wird nutzlos. Und schließlich gibt es *Konfusantien*. Sie verursachen, daß das Opfer alle Beziehungen verliert – die Welt ist völlig aus den Fugen, und alles darin (einschließlich des Opfers selbst) ist ungewiß, voller Widersprüche, fremd und verwirrend.

Diese Beschreibungen sind natürlich Verallgemeinerungen. In der Praxis sind die Wirkungen veränderlich und vielen Einschränkungen unterworfen. Keine der Verbindungen ist unter allen Umständen 100prozentig wirksam, und manche sind selbst unter den geeignetsten Umständen nur von mäßiger Wirkung. Das Wichtigste bei allen von ihnen ist jedoch, daß es sie gibt, daß sie Einfluß auf das Gehirn haben und daß sie bestimmte Bereiche unseres Verhaltens beeinflussen können. Der Rest ist ein Problem der Produktentwicklung sozusagen – des Herumbastelns, Verfeinerns, Verbesserns, eines Drehfindens, um sie immer noch besser zu machen, oder, wie man wohl sagen muß, schlechter und schlechter zu machen[71].

Unter den noch anderen Möglichkeiten deutet Coughlan an, es könnten »chemische Substanzen verwendet werden, welche die Suggestierbarkeit erhöhen und deshalb äußerst wirkungsvoll für die ›Gehirnwäsche‹ von Kriegsgefangenen wären oder selbst (bei Verteilung im Wasserversorgungsnetz oder vielleicht sogar in gewöhnlichem Tafelsalz, dem man ja auch z.B. Jod zusetzen kann) ganze Völker für Propaganda empfänglich machen könnten. Das Chemical Corps erhält jeden Monat durch seine Beziehungen zur Industrie Hunderte merkwürdigster Verbindungen zur Prüfung, und es läßt sich noch gar nicht abschätzen, was eines Tages dabei herauskommt.«

Alle diese neuen Mittel zum Eingreifen in das menschliche Gehirn und in das Verhalten des Menschen, seien es ganz schwache elektrische Ströme oder chemische Substanzen, verursachen die gleiche Art von Befürchtungen und die gleiche Art moralischer Probleme, die sich im Zusammenhang mit den in den Teilen I und II behandelten biomedizinischen Entwicklungen ergaben. Wieder werden unsere Auffassungen darüber, was denn unser Leben wirklich erstrebenswert macht, über die Rolle der Individualität und wem eine Macht zugesprochen werden sollte, in Frage gestellt.

Alle haben wir Bedenken gegen jene, die Macht besitzen und ihren

71 In dem Film »Goldfinger« war es so ein kampfunfähigmachendes Mittel, für Filmzwecke als fertig entwickelt und vervollkommnet dargestellt, das die Verbrecher auf Fort Knox sprühen ließen, um die Wachen auszuschalten.

Willen über andere ausüben, falls die letzteren nicht völlig damit einverstanden sind. Wie ist es aber im Falle jener, die die neuen Möglichkeiten der »Kontrolle« freiwillig über sich selbst ausüben und die darauf bestehen, daß es ihr persönliches Recht sei, dies zu tun? Nehmen wir an, ein Mann wolle unbedingt Elektroden in die Sexualzentren seines Gehirns eingesetzt haben und über das erforderliche einfache Gerät verfügen, so daß er nach Belieben sein sexuelles Verlangen und seine einschlägigen Fähigkeiten in Gang setzen kann – sollte ihm das versagt werden? Es ist sicherlich nichts Ungewöhnliches, daß ein Patient, der an seiner sexuellen Leistungsfähigkeit zweifelt oder sich gar impotent fühlt, zu einem Facharzt geht, um Abhilfe zu finden, und daß diese Ärzte sich redlich bemühen, zu helfen. Wenn ein Arzt befinden sollte, daß die Einpflanzung von Elektroden das einfachste Mittel – und noch dazu ein ganz unschädliches – bei einem bestimmten Patienten wäre, dann könnte man es als ein normales, völlig den ärztlichen Standesregeln entsprechendes Verhalten auffassen, wenn der Arzt diesen Patienten zu einem Neurochirurgen schickt und die Elektroden einpflanzen läßt. Tatsächlich würden jedoch viele Ärzte große ethische Bedenken gegen ein solches Tun empfinden.

In den Auseinandersetzungen über den Gebrauch und den Mißbrauch psychedelischer Substanzen beharrten viele Intellektuelle und Künstler darauf, daß Marihuana und LSD auch manches Positive haben, was zu ihren Gunsten spricht: Sie bewirken Einsichten, Bewußtseinserweiterung, Freisetzung schöpferischer Fähigkeiten. Viele treten dafür ein, diese Substanzen von dem Stigma zu befreien, »Rauschgifte« zu sein, da sie keine suchterzeugenden Mittel seien und bei ihnen die Möglichkeit schädlicher Wirkungen mit Sicherheit nicht größer sei als die anderer, allgemein anerkannter und geduldeter Genußgifte wie Koffein, Alkohol und Nikotin.

Eines der am mangelhaftesten untersuchten Gebiete des Rauschgiftgebrauchs ist die »Rauschgiftsucht der feinen Leute« (white-collar drug scene), ein Ausdruck, den Bruce Jackson in »Atlantic« prägte. Jackson schrieb einen ziemlich haarsträubenden Bericht über eine Pillenparty, zu der er in einer amerikanischen Großstadt eingeladen war. Der Gastgeber, der tagelang hintereinander Weckamine eingenommen hatte, war seit drei oder vier Nächten schlaflos. Statt der üblichen Cocktailbar war eine Pillenbar aufgebaut worden: Konfektschalen gefüllt mit verschiedenfarbigen Pillen und Kapseln, von denen die meisten verschreibungspflichtige Amphetamine und Barbiturate waren. Daneben lag ein abgegriffenes Exemplar von »Physicians' Desk Reference«, eines für Ärzte bestimmten pharmazeutischen Handbuchs. Die Pillen wurden herumgereicht, und die Gäste bedienten sich, als seien es Pralinen. Die Party artete keineswegs aus. Es gab Musik, aber keine Trunkenheit und kein zügelloses Benehmen. Keiner der Partygäste war ein Teenager, ein Student oder ein Hippie. Es waren alles gutgekleidete, gut erzogene, sich gut benehmende und vermutlich charakterlich gereifte Erwachsene in der mittleren Einkommensklasse, manche von ihnen Ehepaare, die einfach pillensüchtig geworden waren. Sie gingen regelmäßig zu solchen Parties, auf denen das Gespräch hauptsächlich um die Besonderheiten der einzelnen Medikamente ging, wie man ihre Wirkung verstärken und sich regelmäßig damit versorgen könne.

Die meisten dieser Menschen schienen keinen klaren Begriff davon zu besitzen, warum sie sich so an diese »Pillen« gewöhnt hatten – außer daß sie das Leben ohne diese Pillen entweder zu kompliziert fanden, um es mit ihm aufzunehmen, oder zu langweilig, um es zu ertragen. Die Amphetamine und Barbiturate, die sie schluckten, sind alles Substanzen, welche die Blut/Gehirn-Schranke überwinden und die Chemie der Zellen im Hypothalamus beeinflussen, von denen Miller und Elkes sprachen. Die von Jackson beschriebenen Pillensüchtigen verwenden auch gelegentlich Halluzinogene wie Marihuana und LSD, Substanzen, die auch manche der höheren Gehirnzentren erreichen und die Wahrnehmungen, Gedanken und Gefühle verzerren und erhöhen, manchmal intensiv und für längere Zeit.

»Neuerdings«, schreibt Jackson, »ist die Aufmerksamkeit auf den Rauschgiftgebrauch und auf Versuche mit solchen Substanzen unter College-Studenten gelenkt worden. Jedoch stellen diese Studenten und sämtliche Außenseiter zusammengenommen nur einen kleinen Bruchteil derjenigen dar, die in Amerika Medikamente und Rauschgifte mißbrauchen. Die Erwachsenen, die Respektablen, die netten Leute, die das Leben ohne die verschiedensten solcher Substanzen nicht aushalten können oder wollen, stellen ein weit ernsteres Problem dar. Ihre Form der Sucht bedroht oder zerstört Lebensgewohnheiten und menschliche Beziehungen, die herzustellen viele Jahre erfordert hat.

Es handelt sich durchaus nicht um ein geringfügiges Problem«, fährt Jackson warnend fort. »Allem Anschein nach wird es sogar schlimmer.« Einer seiner pillensüchtigen Bekannten sagte eines Abends zu ihm: »Treiben Sie Ihre Nachforschungen mit allen Kräften voran, denn ich bin überzeugt, die nächste Generation, die etwas zu sagen haben wird, besteht nur noch aus Pillensüchtigen. Das ist meine feste Überzeugung. Wenigstens für den Fall, daß sie von den Pillen noch nicht so ausgeknockt sind, daß sie sich gar nicht mehr um ein Amt oder eine Stellung bewerben können. Es wird unglaublich sein. Ich habe noch nie eine solche Verwandlung in nur vier oder fünf Jahren gesehen ...«

Noch ein paar Jahre, und die Pillensüchtigen werden dank der Bemühungen der Biochemiker und Psychopharmakologen eine immer reichere Auswahl von Psychodrogen zur Verfügung haben. Der bekannte

Psychologe Dr. B. F. Skinner von der Harvard-Universität sagt voraus, daß »in der nicht zu fernen Zukunft die Motivierungs- und Gefühlsbedingungen des täglichen Lebens wahrscheinlich in jedem gewünschten Zustand mit Hilfe von Medikamenten erhalten werden«. Wäre das gut oder schlecht? Aldous Huxley schrieb über diese ganze Vorstellung in seinen jüngeren Jahren – lange ehe die Aussicht einen realen Ausgangspunkt in der Wirklichkeit zu haben schien – mit »Schöne neue Welt« eine bissige Satire darüber. Aber noch in späteren Jahren schrieb er begeistert über die Versuche, die er an sich selbst mit Meskalin durchgeführt hatte.

Haben Einzelpersonen das unweigerliche Recht, wie viele behaupten, einzunehmen, was ihnen beliebt und wann es ihnen beliebt – besonders wenn es sich nicht um süchtigmachende Mittel handelt –, ohne daß die Polizei oder ihr Arzt etwas dagegen einwenden kann? Sollten freie Menschen nicht selbst ihre eigenen Hüter sein und sich innere Erlebnisse verschaffen können, ohne daß sie jemand daran hindert? Wenn ein Mensch in einem Zimmer sitzt und in Ruhe seine durch bestimmte Substanzen hervorgerufenen Visionen, Anregungen oder auch Lethargie genießt, je nachdem, was ihm das Mittel seiner Wahl verschafft, geht das jemand anders etwas an?

Beim gegenwärtigen Stand der Psychopharmakologie muß diese Frage bejaht werden. Es handelt sich keineswegs um ein folgenloses Privatvergnügen. Sich diese Substanzen unkontrolliert in großen Dosen und auf längere Zeit zuzuführen, ist mehr als nur ein bißchen riskant. Wer es tut, kann sich einen unheilbaren Schaden in körperlicher, psychischer und sozialer Beziehung zufügen. Er kann handlungsunfähig werden, unfähig, seinen Pflichten zu genügen, und völlig gleichgültig, ob dies der Fall ist oder nicht, so daß er selbst und diejenigen, die von ihm abhängig sind, der Allgemeinheit zur Last fallen können. Nicht er allein trägt das Risiko, denn die »inneren Erlebnisse«, die er sich zu verschaffen beliebt, können verheerende Folgen für andere, darunter seine Frau und seine Kinder, haben. Außerdem kann er unter dem Einfluß von Drogen oder Medikamenten zu einer echten Gefahr für völlig Unbeteiligte werden. Diese Substanzen können seine Wahrnehmungen so verändern, daß er nicht mehr in der Lage ist, zum Beispiel einen Wagen richtig zu fahren; gleichzeitig kann aber auch sein Urteilsvermögen so beeinträchtigt sein, daß er glaubt, seinen Wagen sogar noch besser als sonst fahren zu können. Er kann ein erhebendes Macht- oder Kraftgefühl empfinden, eine Selbsttäuschung, die ihn völlig sorglos macht und ihm selbst und anderen wenn nicht gar den Tod, so doch zumindest schwere Verletzungen bringen kann. Oder es könnte sein, daß durch so eine Substanz latent vorhandene Geistesstörungen paranoiden Charakters in Erscheinung treten, so daß der Betreffende in der Einbildung, durch

einen Überfall bedroht zu sein, als erster angreift, um zuvorzukommen. Aus diesen Gründen kann die Verwendung von sogenannten Rauschgiften nicht als reine Privatsache jedes einzelnen angesehen werden. Andererseits ist es gerechtfertigt, von der inneren Freiheit des einzelnen zu sprechen. Wir erlauben dem Menschen, Alkohol zu trinken, der schließlich auch als ein das Gehirn beeinflussendes Medikament angesehen werden muß – und wir machen ihn für die Folgen wie das Autofahren im Zustand der Trunkenheit verantwortlich. Warum sollten wir nicht in der gleichen Weise wie beim Alkohol auch beim Marihuana-Rauchen eine gewisse Freiheit lassen? Derartige Fragen werden sich noch dringlicher und zahlreicher in kommenden Jahren ergeben. Wahrscheinlich werden die Medikamente selektiver in ihrer Wirkung werden und die gewünschten Stimmungen und Wahrnehmungen erzeugen, ohne die Fähigkeit dessen, der sie benutzt, einzuschränken, so daß er sich sonst normal verhält. (Allerdings dürften unsere jetzigen Begriffe von »normalem« Verhalten einigen Änderungen unterliegen.) Wenn dies geschieht, wird es uns schwerfallen, in dem bloßen Einnehmen von »Rauschgiften« ein moralisches Versagen zu sehen.
Ist es denn nicht einer der Hauptzwecke der medizinischen Wissenschaft, uns Medikamente zu verschaffen, mit denen wir uns besser fühlen? Kein Mensch hält es für verwerflich, diejenigen Nahrungsmittel zu sich zu nehmen, die den Zellen unseres Körpers am bekömmlichsten, für sie am nahrhaftesten und angenehmsten sind und ihrem Stoffwechsel wohltun. Die Nahrungsmittel aber sind nichts als chemische Substanzen, aus Pflanzen oder Tieren gewonnen, die wir anbauen oder schlachten und die wir mit unserem Körper zu dem Zweck aufnehmen, daß es diesem wohlergehe. In den letzten Jahren sind immer mehr von unseren Lebensmitteln und den an ihrer Stelle verwendeten Austauschprodukten zum Teil künstlich hergestellt worden, wodurch sie anscheinend nicht unbekömmlicher wurden. Warum sollte es dann unnatürlich sein, mit unserem Körper chemische Substanzen aufzunehmen, die uns guttun, besonders wenn ihre Nebenwirkungen minimal sind, auch wenn man sie zufällig als »Drogen«, »Rauschgifte« und ähnlich bezeichnet hat? Selbst Lebensmittel können unerwünschte Nebenwirkungen haben. Sie können zum Beispiel Übelkeitsgefühl und unangenehme Empfindungen im Magen hervorrufen. Sie können bewirken, daß sich die Wände unserer Schlagadern innen mit einer Cholesterinschicht überziehen. Sie können kleine Mengen von Ungezieferbekämpfungsmitteln und Radioaktivität in unseren Körper hineinbringen. Als wir Kinder waren, haben wir alle irgendwann einmal Ermunterungen zu hören bekommen, bestimmte Nahrungsmittel tüchtig zu essen, weil diese gut für das Gedächtnis seien, eine Gehirnnahrung oder dergleichen, was sicher gut gemeint, aber wahrscheinlich ein Irrtum war. Nun, genau

daran arbeiten die Psychopharmakologen – Substanzen zu finden, die wirklich gut für das Gehirn sind.
Die wirkliche Gefahr des unkritischen Einnehmens solcher Substanzen besteht natürlich darin, daß die Menschen den »berauschten« Zustand, wie er hier der Einfachheit halber genannt werden soll, so verlockend finden, daß sie kein Verlangen danach haben, in den alten Zustand vor dem Genuß dieser Substanzen zurückzukehren – in eine Welt, die sie vielleicht nicht interessiert, weil sie ihnen langweilig oder hoffnungslos vorkommt.
Es ist bedauerlich, daß eine Welt, so faszinierend und zu Abenteuern verlockend wie die Welt unserer Tage, Menschen, die weder krank sind noch unter Armut leiden, hoffnungslos und uninteressant erscheinen kann. Vielleicht müßten sich die auf allen Gebieten, von der Politik bis zu den Künsten, schöpferisch Tätigen etwas mehr anstrengen, um unser Dasein, für jedermann erkennbar, sinnvoller und hoffnungsträchtiger erscheinen zu lassen. Warum lebt der Mensch? Was sind unsere Ziele, was unsere Werte? Und worin sollten sie, ganz im Gegenteil, wirklich bestehen? Diese Fragen werden immer wieder gestellt. Wenn wir Antworten darauf finden, die wirklich zu überzeugen beginnen, dann können wir vielleicht darangehen, eine Gesellschaftsordnung aufzubauen, deren Angehörige es nicht mehr nötig haben oder wünschen, sich auf dem Umweg über sogenannte Rauschgifte vor alldem zu flüchten.
Selbst wenn man hoffen könnte, daß einzelne die Psychopharmaka vernünftig und vorsichtig verwenden, würde dies nur die Gefahren der Selbstbehandlung mindern. Wie man diese Mittel selbst nimmt, ist das eine Problem; ein ganz anderes wäre es, wie sie einem durch andere verabreicht werden. Die bloße Existenz eines vielseitigen Sortiments von Psychopharmaka, die Schmerz oder Vergnügen, Schlaf oder Wachheit, sexuelles Verlangen oder Impotenz, Empfindungen der Wärme oder der Kälte, des Durstes oder des Hungers oder des Gestilltseins dieser Empfindungen hervorrufen können, die bedeutende Einsichten und die Befreiung geistiger Kräfte ebenso leicht bewirken können, wie sie den Verstand abstumpfen oder verwirren, die, kurz gesagt, das menschliche Gehirn und deshalb das Verhalten des Menschen in fast jeder Weise beeinflussen können – solche Mittel bieten Aussichten, die uns nicht unbedingt freudig stimmen müssen. In wessen Hände werden sie fallen? Wie können wir uns sichern, daß sie nur zu unserem Nutzen und nicht für eigensüchtige oder kriminelle Zwecke von Einzelpersonen oder Staatsführungen mißbraucht werden? Lord Brain gab einmal der Hoffnung Ausdruck, »daß die Freiheit der Wissenschaft, welche dieses Wissen schafft, als ein wirksames Gegengift gegen dessen Mißbrauch wirken wird«, aber er gab im gleichen Satz zu, daß »unsere Erfahrungen mit den Kernwaffen einige Skepsis in dieser Hinsicht rechtfertigen«.

Wenn Wissenschaftler, deren Blick in die Zukunft gerichtet ist, ausgiebig bei den Gefahren verweilen, die sie vorauszusehen glauben, dann geschieht das nur, wie Dr. Lederberg erklärte, weil »wir versuchen müssen, die schlimmsten Anomalien biologischer Kräfte in der Theorie vorwegzunehmen. Dies rechtzeitig zu tun, ist die einzige Hoffnung, institutionelle und technische Gegenmaßnahmen zu entwickeln.«
Offensichtlich kann der Fortschritt der Wissenschaft außer schlimmen Entwicklungen auch gute zur Folge haben. Um nur ein Beispiel zu nennen: Ein wirklicher Durchbruch bei dem Bemühen, die speziellen Vorgänge im molekularen Bereich der immunologischen Systeme des Körpers aufzuklären, würde die Überwindung aller möglichen Krankheiten von der Erkältung bis zum Krebs beschleunigen, die Hindernisse aus dem Weg zu räumen erlauben, die heute noch den Organverpflanzungen im Wege stehen, und wesentliche Einsichten in den Mechanismus der Allergieerscheinungen und des Alterns ermöglichen. Zu dieser Art des wissenschaftlichen Durchbruchs könnte es jederzeit kommen, und falls wir nicht einen unmittelbaren Vorteil davon hätten, dann doch sicher schon die nächste Generation.
Jene optimistischen Wissenschaftler, die der Ansicht sind, wir könnten in jeder Hinsicht davonkommen und weder durch Kernwaffen ausgerottet noch auf einen völlig vergifteten Planeten von sich immer weiter vermehrenden Menschenmassen erdrückt werden, malen uns aus, wieviel besser der Mensch der Zukunft an Körper, Geist und Seele beschaffen sein wird, besser befähigt, sein Dasein zu genießen, und besser gewappnet, des Daseins Schwierigkeiten zu meistern.
Die Erforschung des Gehirns verspricht neben den bisher in den Vordergrund gestellten Verfahren ebenfalls viele gute Dinge. Diese sind, wie die Ergebnisse der meisten biomedizinischen Forschungen, von zweierlei Art: Die eine ist die Beseitigung von Mängeln und Krankheiten, die andere die Verbesserung des normalen Zustands.
Die Mängel und Krankheiten des Geistes sind stets als grundsätzlich anderen Charakters als die des Körpers erschienen. Ein Mensch, den eine Geisteskrankheit in seiner Familie verzweifelt nach einem einfachen Heilmittel rufen läßt, mag sich von Chemie und Pharmazie etwas erhoffen. Aber die Chemie vermag in dieser Hinsicht nicht viel zu versprechen. Als Macbeth sich nach dem Zustand seiner Frau erkundigte, wußte er, daß die Frage rein rhetorisch war und eine nutzlose Antwort hervorrufen mußte:

MACBETH: Was macht die Kranke, Arzt?
ARZT: Nicht krank sowohl,
Als durch gedrängte Phantasiegebilde
Gestört, der Ruh beraubt.

MACBETH: Heil sie davon.
Kannst nichts ersinnen für ein krank Gemüt?
Tief wurzelnd Leid aus dem Gedächtnis reußen?
Die Qualen löschen, die ins Hirn geschrieben?
Und mit Vergessens süßem Gegengift
Die Brust entled'gen jener gift'gen Last,
Die schwer das Herz bedrückt?
ARZT: Hier muß der Kranke selbst das Mittel finden.
MACBETH (während er die Rüstung anlegt, um den Engländern entgegenzutreten): Arzt, könntest du meinem Land
Beschaun das Wasser, seine Krankheit finden,
Und es zum kräft'gen frühern Wohlsein rein'gen,
Wollt' ich mit deinem Lob das Echo wecken,
Daß es dein Lob weit hallte[72].

Wir sind in einer glücklicheren Lage als Macbeth. Heute können die Ärzte dank der Psychopharmakologie viel bessere Antworten geben als damals sein Arzt. Und da die Psychopharmakologie noch in den Kinderschuhen steckt, werden die Ärzte der Zukunft noch weiter sein als die unserer Tage. Gegen Ende des fünfzehnten Jahrhunderts, um die Zeit, als Kolumbus mit den Herrschern Spaniens über die Finanzierung einer Suche der Seewege nach Indien in westlicher Richtung verhandelte, schrieben zwei gelehrte Mönche ein Buch des Schreckens namens »Malleus Maleficarum«. Seine Veröffentlichung unterstützte die Vorstellung, daß jeder, der von dem befallen war, was wir jetzt Geisteskrankheit nennen, besessen war von Dämonen und Hexerei. Infolgedessen wurden unzählige Menschen, wohl Hunderttausende Unglücklicher, deren Leiden – wenn sie überhaupt vorhanden waren – als zu dieser Kategorie gehörend diagnostiziert oder fehldiagnostiziert wurden, seitens der Frommen unaussprechlichen Grausamkeiten ausgesetzt. Dies ging jahrhundertelang, und nur gelegentlich erhob sich, mit nicht geringer Gefahr für den mutigen Fürsprecher, eine Stimme zu einem Protest, der leider nicht viel bewirkte. Noch im 18. Jahrhundert, als ein humaner Arzt namens Philippe Pinel in La Bicêtre, dem berühmten französischen Irrenhaus, eintraf, erregte er großes Aufsehen, als er den von Ungeziefer geplagten Patienten die Ketten abnehmen ließ.
In unserer aufgeklärten Zeit ist die Schlangengrube der Couch des Analytikers und anderen modernen Therapien gewichen, und die Psychosen sind als Krankheiten erkannt worden und gelten nicht mehr als dämonische Besessenheit. Aber bis vor kurzem wurden Psychosen noch weitgehend als etwas Besonderes angesehen, als etwas anderes, als es

72 Macbeth V, 3. Übersetzung von Dorothea Tieck. Tempel-Klassiker, Berlin o. J.

»gewöhnliche« Krankheiten sind. Sie galten als »funktionelle« Krankheiten – die Folge der Umgebung des Patienten, seiner Beziehungen zu anderen Menschen, der Umstände seines Aufwachsens und seiner Lebenserfahrungen. Da es eine »geistige« statt einer organischen Krankheit war, konnte sie nur, wenn überhaupt, von etwas erreicht werden, daß irgendwie den gestörten Geist erreichte. Über den Gedanken, daß die Chemie *wesentliche* Ergebnisse erzielen könnte, hätten wohl die meisten Psychiater der Freudschen Schule gespottet, wenn auch nicht Freud selbst, der einmal geäußert hatte, es sei denkbar, daß die Zukunft lehren könne, wie man mittels ganz besonderer chemischer Verbindungen einen direkten Einfluß auf die Mengen der Energie und ihre Verteilung im geistigen Apparat ausüben könne.

Anfang der dreißiger Jahre fiel einem jungen Wiener Psychiater, Dr. Manfred Sakel, auf, daß eine zufällige Überdosierung von Insulin die geistige Störung eines zuckerkranken Süchtigen beseitigte. Er beschloß daraufhin, bei seinen schizophrenen Patienten die Insulinschocktherapie anzuwenden. Der Zustand einiger von ihnen verbesserte sich in erstaunlicher Weise. Die Behandlungsmethode ist aber umstritten, und niemand kann zuverlässig erklären, warum sie funktioniert. Die Insulintherapie wird heute aber noch vielerorts benutzt, und manche Psychiater betrachten sie als den Meilenstein in der Geschichte der Psychiatrie, der bewies, daß Geisteskrankheiten durch rein biologische Behandlung gebessert werden können.

Tatsächlich gab es den erforderlichen Beweis schon ein paar Jahrzehnte früher, zu Beginn unseres Jahrhunderts, aber er wurde damals nicht allgemein als solcher erkannt. Bei diesem Beweis handelte es sich um die Entdeckung von Syphilis-Spirochäten in den Gehirngeweben der Opfer einer verbreiteten Form von Geisteskrankheit, der Taboparalyse. »Die jungen Ärzte, die sich heute für die Psychiatrie entschlossen haben«, bemerkte Dr. Percival Bailey, der Leiter der Forschungsabteilung am Illinois Psychiatric Institute, »können sich gar nicht die Scharen paretischer, inkontinenter Cäsaren vorstellen, die vor fünfzig Jahren die Irrenanstalten füllten. Es gab viele seltsame Theorien, die das Leiden zu erklären versuchten und die von dämonischer Besessenheit bis zu übermäßigem Sinnengenuß reichten, bis Bayle die Leptomeningitis nachwies, welche die Geistesstörung begleitete, und Moore und Noguchi die Spirochäten in den Hirnrinden fanden.« So war also bewiesen, daß eine der damals häufigsten und schlimmsten Formen geistiger Erkrankung durch die Zerstörungen eines ansteckenden Mikroorganismus im Nervensystem des Opfers verursacht wurde. Als Substanzen wie Salvarsan oder Penizillin zur Behandlung der Syphilis benutzt wurden, dienten sie auch gleichzeitig zur Behandlung oder Verhinderung der durch die Infektionskrankheit verursachten Geisteskrankheit. Das war also ein

Fall der medikamentösen Behandlung von Geisteskrankheiten, aber damals verfolgte noch niemand den Gedanken, daß es sich um ein Prinzip der Behandlung auch anderer Formen geistiger Erkrankung handeln könne. Jetzt aber, da man mit Nachdruck solche Forschungen unternimmt, in der Hoffnung, die Ursachen schizophrener Erscheinungen zu finden, sagt Dr. Bailey voraus, daß »wer den Schlüssel dazu findet, unsere psychiatrischen Kliniken leeren wird wie damals, als die Syphilis besiegt wurde« [73].

Eine andere Krankheit, die schon eher auf die Psychopharmakologie hätte verweisen können, war die Pellagra, einst eine in Mittelmeerländern sehr verbreitete Krankheit, die auch unterernährte Menschen in einigen Gebieten der Südstaaten der USA und chronische Alkoholiker in allen Ländern befiel. Eines der charakteristischen Symptome der Pellagra war eine ernstliche Geistesstörung. Die Forscher brauchten lange, bis sie die Ursache der Pellagra entdeckten. Dr. Ralph W. Gerard führt gern jene Forscher an, die schon früh »Beweise« dafür gefunden zu haben glaubten, daß die Pellagra eine vererbliche Krankheit sei, weil sie in Familien auftrat. Aber der Grund dafür lag darin, daß alle Mitglieder der Familie die gleiche mangelhafte Ernährung erhielten. Die wahre Ursache stellte sich als der Mangel eines lebenswichtigen Nahrungsbestandteils heraus – des Niacins oder der Nikotinsäure, eines der Vitamine des B-Komplexes. Wurde die Versorgung mit diesem Vitamin bewerkstelligt, dann war die Pellagra geheilt, und die Symptome einschließlich der Geistesstörung verschwanden.
Später wurde noch eine dritte Art geistiger Erkrankung auf rein physiologische Ursachen zurückgeführt. Es handelte sich um eine Form geistiger Zurückgebliebenheit, als Phenylketonurie (PKU) bezeichnet, die zuerst von einem norwegischen Wissenschaftler als eine besondere Erkrankung erkannt wurde. Er bemerkte einen sonderbaren Geruch, der die davon befallenen Kinder umgab. Wie später entdeckt wurde, ist der Proteinstoffwechsel dieser Kinder nicht in Ordnung. Infolge eines erblichen Mangels fehlt ihnen ein Leberenzym, das als Katalysator die Umwandlung einer Aminosäure (Phenylalanin) in eine andere (Tyrosin) bewirkt. Das fehlende Enzym verursachte die Zurückgebliebenheit und den frühen Tod solcher Kinder. Ihr Körper und ihr Gehirn konnten den Überschuß von unverarbeiteten Phenylalanin nicht bewältigen, und sie

73 Es trifft zu, daß die Syphilis »besiegt« ist in dem Sinne, daß die Medizin jetzt die Ursache kennt und einige wirksame Heilmittel besitzt. Die Krankheit ist aber bei weitem nicht ausgerottet; im Gegenteil, vielerorts und besonders unter jungen Leuten breitet sie sich aus – teils, weil die Spirochäten immun gegen Antibiotika geworden sind, teils, weil Menschen, die *glauben*, die Syphilis sei ausgerottet, unvorsichtig geworden sind.

wurden davon praktisch vergiftet. Jetzt gibt es einen Test, mit dem dieser Zustand schon gleich nach der Geburt festgestellt werden kann. Indem man Phenylalanin aus der Nahrung des Kindes im entscheidenden Alter fernhält, läßt sich die PKU abwehren, und die Entwicklung des Kindes verläuft praktisch normal. Es gibt jetzt Familien, in denen eins der Kinder zurückgeblieben ist und das andere nicht, einfach weil die Kenntnis der Ursachen der PKU zu spät für das eine, aber noch rechtzeitig für das andere kam.

Hier sind also drei »Geistes«-Krankheiten – Taboparalyse, Pellagra und Phenylketonurie –, die eine verursacht durch Infektion mit einer Mikrobe, eine durch einen Vitaminmangel und eine durch den erblichen Mangel eines wichtigen Enzyms: ausreichender Beweis dafür, daß wenigstens einige Geistesstörungen durch biologische Vorgänge verursacht werden und durch biologische Maßnahmen behandelt werden können.

Was die Psychopharmakologie wirklich in Gang brachte, war jedoch die Entwicklung von beruhigend wirkenden Arzneimitteln, Tranquilizer genannt (Tranquillantien in der deutschen Fachsprache). Das erste dieser Mittel war Reserpin, 1952 aus den getrockneten Wurzeln von *Rauwolfia serpentina* rein dargestellt, aber in Indien schon seit 1000 v. Chr. bekannt und für den gleichen Zweck benutzt. Fast unmittelbar darauf kamen Chlorpromazin, Meprobamat und andere, inzwischen schon auch dem Laien etwas bekanntere Medikamente. »Indem sie die Feindseligkeit und die Zornausbrüche der Patienten vermindern und ihre Befürchtungen und Ängste beseitigen«, schrieb Isaac Asimov über diese Medikamente, »machen sie kräftige Zwangsmaßnahmen größtenteils entbehrlich, erleichtern es den Psychiatern, Kontakt mit ihren Patienten aufzunehmen, und vermehren die Aussicht für die Patienten, aus der Klinik entlassen zu werden.« Wegen dieser Eigenschaften zeigte sich die Auswirkung dieser Medikamente auf die Psychiatrie augenblicklich.

»Innerhalb eines Jahres nach Beginn der ausgedehnten Verordnung hatte sich die Atmosphäre der psychiatrischen Kliniken grundlegend gebessert«, sagte Dr. Henry Brill, stellvertretender Kommissar des Staates New York für Angelegenheiten der geistigen Gesundheitspflege, auf einem Symposium im Jahre 1962. »Unruhiges Verhalten war kein Problem mehr in den Anstalten. Innerhalb weniger Jahre waren die mit Zwang verbundenen Maßnahmen um 90% vermindert, und am Ende des ersten Jahres war der übliche Zuwachs um 2000 Patienten durch eine Verminderung um 500 ersetzt.«

Bald nach den Tranquillantien kam eine andere Klasse von Medikamenten, die Antidepressantien, deren erstes von Dr. Nathan S. Kline im Rockland State Hospital, New York, angewendet wurde. Es handelt sich um die Stimmung hebende, die seelische Energie aktivierende Mittel.

In der antiken Welt Griechenlands und Roms wurden Geistesstörungen gewöhnlich in zwei Gruppen eingeteilt, Manie und Melancholie. Die neuen Medikamente sind Mittel gegen jeweils eine dieser Gruppen – Tranquillantien zur Beruhigung der Manischen, Antidepressantien zur Aufmunterung der Melancholischen. Als Folge der Anwendung beider Gruppen von Mitteln waren, so sagte Dr. Brill, »bis 1959 60% aller Patienten der psychiatrischen Kliniken des Staates New York in biologischer Behandlung... Diesmal war die Auswirkung auf die öffentliche Gesundheit eindeutig und wesentlich... Das gleiche wiederholte sich in der übrigen westlichen Welt mit geringfügigen Abweichungen.«
Viel Aufsehen erregten auch die Untersuchungen mit Meskalin, LSD und anderen Halluzinogenen. Da sie Symptome hervorriefen, die denen von psychotischen Zuständen glichen, wurden sie Psychotomimetika genannt. Man hoffte, eine Untersuchung der »künstlichen Psychosen« werde Aufschlüsse über die Ursache und die Heilungsmöglichkeit echter Psychosen geben.
Unterdessen waren die Psychopharmakologen um biologische Behandlungsmöglichkeiten einer der häufigsten und unangenehmsten der heute ein ernstes Problem darstellenden Geisteskrankheiten, der Schizophrenie, bemüht. Das aus dem Griechischen abgeleitete Wort bedeutet Seelenspaltung. Es wurde von dem Schweizer Psychiater Dr. Paul Eugen Bleuler 1911 geprägt[74], weil die Krankheit durch die Spaltung mindestens eines Teils der Persönlichkeit des Kranken von seiner übrigen Persönlichkeit gekennzeichnet ist, einem Rückzug in eine täuschungserfüllte eigene Welt, getrennt von der wirklichen Welt, an der andere Menschen in einer Umgebung teilnehmen können. Über die Hälfte der sich zur Zeit in psychiatrischen Kliniken befindenden Patienten ist schizophren, und die Krankheit scheint in der ganzen Welt verbreitet – keine Klasse, keine Rasse, kein Volk, kein Gebiet der Erde wird davon verschont. Die Symptome der Schizophrenie sind so verschiedenartig[75], daß die Verlaufsformen nicht mehr als Erscheinungen einer einzigen Krankheit angesehen werden. Psychiater sprechen oft von »den Schizophrenien« als einer Klasse verwandter Krankheiten.
Immer mehr Forscher gewinnen die Überzeugung, daß zumindest einige Formen der Schizophrenie biologische Ursachen haben und deshalb auch auf biologischem Wege behandlungsfähig und vielleicht heilbar sind.

74 Die ältere Bezeichnung für die gleiche Erkrankung, *Dementia praecox* (frühzeitige Demenz, d.h. Verstandmangel oder Blödsinn), wurde von Dr. Emil Kraepelin 1896 benutzt, um diesen Zustand von der Demenz zu unterscheiden, die bei der Senilität beobachtet werden kann.

75 Drei der Hauptarten, von Kraepelin benannt und noch immer als zutreffend erachtet, sind die Hebephrenie (ein Jugendirresein), die Katatonie (Spannungsirresein) und die Paranoia (eine Mischung von Argwohn und Feindseligkeit, mit Verfolgungswahn).

Sicherlich besteht eine allgemeine Übereinstimmung, daß die chemische Behandlung zumindest eine wertvolle Unterstützung anderer Arten der Behandlung sein kann. Man glaubt auch, daß eine *Tendenz* zur Schizophrenie erblich ist[76] – wobei die Tendenz in einer Art Schwäche des Stoffwechsels besteht, die verursacht, daß das Enzymsystem des Gehirns falsch arbeitet, besonders wenn der betreffende Mensch einer für ihn unerträglichen Streßbelastung ausgesetzt ist.
Dr. Linus Pauling gab nicht nur seiner eigenen Auffassung Ausdruck, als er 1962 erklärte: »Ich glaube, daß die meisten Geisteskrankheiten molekulare Erkrankungen sind, die Folge einer biochemischen Anomalität im menschlichen Körper. Ich glaube, daß der Geist eine Manifestation der Gehirnstruktur ist, eine elektrische Schwingung im Gehirn, unterstützt von dessen materieller Struktur; ich glaube, daß der Geist anomal werden kann durch eine Anomalität in der chemischen Struktur des Gehirns selbst, die gewöhnlich vererblich ist, manchmal aber von einer Anomalität in der Umwelt verursacht wird.«

Der Stoffwechsel und die Enzyme wurden in diesem Buch schon kurz erwähnt, aber nun scheint eine gründlichere Erklärung des Stoffwechsels und der Rolle der Enzyme als Voraussetzung für das Verständnis der gegenwärtigen Forschungsrichtung in der Psychopharmakologie angebracht. Der normale Stoffwechsel erfordert ein sorgfältig ausgewogenes Zusammenspiel unzähliger chemischer Vorgänge, die im ständigen Aufbau, Abbau und Umorganisieren einer Vielzahl von Molekülen entsprechend den Bedürfnissen des Körpers in jedem beliebigen Augenblick bestehen. Um diese umfassende Harmonie zu erreichen, müssen Myriaden chemischer Reaktionen gleichzeitig an Trillionen von Körperstellen erfolgen – alle in einer überaus genauen Anordnung von einer Kompliziertheit, die unbeschreiblich ist und über jede Vorstellung hinausgeht. Jede einzelne dieser unzähligen verschiedenen Reaktionen hängt von Enzymen ab – die somit der Schlüssel zu allen Lebensvorgängen sind[77].

76 Etwa ein Prozent der Bevölkerung ist schizophren (was bedeutet, daß es mindestens dreißig Millionen Schizophrene in der Welt gibt). Die Aussichten, daran zu erkranken, sind 1 : 100. Wenn aber ein Bruder oder eine Schwester daran leidet, ist die Aussicht 1 : 7. Wenn ein identischer Zwilling daran erkrankt ist, erhöht sich die Aussicht auf 3 : 4. Diese Zahlenverhältnisse gelten jedoch nicht unbedingt. Man erinnere sich daran, daß manche Wissenschaftler die Pellagra für eine vererbbare Krankheit hielten, weil sie in Familien gehäuft vorkam.

77 Das Virus, an der Grenze zum selbständigen Leben stehend, wird am Überschreiten der Grenze durch den Mangel an jeglichem Mechanismus für die Herstellung von Enzymen gehindert. Nur wenn das Virus in eine lebende Zelle eindringt und den Enzymherstellungsapparat der Zelle übernimmt, erlangt es ein recht üppiges, wenn auch gestohlenes Eigenleben.

Enzyme sind große, sehr spezialisierte Proteinmoleküle. Sie nehmen nicht selbst an biochemischen Reaktionen teil, sondern wirken als Katalysatoren, indem sie die Energie zur Verfügung stellen, welche die Reaktionen beschleunigt. Im menschlichen Körper kann ein bestimmtes Enzym – und in der Regel nur dieses Enzym – eine bestimmte katalytische Wirkung, und nur diese eine Wirkung, ausüben. Wenn das Enzym diese Aufgabe nicht ausführt (oder wenn es fehlt), dann kommt der ganze chemische Prozeß zum Stillstand. Wie ernst die Folgen sind, hängt von der Wichtigkeit der betreffenden chemischen Reaktion ab. Falls es sich um eine lebenswichtige Reaktion handelt (wie im Falle der Phenylketonurie), kann der betreffende Mensch erkranken oder sterben.

Enzyme arbeiten gewöhnlich gruppenweise, wobei jedes an einem einzigen Schritt einer bestimmten chemischen Reaktion mitwirkt. Jedes Enzym vollbringt nur eine kleine Leistung – es kann z.B. von einem gegebenen Molekül nicht mehr als zwei oder drei Atome fortnehmen oder hinzufügen, bis ein anderes Enzym seine andere Aufgabe übernimmt. Um das komplizierte, kontrapunktische Stoffwechselspiel des Aufbaus und Abbaus chemischer Moleküle aufrechtzuerhalten, sind ganze Scharen von Enzymen ständig an der Arbeit. In der Leber, der biochemischen Fabrik, in der so viel von unserer Nahrung zerlegt und in Substanzen umgewandelt wird, mit denen unsere Zellen etwas anfangen können, ehe sie in unseren Blutkreislauf entlassen werden[78], kann eine einzige Zelle über tausend verschiedene Arten von Enzymen enthalten, und von jeder einzelnen Art kann es wiederum Tausende geben.

Die Gründe dafür, daß so viele Enzyme damit beschäftigt werden, chemische Reaktionen zwar mit phantastischer Geschwindigkeit, aber in winzigen Schritten auszuführen, sind darin zu sehen, daß bei sofortigem völligem Abbau der Substanzen Energie explosionsartig freigesetzt würde und daß demzufolge das Blut buchstäblich zum Sieden käme. Damit das Leben weitergeht, muß der Körper seinen Brennstoff, d.h. die Nahrung, langsam und ruhig verbrennen. Würde die Verbrennung nicht auf die beschriebene Weise gebremst, dann würde dieser Brennstoff des Körpers wie das Uran in einer Atombombe wirken. Dank der Enzyme verhält er sich jedoch mehr wie das Uran in einem Kernreaktor.

Die präzise und fehlerlose Arbeit der Enzyme ist mithin entscheidend für das Wohlergehen des Körpers und damit auch des Gehirns. Jedes Enzym muß gewissermaßen auf sein Stichwort warten, dann aber so-

78 Es gibt eine durchgehende Geschichte der Ansicht, die Funktion der Leber könne mit Geisteskrankheiten in einer Beziehung stehen, und manche Forscher unserer Tage scheinen auch wieder zu diesem Gedanken zu neigen.

fort und unbeirrbar seine Aufgabe erfüllen. Die Natur scheint jedes Enzymmolekül – eine unglaublich komplizierte dreidimensionale Struktur – so konstruiert zu haben, daß es exakt, wie ein Schlüssel in ein Präzisionsschloß, zu dem einzigen Molekültyp paßt, mit dem es zusammenwirken soll, und zwar in genau dem Augenblick, der dafür vorgesehen ist.

Ohne klar vorgezeichnete, ganz spezielle Aufgabe, die es zu erfüllen hat, könnte ein Enzym gefährlich vielseitig sein. Wenn es sich zwischen verschiedenen Möglichkeiten entscheiden müßte, dann könnte es die falsche wählen – oder die richtige, aber im falschen Zeitpunkt. Daß solche Verwirrung möglich ist, wurde immer wieder im Laboratorium nachgewiesen. Um ein klassisches Beispiel zu nennen: Es gibt ein Enzym namens Succinsäuredehydrogenase, dessen einzige Aufgabe darin besteht, zwei Wasserstoffatome aus dem Molekül der Succinsäure zu entfernen – genauer gesagt, als Katalysator bei der genannten Reaktion zu wirken. Sie ist Teil eines chemischen Zyklus, der sich in jeder Zelle abspielt. Wenn man aber im Reagenzglas außer Succinsäure auch Malonsäure zugibt, ist die Szene für die große Verwirrung vorbereitet. Das Malonsäuremolekül ist in seiner Struktur dem der Succinsäure ganz ähnlich, und beide Substanzen bewerben sich nun um die Aufmerksamkeit des gleichen Enzyms. Dieses, die Dehydrogenase, kann irregeführt werden. Oft geht es irrtümlich an die Malonsäure. Wenn dies geschieht, steht es nicht mehr für die Succinsäure zur Verfügung, die dann wie bisher weiter existiert, nicht in der Lage, ihre überschüssigen Wasserstoffatome loszuwerden. Falls sich dies in einer Zelle abspielen würde, käme ein lebenswichtiger Zyklus zum Stillstand.

Forscher meinen, daß so etwas gelegentlich im Körper und im Gehirn vorkommt. Die konkurrierende Substanz könnte z.B. ein Gift oder ein Narkotikum sein. Sie locken das Enzym an sich heran und hemmen dadurch seine normale Aktivität. Eine solche Substanz wird ein *Antimetabolit* genannt, da sie den Stoffwechsel, den Metabolismus, stört, und dieser Vorgang – eine Grundvorstellung im gegenwärtigen Kampf gegen die Geisteskrankheiten – wird Konkurrenzhemmung genannt. Der Antimetabolit konkurriert um das Enzym, und wenn er den Wettbewerb gewinnt, hemmt er die normale Funktion des Enzyms. Viele der obenerwähnten »Gehirndrogen« scheinen Antimetaboliten zu sein, die ihre seltsamen Wirkungen durch Konkurrenzhemmung erreichen. Falls ein Metabolit von außen zugeführt wird – Beispiel Meskalin oder LSD –, läßt die Wirkung gewöhnlich nach, wenn der Stoff aus dem Organismus wieder verschwindet. Wenn aber der Körper seine eigenen Antimetaboliten selbst herstellt, dann sind sie immer vorhanden, und der betreffende Mensch leidet an einer Krankheit.

Diese Gedanken, auf Geisteskrankheiten angewendet, sind nicht völlig neu. Schon vor der Jahrhundertwende wies Dr. Louis Lewin auf einen merklichen Gleichklang zwischen den Wirkungen bestimmter chemischer Verbindungen und den Symptomen von Geisteskrankheiten hin. Kraepelin deutet an, daß Dementia praecox auf eine Selbstvergiftung infolge einer Stoffwechselstörung zurückzuführen sein könnte[79]. Und Dr. Carl Gustav Jung postulierte ein »Toxin X«, das seiner Ansicht nach die physiologische Ursache geistiger Störungen sein könnte. Aber diese Theorien entstanden zu einer Zeit, in der sie nicht wirklich nutzbringend weiterverfolgt werden konnten – vor dem Aufschwung der Biochemie und lange vor dem Ausbruch (so könnte man es fast nennen) der Molekularbiologie.

Gegenwärtige Untersuchungen der Psychochemie zeigen, daß zu dem entscheidenden Funktionieren des Gehirns überraschend wenige Substanzen erforderlich sind. Zu den besonders wichtigen gehören Adrenalin und Serotonin. Im Zusammenspiel des Denkens, der Stimmungen und der Wahrnehmungen werden diese Substanzen von Enzymen fortwährend auf- und abgebaut. Ein Antimetabolit, der in diese Reaktionen eingreift und durch Konkurrenzhemmung sich eines dieser Enzyme bemächtigt, könnte den Auf- oder Abbau von Adrenalin oder Serotonin unterbrechen. Mit entweder zuviel oder zuwenig dieser Substanzen in entscheidenden Teilen des Gehirns könnte man die Entstehung ernstlicher psychischer Störungen erwarten. Da diese Störungen auf physiologischen Veränderungen beruhen würden, folgt daraus, daß die Chemie z.B. von Schizophrenen in mancher Hinsicht anomal sein müßte. Das stellte sich dann auch heraus.

Das Serum schizophrener Patienten und Substanzen, die aus ihrem Blut und Urin gewonnen wurden – Substanzen, die anscheinend bei normalen Menschen fehlen –, haben beträchtliche Störungseffekte in der Physiologie und im Verhalten verschiedenster Tiere, von Kröten und weißen Mäusen bis zu Affen, bewirkt und haben selbst die Zellteilung in Pflanzen gestört. Obwohl dies zu Erklärungen verlockte, war die wissenschaftliche Begeisterung darüber zurückhaltend, weil niemand eindeutig sagen konnte, diese oder jene Verbindung – wenn überhaupt eine – sei das gesuchte Toxin X, das für die Geistesstörung verantwortlich zu machen ist. Die Wirkungen waren nicht immer gleich, und verschiedene Forscher erhielten einander widersprechende Ergebnisse.

79 Es kann gut sein, daß Mystiker nach der Reinigung ihres Fleisches durch Fasten und andere körperliche Entbehrungen ihre Visionen deshalb haben, weil der Stoffwechsel ihres Gehirns in einer ähnlichen Weise gestört ist. Dr. J. D. Bernal schrieb einmal: »Die Änderung der Körperfunktionen mit einer völlig harmlosen physiologischen oder chirurgischen Methode dürfte sicherlich sekundäre, aber weitreichende Einflüsse auf den Geist haben.«

Es war alles so sehr verwirrend, daß Dr. Manfred Bleuler 1951 die Vermutung äußerte, es sei möglich, daß infolge dieser negativen Ergebnisse die Suche nach einer besonderen körperlichen Ursache der Schizophrenie für lange Zeit, wenn nicht für immer, aufgegeben werde. Die Ironie der Tatsachen besteht darin, daß gerade in diesem Jahr neue gemeinsame Anstrengungen einsetzten, das zu finden, was nach Dr. Bleulers Befürchtung auf sich warten lassen würde. In Kanada begannen drei Mitglieder des Saskatchewan-Komitees für Schizophrenieforschung – Dr. Humphry Osmond, Dr. John Smythies und Dr. Abraham Hoffer – mit Forschungen, welche die Beziehung zwischen Zuständen, die durch Narkotika herbeigeführt wurden, und echten Geistesstörungen wesentlich erhellten. Sie zeigten auch, daß im Laboratorium herstellbare Substanzen – wie Adrenochrom, dem Adrenalin sehr ähnlich – das Enzym Aminoxydase täuschen und erfolgreich mit Beschlag belegen können, so daß es nicht mehr seine Hauptaufgabe, Adrenalin abzubauen, erfüllen kann, mit dem Ergebnis, daß ein Adrenalinüberschuß besteht.
In der Mitte und gegen Ende der fünfziger Jahre gelang es Dr. Heath und seinen Mitarbeitern an der Tulane-Universität, aus dem Blut von Schizophrenen eine Substanz zu gewinnen, die sie Taraxein nannten. Wenn diese Substanz geistig normalen Freiwilligen und früheren Schizophrenen, deren Symptome verschwunden waren, injiziert wurde, löste sie schizophrene Symptome künstlich aus. Hier in Dr. Heaths eigener Beschreibung, was geschah:

> Alle Versuchspersonen entwickelten Symptome, die als bei der Schizophrenie vorhanden beschrieben wurden. Stets traten primäre oder grundlegende Symptome auf. Es entwickelten sich geistige Blockierung und Gedankenarmut; alle Versuchspersonen waren autistisch und klagten über Depersonalisation. Sie erschienen krankhaft stumpfsinnig mit vermindertem Kontakt zur Umwelt, hatten einen leeren Blick und zeigten einen vermindert belebten Gesichtsausdruck. Diese primären oder grundlegenden Symptome traten als erste auf. Ihr Erscheinen war konsequent selbst bei der Verwendung von Taraxein, das im Tierversuch minimale Ergebnisse zur Folge hatte. Jedes klassische sekundäre Symptom wurde bei den Versuchspersonen beobachtet. Unter diesen Symptomen waren katatonischer Stupor und Erregung, Hebephrenie, Beziehungswahn, Verfolgungswahn, Größenwahn und Trugwahrnehmungen des Gehörsinns[80].

80 Dr. Heath konnte auch durch Anwendung anderer chemischer Substanzen und durch elektrische Gehirnstimulation psychotische Symptome hervorrufen. Nach siebzehn Jahren der Forschung an der Tulane-Universität konnte er seine Überlegungen 1966 in einer Abhandlung wie folgt zusammenfassen: ». . . Schizophrenie wurde als eine biologische Unregelmäßigkeit gekennzeichnet, die zur Vererbung der Krankheit

Danach könnte man annehmen, daß eine chemische Substanz oder eine Gruppe solcher Substanzen im Blut von Schizophrenen bei Injektion in den Blutstrom geistig normaler Menschen stark genug ist, um eine vorübergehende Schizophrenie hervorzurufen. »Es ist typisch für das Meinungsklima unserer Zeit«, sagte dazu später Dr. Osmond, »daß diese Erkenntnis mit Entrüstung und Ungläubigkeit statt mit Freude aufgenommen wurde.« Andere Forscher haben die Ergebnisse, die an der Tulane-Universität erhalten wurden, bestätigt, aber das Taraxein bleibt noch umstritten – und wird es wahrscheinlich auch noch weiter bleiben, bis die genaue chemische Konstitution bestimmt werden kann. Wenn dies geschieht, wenn die Substanz synthetisch hergestellt wird, wenn sie sich als das Toxin X erweist, das Schizophrenie hervorruft, und wenn schließlich ein Gegengift gefunden wird, dann wäre dies das Ende der Schizophrenie.

All diese Wenn sind natürlich noch lästige Hindernisse. Zunächst einmal wird die Schizophrenie für eine Mehrzahl von Krankheiten statt für eine einzige Krankheit gehalten, und deshalb könnte es auch eine Mehrzahl von Ursachen geben. Und selbst wenn sich herausstellt, daß die Schizophrenie eine physiologische Ursache haben sollte, dann ergibt sich hier, wie Gilbert Cant von »Time« es ausdrückte, eine große Huhn-oder-Ei-Frage. Was war als erstes da? Krankheiten können körperlichen, seelischen oder leib-seelischen (psychosomatischen) Ursprungs sein. Die Ärzte wissen z.B., daß ein Leiden wie Asthma durch seelische Probleme entstehen kann; dann aber verursacht Asthma körperliche Schäden, die nicht unbedingt gleich zum Verschwinden gebracht werden können, indem die seelischen Probleme gelöst werden; in Wirklichkeit verursachen die körperlichen Leiden dieser Krankheit höchstwahrscheinlich weitere seelische Störungen. Ganz ähnlich könnte es bei der Schizophrenie sein. Die Störung könnte leicht durch rein psychische oder Umweltfaktoren verursacht werden – die ihrerseits physiologische Änderungen verursachen, durch die dann die Störung weitergeht. All das muß geklärt werden. Wahrscheinlich werden Schizophrene weiterhin psychiatrischer Hilfe gleichzeitig neben einer medikamentösen Behandlung bedürfen. Aber das neue Verständnis der biologischen Vorgänge, die den geistigen Erkrankungen zugrunde liegen, läßt es nun nicht mehr als unmöglich erscheinen, eine Beseitigung der Psychosen für im gleichen Maße durchführbar zu halten, wie etwa

prädestiniert. Nach dieser Hypothese beeinflußt eine durch einen Fehler entstandene biochemische Anomalie die Zellfunktion in umschriebenen Gebieten des Gehirns und ruft eine physiologische Anomalie hervor, die der Verhaltensstörung zugrunde liegt. Unsere Beobachtungen lassen annehmen, daß die biologische Anomalie die Fähigkeit, einen Streß zu bewältigen, so ändert, daß die sekundären Verhaltenssymptome intensiviert werden.«

jetzt schon die Bekämpfung des Krebses gelungen ist. Abgesehen von der Linderung menschlichen Leidens, die sicherlich alle von uns für einen großen Segen halten würden, wären auch ganz sachlich die Vorteile unschätzbar – gleichgültig, ob man dabei an den finanziellen Aufwand für die Bewahrung der Kranken in psychiatrischen Heil- und Pflegeanstalten denkt oder an den Verlust der Arbeitskraft dieser Kranken oder an die seelische Beanspruchung ihrer Familien, ganz zu schweigen von dem, was man ganzen Völkern ersparen könnte. Wenn es ein Medikament zur Behandlung psychotischer Feindseligkeit und Aggression gegeben hätte (was es vielleicht wirklich bald geben wird) und wenn ein Arzt es einem gewissen Lee Oswald verordnet hätte, könnte dann nicht John F. Kennedy noch am Leben sein? Und wenn es möglich gewesen wäre, Adolf Hitler zu behandeln, wie entscheidend anders wäre dann die Geschichte des zwanzigsten Jahrhunderts verlaufen!

Ein solches Medikament gibt es vielleicht schon, obwohl noch zu beweisen wäre, bei wie vielen Patienten es mit der erwünschten Wirkung angewendet werden kann. Es handelt sich um Diphenylhydantoin (DPH). Dieses Medikament ist schon seit über dreißig Jahren zur Behandlung von Epilepsie im Handel, aber seine eventuelle Brauchbarkeit als Spezialmittel zur Behandlung elektrischer Gehirnstörungen, die Zorn, Furcht, Niedergeschlagenheit, Angstgefühl und eine Art von chaotischem, unerbittlichem Denkzwang verursachen können, wurde erst vor kurzem ans Licht gebracht, dank des Interesses und der Entschlossenheit des Finanziers Jack Dreyfus jr., der eine wissenschaftliche Stiftung zur gründlicheren Untersuchung der über die Behandlung der Epilepsie hinausgehenden Vorzüge von DPH gründete.

Wenn DPH oder eine ähnlich wertvolle chemische Verbindung tatsächlich ein spezifisches Behandlungsmittel für Furcht- und Angstgefühle wäre, könnte es dann nicht dazu verwendet werden, aufgebrachte Menschen von Tätlichkeiten und Zusammenrottungen auf den Straßen abzuhalten? Wäre das ein guter Gedanke – oder vielleicht nicht so gut? Interessant mag in diesem Zusammenhang folgendes sein: Man hat neuerdings festgestellt, daß auf das Gehirn und auf das Verhalten des Menschen wirkende Stoffe nicht nur bei verschiedenen Personen verschiedene Wirkungen haben können, sondern auch bei der gleichen Person zu verschiedener Zeit – außerdem ist die Wirkung aber auch beträchtlich verschieden, je nachdem sich eine Person in einer Gruppe befindet oder isoliert ist. Bei Tierversuchen wurde z.B. festgestellt, daß von einer bestimmten chemischen Substanz eine gewisse Menge erforderlich ist, um einen gewissen Grad der Erregung hervorzurufen, wenn das betreffende Tier allein ist. Wenn aber das gleiche Tier sich bei einer Gruppe, vor allem einer aktiven Gruppe, befand, genügte eine viel kleinere Menge der chemischen Substanz, um den gleichen Erregungsgrad hervorzurufen. Daraus lassen sich einige wichtige Schlüsse über das Verhalten des Menschen als Angehörigen einer Masse ziehen.

Die Möglichkeit, Geistesstörungen abzuwenden, war eine der beiden günstigen Möglichkeiten, die – wie oben erwähnt – wir von der Elektropsychochemie erwarten könnten. Die andere günstige Möglichkeit war die Verbesserung der normalen Funktion – die Hebung der Stimmung, die Verstärkung der Wahrnehmungen, eine schöpferische Vorstellungskraft und größere intellektuelle Fähigkeiten.
In kleinem Ausmaß sind einige dieser Möglichkeiten schon realisiert worden. Geistig normale Personen, die unter ärztlicher Aufsicht die stimmungshebenden und psychisch energisierenden Substanzen eingenommen haben, gaben an, daß ihre Konzentrationsfähigkeit verstärkt worden sei. Manche erklärten, daß sie unter dem Einfluß dieser Substanzen sich nicht nur besser fühlten, sondern auch besser denken und leichter lernen konnten. Die Halluzinogene oder psychedelischen Drogen geben sogar noch beredter Zeugnis, sie führen bis zur schwärmerischen Begeisterung hin. Es sei nur an Aldous Huxleys überzeugend klingende Ausführungen über seine Meskalin-Experimente erinnert, ebenso aber auch an die Aussagen der LSD-Jünger, die bezeugten, daß sie tiefe Einsichten in ihr eigenes Ich gewannen, eine Schärfung ihrer Wahrnehmungen empfanden, zu einem größeren Verständnis ihrer Mitmenschen gelangten und selbst insgesamt bessere Mitmenschen wurden, wobei diese guten Wirkungen nicht nur so lange dauerten, wie sie auf der LSD-»Reise« waren, sondern noch lange Zeit danach, vielleicht für ihr ganzes Leben.
Wegen der öffentlichen Empörung über den LSD-Mißbrauch könnte die seriöse Erforschung der LSD-Anwendung verlangsamt werden, aber sicherlich nicht für lange Zeit. Nicht, daß die möglichen schädlichen Auswirkungen von LSD auf die Psyche des unvorsichtigen Benutzers oder die außerdem noch festgestellte mögliche Chromosomenschädigung übertrieben worden seien – das war nicht übertrieben. Aber die möglichen Vorteile sind zu groß, um sie unbeachtet zu lassen. Wir können es uns nicht leisten, all diese sehr positiv klingenden Stimmen als die von unzuverlässigen oder zweifelhaften Menschen abzutun. Wenn die Wissenschaft genug über LSD und verwandte Substanzen weiß, was im Augenblick sicherlich noch nicht der Fall ist, dann dürften wir noch alle den Vorteil davon haben.
Es besteht auch Hoffnung, daß umsichtig angewendete ziemlich einfache Substanzen uns helfen könnten, besser und schneller zu lernen und uns zu erinnern. »Es gibt Beweise dafür«, meinte Dr. Elkes, »daß die Injektion kleiner Mengen von Substanzen, die einen Erregungszustand

hervorrufen wie Strychnin, oder kleine Dosen von Picrotoxin oder eines Stoffes namens Physostigmin (das die Ansammlung von Acetylcholin bewirkt), die Lerngeschwindigkeit bei Tieren erhöht, besonders bei Aufgaben, die mit der visuellen Unterscheidung zur Erlangung von Futter verbunden sind.« Darüber hinaus lernen Tiere, die einer Lernsituation ausgesetzt sind und *später* eine Injektion mit einer dieser Substanzen erhielten, ebenfalls schneller. Man nennt dies latentes Lernen.

»Noch einen anderen Hinweis«, erklärte Elkes, »liefert die Beeinflussung des Lernvorgangs durch einfache Metallionen (die in winzigen Dosen verabreicht werden). Nach Ergebnissen in Dr. Roy Johns Laboratorium können einfache Ionen wie die des Kaliums und des Kalziums den Lernvorgang beeinflussen. Werden kleine Mengen Kalium direkt in die Gehirnsubstanz injiziert und zirkulieren in den Flüssigkeiten, die das Gehirn umgeben, dann wird der Lernvorgang unterstützt; umgekehrt bewirkt Kalzium, unter den gleichen Umständen injiziert, eine deutliche Beeinträchtigung des Lernvorgangs.«

Die Erwartung wirklich entscheidender Verbesserungen der Fähigkeiten des Menschen, zu lernen, sich zu erinnern und schöpferisch tätig zu sein, liegt in einer ganzen Serie von Erkenntnissen über den grundsätzlichen Charakter des elektrochemischen Speichersystems des Gehirns, von dem die anschließenden Ausführungen handeln werden. Wenn diese Forschungen Früchte tragen, wird der Mensch wirklich über sich selbst hinausgewachsen sein.

Der Mensch trägt seine Geschichte im Kopf mit sich herum. Er nennt sie sein Gedächtnis. Diese Art der Geschichte ist natürlich alles andere als perfekt oder völlig zuverlässig. Aber wenn er nicht ein fleißiger und gewissenhafter Tagebuchschreiber ist oder wenn er nicht genügend berühmt ist, um andere Menschen zu veranlassen, Aufzeichnungen über seine Taten zu führen, dann sind Erinnerungen – seien es seine eigenen oder die seiner Familie oder die seiner Freunde – das einzige, auf das er zurückgreifen kann. Woran er oder die ihm Nahestehenden sich nicht erinnern können, das geht verloren.

Ohne Erinnerungsvermögen könnte ein Mensch nicht wirklich ein Mensch sein. Ohne Gedächtnis gäbe es kein Lernen, keine Erziehung, keine Kultur. Es wäre auch kein Vergangenheitssinn vorhanden und demzufolge kaum mehr als eine ganz geringe Fähigkeit, die Gegenwart zu genießen oder an die Zukunft zu denken.

Es gibt allerdings Menschen, die so etwas für erfrischend halten würden. Eine überraschende Anzahl von Leuten scheint von einem überwältigenden Gefühl der Langeweile befallen zu sein. Viele dieser in ihren Gefühlen und in ihrer Sensibilität verarmten Personen müssen sich in einen Zustand des Rausches flüchten, um trotz ihrer abgestumpften Sinne doch noch das Gefühl zu haben, überhaupt am Leben zu sein (gewöhnlich gelingt es ihnen, diesen ernstlichen Mangel in ein Gefühl der Überlegenheit umzumünzen). Solche Menschen könnten eine Welt willkommen heißen, in der jeder auf die Sinne einwirkende Reiz jedesmal, wenn er auftritt, völlig neu erscheint. Aber eine wie unvorstellbar chaotische und unsichere Existenz wäre dies für den individuellen Organismus – man könnte ihn nicht einen Menschen nennen, nicht einmal ein lebensfähiges Tier –, einen Organismus also, dem es jedenfalls an der Fähigkeit mangeln würde, die fortwährende Neuheit einer Welt zu würdigen, in der alles höchst erstaunlich, aber nichts vertraut wäre. In einer solchen Welt wäre jede Erfahrung, jede Beziehung so flüchtig wie eine Meereswelle, die sich rasch zu einer Schaumkrone aufschwingt, aber schon einen Augenblick später zu Gischt zusammenbricht.

Das Wesentlichste einer Erinnerung besteht darin, daß eine Erinnerung wachgerufen werden kann, ohne daß es nötig ist, das Erlebnis oder den Reiz, der ursprünglich für ihre Entstehung verantwortlich war, zu wiederholen. Es war eben von einer Meereswelle die Rede. Obwohl sie vielleicht keine bestimmte Einzelerinnerung in uns hinterließ, können wir, die sahen, wie sie sich am Strand brach, sie immer wieder vor unserem geistigen Auge erblicken, wenn wir es wünschen sollten, lange nachdem sie verschwunden ist, und uns an ihr Geräusch erinnern oder an das Gefühl der Nässe, wenn wir ihr zu nahe gekommen waren. Da uns das Phänomen des Erinnerungsvermögens so sehr vertraut ist – schließlich haben wir unser ganzes Leben damit verbracht –, neigen wir dazu, es für selbstverständlich zu halten, daß wir uns erinnern. Wir ärgern uns demzufolge immer dann, wenn uns etwas »auf der Zunge liegt« und sich weigert, ausgesprochen zu werden. Wir machen uns dann vielleicht sogar Sorgen, daß uns unser Gedächtnis im Stiche lassen könne. Auf jeden Fall möchten wir alle, daß wir uns stets zuverlässiger erinnern könnten. Vielleicht geben wir sogar ab und zu der Verlockung nach, uns mit einem Buch oder mit einem Lehrgang zu beschäftigen, die nützliche Hinweise für die Verbesserung des Gedächtnisses versprechen. Es ärgert uns, daß wir mit Sicherheit alle möglichen Tatsachen und Erfahrungen irgendwo in unserem Gehirn gespeichert tragen, daß sich diese gespeicherten Daten aber hartnäckig unserem Zugriff entziehen, da sie, wenn auch vorhanden, in dem unorganisierten Ablagesystem unseres Gedächtnisses praktisch begraben sind. Wie könnte es uns gelingen, etwas sofort wieder in unserem Gedächtnis zu finden, wenn wir es benötigen?

Der Mechanismus des Gedächtnisses, »in dem eine kurze Erfahrung in eine langzeitige funktionelle Veränderung im Gehirn umgewandelt werden kann« (um die Formulierung von Dr. Horace W. Magoun vom Gehirnforschungsinstitut der Universität von Kalifornien in Los Angeles zu gebrauchen), ist immer eins der hartnäckigsten Rätsel des menschlichen Geistes gewesen. »Die physiologische Vorbedingung für das Erinnerungsvermögen und somit für das Lernen«, schrieb Dr. Norbert Wiener vom Massachusetts Institute of Technology, »scheint eine bestimmte Kontinuität der Organisation zu sein, welche erlaubt, daß durch äußere Sinneseindrücke verursachte Änderungen als mehr oder weniger bleibende Strukturänderungen oder Funktionsänderungen erhalten bleiben.« Der menschliche Körper und das Gehirn besitzen sicherlich diese erforderliche Kontinuität der Organisation, und Biologen haben seit langem angenommen, es müsse eine Art von »Engrammen« oder Erinnerungsspuren im menschlichen Gehirn oder Nervensystem geben, damit die Erinnerungen wieder wach werden können. Aber bis vor kurzem gab es wenige Tatsachen, welche die Vermutungen über den Charakter der Engramme unterstützten. Im Grunde war man noch nicht weiter als Sokrates mit seiner einfachen Hypothese, die er so ausgesprochen hatte: »Im Kopf des Menschen gibt es gleichsam eine Wachstafel, und wenn wir uns an etwas erinnern wollen, dann halten wir ihm dieses Wachs entgegen und empfangen einen Eindruck wie von einem Siegelring. Wir erinnern uns und wissen, was der Abdruck besagt, solange er vorhanden ist, aber wenn er einmal ausgelöscht ist oder wir ihn nicht wieder auffinden, dann haben wir vergessen und wissen nichts mehr.«

Vor den zwanziger Jahren unseres Jahrhunderts konnten nur aus subjektiven Bekundungen oder aus allgemeinen Verhaltensbeobachtungen Schlüsse gezogen werden, wie das Gehirn arbeitet. Als aber die Elektroenzephalographie und später das Verfahren der elektrischen Gehirnreizung aufkam, wurde es möglich, die elektrische Tätigkeit des Gehirns unter sehr verschiedenen Umständen zu messen. Die Untersuchung der Gehirnchemie ging gleichzeitig vor sich, aber lange Zeit waren die Ergebnisse zu widersprüchlich, um viel zum Verständnis des Lernvorgangs oder des Gedächtnisses beizutragen. Die bevorzugten Theorien des Erinnerungsvermögens betrachteten dieses bis vor wenigen Jahren als ein rein elektrisches Phänomen. Wie andere auch, hielt Dr. Karl S. Lashley von der Harvard-Universität die Erinnerungen für elektrische Schwingungen, die aus Nervenstromimpulsen durch Reizung der Sinnesorgane hervorgingen und in mehr oder minder beständigen Wegen in den vielen Nervenzellen des Gehirns festgelegt waren. Lashley konnte bestimmte Erinnerungen nicht in bestimmten Gebieten des Gehirns lokalisieren. Im Gegenteil, seine Versuche zeigten, daß Erinnerungen im allgemeinen über ausgedehnte Flächen der Hirnrinde verteilt waren. Mit fast lyrischen Worten wurde die Theorie der elektrischen Schwingungen von dem verstorbenen englischen Biologen Sir Charles Sherrington beschrieben, der das Gehirn mit »einem verwunschenen Webstuhl« verglich, auf dem »Millionen flinker Webschiffchen ein sich auflösendes Muster weben«. Könnte die elektrische Theorie des Gedächtnisses die geschätzte Zahl von vielen Milliarden Informationsdetails erklären, die das Gehirn des Menschen während seiner Lebenszeit aufnehmen muß? Ja, das wäre möglich, wenn bestimmte Annahmen über die zehn Millliarden Nervenzellen (Neutronen) des Gehirns und die neunzig Milliarden der bisher noch nicht erwähnten »Glia«-Zellen, eine Stützsubstanz, zutreffen. Aus Versuchen ging jedoch schließlich hervor, daß die elektrische Theorie allein nicht genügt, um die Erscheinung, die Tatsache »Gedächtnis«, zu erklären. In den fünfziger Jahren wurde denen, die elektrische Vorgänge im Gehirn untersuchten, und den anderen, die sich mit der Chemie des Gehirns befaßten, klar, daß sie ihre Untersuchungen nicht länger getrennt fortsetzen konnten. Alles deutete darauf hin, daß die Tätigkeit des Gehirns, einschließlich der Gedächtnisfunktion und des Lernens, elektrochemischen Charakters sein müsse.

Es herrscht jetzt im allgemeinen – jedoch nicht bei wirklich allen Forschern – die Ansicht, daß die »Gegenstände« des Gedächtnisses, die Erinnerungen, mit elektrischen Impulsen und Mustern beginnen und daß kurzzeitige Erinnerungen weitgehend elektrischen Charakters sind. Aber zumindest bleibende Erinnerungen müssen sich in irgendeiner Weise in der chemischen Struktur der Gehirnzellen festsetzen. Wenn man einer Ratte etwas Neues lehrt und ihr dann sofort einen starken elektrischen Schlag versetzt, tilgt man dadurch gründlich jede Erinnerung an die neuerworbene Fähigkeit. Läßt man eine Viertelstunde oder eine halbe Stunde vergehen, ehe man den elektrischen Schlag verabreicht, wird danach die Erinnerung an die neue Fähigkeit zwar mangelhaft, aber zum Teil noch vorhanden sein. Wartet man dagegen mit dem elektrischen Schlag einen ganzen Tag, dann hat der elektrische Schlag gar keine Wirkung, und die Ratte ist in der Lage, das neue Kunststück zu vollbringen, als sei sie niemals einem elektrischen Schlag ausgesetzt gewesen. Man nimmt in diesem Fall an, daß für kurze Zeiträume das Wissen der Ratte, ihr Lernen, ihr Gedächtnis – gleichgültig, wie man es nennt – in Form eines elektrischen Stroms gespeichert wurde, den ein stärkerer elektrischer Schlag auslöschte, daß aber in dem anderen Fall die inzwischen einige Zeit fortgesetzten elektrischen Schwingungen sich auf die Chemie der Zelle auswirkten, wo sie sicher gespeichert bleiben und nicht mehr gegen eine Stromeinwirkung von außen empfindlich waren.

Andere Arten von Versuchen mit Tieren zeigten noch überzeugender, daß das Gedächtnis nicht ausschließlich elektrischen Charakters sein kann. Diese Versuche bestanden vor allem darin, die ganze elektrische Aktivität des Tiers auszuschalten, sei es durch sehr kräftige Medikamente und Elektroschocks oder durch Tiefgefrieren des Tiers, und nach der physischen Wiederherstellung nach diesen drastischen Behandlungen festzustellen, daß nach Wiederaufleben der normalen elektrischen Aktivität die früheren Erinnerungen und Fähigkeiten noch vorhanden waren. Die rein elektrischen Theorien der Gedächtnisfunktion können, wie Dr. Lorente de Nó erläuterte, nicht erklären, »wie das Erinnerungsvermögen nach einem schweren Schock oder einer Vollnarkose noch vorhanden ist, d.h. auch nachdem die Zirkulation von Impulsen durch eine große Zahl von Neuronenketten in der Gehirnrinde unterbrochen wurde«. Bei Tieren im Winterschlaf, sagte Dr. Hudson Hoagland, »hört die elektrisch aufgezeichnete Aktivität der Hirnrinde völlig auf und kann auch nicht durch noch so starke elektrische Stimulation in Gang gebracht werden. Dennoch sind aus solchem Schlaf erwachte Hamster in der Lage, früher gelernte Aufgaben ebenso gut auszuführen wie vor dem Winterschlaf. Bleibendes Gedächtnis scheint deshalb auf bleibenden chemischen Veränderungen in submikroskopischen Teilen der Neuronen zu beruhen.«

Eines der im wissenschaftlichen Sinne aufregendsten Ereignisse in dieser fruchtbaren Periode der fünfziger Jahre unseres Jahrhunderts war die rein zufällige Entdeckung, daß bestimmte Erinnerungen tatsächlich im Gehirn gespeichert sind und wiederholt durch elektrische Gehirnstimulation abgerufen, d.h. hervorgeholt werden können. Bisher war dies nur, und zwar mit weit geringerer Zuverlässigkeit und Regelmäßigkeit, unter dem Einfluß von Hypnose gelungen.
Dr. Wilder Penfield im Neurologischen Institut in Montreal führte an einer Epileptikerin eine Gehirnoperation aus und benutzte dabei feine elektrische Sonden, um die Stellen zu finden, die mit dem Leiden der Patientin zusammenhängen könnten. Zu seinem Erstaunen stellte er fest, daß sie, wenn er eine bestimmte Stelle ihres Gehirns mit einer Sonde elektrisch stimulierte, plötzlich alle Einzelheiten der Geburt ihres Kindes reproduzierte, als erlebe sie die Geburt von neuem. In einem anderen Fall, wenn Dr. Penfield eine bestimmte Stelle des Gehirns stimulierte, konnte der Patient plötzlich Musik hören. Jedesmal, wenn die gleiche Stelle gereizt wurde, hörte der Patient die gleiche Musik. Die Reizung einer anderen Stelle bewirkte, daß sich der Patient an ein weit zurückliegendes Erlebnis erinnerte. Als Dr. Penfield diese Versuche auf andere Patienten erweiterte, konnte er die verschiedensten zurückliegenden Erinnerungen abrufen, und seien sie selbst Erinnerungen an die Kindheit, die der betreffende Patient längst vergessen hatte, jetzt aber lebhaft wiederempfand, mit vielen Einzelheiten, großer Genauigkeit, gleich-

bleibend und auch die Stimmungen und Gefühle umfassend, die ihn damals bewegten. »Kein Mensch«, meinte Penfield, »kann nach Belieben all diese erstaunlichen Einzelheiten aus eigenem Wollen wieder wachrufen.«

»Vergebens versuchen wir unsere Vergangenheit wieder heraufzubeschwören«, schrieb Marcel Proust, »unser Geist bemüht sich umsonst. Sie verbirgt sich außerhalb seines Machtbereichs und unerkennbar für ihn in irgendeinem stofflichen Gegenstand (oder der Empfindung, die dieser Gegenstand in uns weckt); in welchem, ahnen wir nicht. Ob wir diesem Gegenstand aber vor unserem Tode begegnen oder nie auf ihn stoßen, hängt einzig vom Zufall ab[81].« Diese Sätze stehen kurz vor der berühmten Stelle in »Swanns Welt«, wo der Geschmack einer bestimmten Art kleiner Kuchen, in Tee getaucht, das Hilfsmittel ist, das eine ganze Periode im Leben des Erzählers diesem ins Gedächtnis zurückruft. Wäre ein Dr. Penfield zur Stelle gewesen und hätte er die richtigen Stellen des Gehirns elektrisch stimuliert, dann hätte diese Reizung den Gegenstand, von dem Proust sprach, ersetzen können – und da diese Stimulierung beliebig wiederholbar ist, wäre die Erweckung von Erinnerungen nicht länger zufallsabhängig gewesen.

Die Möglichkeit, eine bestimmte Erinnerung wunschgemäß von einer bestimmten Stelle des Gehirns abrufen zu können, schien eine Zeitlang Dr. Lashleys Auffassung zu widerlegen, daß es keine solchen Stellen gäbe. Aber bald überzeugte sich Penfield selbst davon, daß Erinnerungen tatsächlich über größere Flächen des »interpretativen Cortex« in einer Weise verteilt waren, die Lashley in einer seiner Abhandlungen bedauernd erklären ließ, das Lernen sei einfach nicht möglich.

Die örtlich ausgedehnte Speicherung von Erinnerungen wurde weiterhin durch die Hirnhälftenversuche an Tieren bestätigt, die Dr. R. W. Sperry am California Institute of Technology durchführte und die den überzeugenden Beweis erbrachten, daß jede der beiden Gehirnhälften, wenn sie von der anderen getrennt wird, ganz gut für sich weiterbestehen kann[82].

81 Marcel Proust, »Auf der Suche nach der verlorenen Zeit«, Band I, »In Swanns Welt«. Übersetzt von Eva Rechel-Mertens. Frankfurt a. M.: Suhrkamp 1955. S. 68.

82 Dr. Dean E. Wooldridge, von diesen Versuchen sehr beeindruckt, hat von ihnen ausgehend theoretische Überlegungen angestellt, die ein neues Licht auf die Identitätsprobleme im Zusammenhang mit den in Teil I erwähnten chirurgischen Maßnahmen werfen – und zugleich zu einer neuen Frage Anlaß geben. Wenn man ein bestimmtes Gehirn, das Tom heißen soll, in zwei Hälften zerlegt, dann »haben wir zwei Toms statt des einen: die beiden halben Gehirne haben genau die gleichen Erinnerungen, und jedes meint von sich, das ursprüngliche Individuum zu sein. Dies wäre der erste Fall von Zwillingen, die absolut mit Recht als ›identisch‹ zu bezeichnen wären. Und wir wären eindeutig berechtigt, zu sagen, daß in diesem Fall auf chirurgischem Wege eine neue Persönlichkeit geschaffen wurde.« Gelänge es, die beiden Gehirnhälften wieder zusammenzubringen, dann »wären zwei zuvor getrennte Persönlichkeiten zu einer verschmolzen«.

Es gab keine wirklich vernünftige Möglichkeit, diese scheinbar sinnlos verteilte Speicherung zu erklären, ehe nicht die Molekularbiologie zu Hilfe kam. Mit der Entdeckung der molekularen Basis der Genetik wurde es klar, daß die großen und komplexen DNS-Moleküle im Kern einer befruchteten Eizelle genügend Informationen enthalten konnten, um detaillierte Anweisungen für die vollständige Entwicklung eines Organismus zu liefern – in Buchform hätten diese Informationen mehrere komplette, je zwanzigbändige Konversationslexika gefüllt. Ein fast ebenso eindrucksvolles Molekül war die RNS, die bald die Hauptverdächtige als Übertrager, wenn nicht gar als Speicher des Gedächtnisses wurde. Auf einmal erschien eine Hypothese, die T. H. Huxley im Jahre 1874 aufgestellt hatte, verblüffend prophetisch. »Jeder Sinneseindruck«, hatte er geschrieben, »hinterläßt einen Eindruck in der Struktur des Gehirns – ein ›ideenträchtiges Molekül‹ sozusagen, das fähig ist, in einem vertrauten Zustand den Bewußtseinsinhalt zu reproduzieren, der dem ursprünglichen Sinneseindruck entspricht. Diese ›ideenträchtigen Moleküle‹ sind die physische Basis des Gedächtnisses.«
Betrachtet man die RNS als das theoretische »ideenträchtige Molekül« des Gedächtnisses, dann läßt sich leicht und zwanglos daraus ersehen, daß in dieser Form die Gehirnzellen in der Lage sein müßten, die erwähnten Milliarden von Informationen und noch mehr aufzunehmen. Sollte es möglich sein, daß die anfänglichen elektrischen Ströme mit der Zeit in den Molekülen im Innern der Neuronen Strukturveränderungen verursachen? Sinnreiche Versuche mit und Untersuchungen an Chomputern[83], die Dr. W. Ross Adey und seine Mitarbeiter an der Universität

Wooldridge überlegt dann, was geschehen würde, wenn man Tom und Dick nähme, beider Gehirne in Hälften zerlegte und eine Gehirnhälfte von Dick mit einer von Tom zusammenbringen könnte. »Es könnte natürlich sein, ... daß die Kombination nicht funktionieren würde. Die Verschiedenheit der Denkschemata der beiden Individuen könnte bei dieser Verbindung elektrische Ströme und chemische Reaktionen hervorrufen, die jede Art kohärenten Verhaltens des Hybridorgans verhindern würde; möglicherweise könnte die Kombination beider Gehirnhälften für diese sogar tödlich sein. Aber wenn sich herausstellte, daß die Kombination funktionsfähig wäre, dann ließe sich nach unserer Theorie eine interessante neue Art gemischter Persönlichkeit voraussagen, die in einem einzigen Individuum die Erinnerungen, die erworbenen Gewohnheiten und das Identitätsgefühl von Tom und von Dick enthielte. Dies wäre der Gipfel der Schizophrenie!«

83 Die Verwendung von Computern in Verbindung mit einfachen Aufzeichnungen der elektrischen Ströme des Gehirns, den Elektroenzephalogrammen, die mit Elektroden erhalten werden, welche nicht in das Gehirn eingeführt wurden, sondern nur mit der Schädeloberfläche in Kontakt kommen, hat interessante Einblicke ermöglicht. So reagiert zum Beispiel ein Mensch auf ein bestimmtes Erlebnis mit einer charakteristischen Kombination solcher Gehirnströme. Die EEG-Ausschläge treten auf, wenn eine Versuchsperson im Laboratorium ein Licht aufblitzen sieht oder ein Knacken hört oder ein Unsicherheitsgefühl empfindet. Bei einer anderen Versuchsperson werden die Aufzeichnungen ungefähr gleich aussehen. Aber die aufgezeichneten Kurven jedes

von Kalifornien, Los Angeles, durchführten, zeigten, daß dies tatsächlich geschieht. Und zwar erscheint es möglich mit RNS, die in genügend verschiedenen Formen und Kombinationen – es können leicht tausend Billionen sein – auftritt, um das Gedächtnis völlig in die Lage zu versetzen, jede in Frage kommende Zahl von Erinnerungsdetails zu speichern. In jedem Neuron des Gehirns gibt es 20 Millionen RNS-Moleküle oder mehr, so daß RNS sicherlich weit genug verbreitet ist. Und jedes dieser RNS-Moleküle kann einige 100 000 verschiedene Arten von Protein herstellen.

Im Stoffwechsel der Zelle ist der »Dienstweg«, stark vereinfacht gesagt, der folgende: DNS ist der Chef, der die genetischen Anweisungen gibt. RNS führt sie aus, größtenteils in der Form des Proteinaufbaus. Wie vorauszusehen, müßte dann die RNS am meisten beschäftigt und am zahlreichsten vorhanden sein in Zellen, die wachsen, sich vermehren, Hormone absondern und dergleichen. Überraschend ist aber, wie sich zeigte, daß RNS sogar in den Neuronen des Gehirns noch reichlicher vorhanden ist, obwohl diese weder wachsen noch sich vermehren, noch Hormone oder andere Verbindungen erzeugen. Solche Mengen RNS dürften kaum einfach vorhanden sein und gar nichts tun. Es wäre durchaus plausibel,

einzelnen Menschen werden dennoch charakteristisch genug sein, um als seine eigene, individuelle Signatur gelten zu können. Dr. Samuels Sutton von der Columbia-Universität und der Gesundheitsbehörde des Staates New York erklärte vor nicht langer Zeit, wie sehr es ihn erstaunt habe, als er »einer Assistentin eine dieser vom Gerät aufgezeichneten Kritzellinien übergab und diese dann einfach sagen konnte: ›Oh, das ist Jo Roberts, wenn sie einen Fehler macht‹ oder ›Das ist Dorothy Jacobs, wenn sie einen Lichtblitz sieht und vorher weiß, daß sie damit rechnen kann‹.« Ähnlich kann Dr. Manfred Clynes vom Rockland State Hospital in Orangeburg, N.Y., in EEG-Aufzeichnungen viele Reaktionen lesen – zum Beispiel, daß in einem bestimmten Augenblick ein Mann ein rotes Quadrat oder einen grünen Kreis erblickte; er ist der Überzeugung, tiefe Einsichten in den Mechanismus der Wahrnehmung gewonnen zu haben. Dr. Rafael Elul von der Universität von Kalifornien, Los Angeles, hofft, es werde möglich sein, mit Sicherheit zu sagen, ob jemand die Wahrheit spricht oder lügt, indem man EEG-Aufzeichnungen durch einen Computer analysieren läßt – recht ähnlich, wie die Wissenschaftler Radarreflexionen analysieren, um aus einer Fülle von Signalen nur die wenigen wichtigen herauszufinden, die zum Beispiel zeigen, daß ein Radarstrahl vom Mund zurückgeworfen wurde. EEG-Untersuchungen haben wichtige Unterschiede in den Gehirnströmen normaler Versuchspersonen und schizophrener Patienten ergeben und wurden dazu verwendet, einiges vom Mechanismus der Hypnose aufzuklären. »Wenn die Sprache des Gehirns vor allem in der Aktivität einzelner Zellen und ihrer Verbindungen enthalten ist«, schreibt Dr. Sutton im »Bulletin of the Atomic Scientists«, »dann wird sich diese Methode [die EEG-Analyse] wahrscheinlich totlaufen. Sie wird einfach Zufallsbeziehungen aufdecken ... Andererseits, wenn die Sprache des Gehirns auf der vereinigten Aktivität großer Zellenaggregate beruht, innerhalb deren die Aktivität einer einzigen Zelle von untergeordneter Bedeutung ist – wie der Kursgewinn und -verlust einer einzelnen Aktienart für den Dow-Jones-Index –, dann können wir erwarten, mit unseren Methoden sehr schnell weiterzukommen.«

wenn die RNS diejenige Substanz ist, aus der das Gedächtnis besteht. Um diese plötzlich einleuchtende Möglichkeit zu untersuchen, wurde eine Anzahl von Versuchen durchgeführt.

Die erste wesentliche Forschungsarbeit über die RNS als Gedächtnissubstanz wurde von Dr. Holger Hydén an der Universität Göteborg in Schweden durchgeführt. Er brauchte ein langes und mühevolles Jahr, um die außerordentlich verfeinerte Methode zu entwickeln, die für diesen Zweck erforderlich war: die Isolierung einzelner Gehirnzellen, damit er sie in lebendigem Zustand untersuchen und die Veränderungen, die durch den Lernprozeß in der Chemie des Gehirns erfolgt waren, untersuchen konnte. Er unterwarf seine Versuchstiere vielen Übungen, einfachen und komplizierten. So ließ er zum Beispiel Ratten über ein gespanntes Seil laufen, damit sie an ihr Futter herankamen. Eine Analyse der Neuronen unmittelbar nach einem solchen Training zeigte, daß sich der Gehalt der Zellen an RNS beträchtlich erhöht hatte – er lag bis zu 12% höher als bei Ratten, die nicht mit dieser Übung behelligt worden waren. Und die RNS war nicht nur in größerer Menge vorhanden, sondern bei kleinen Teilen von ihr waren auch qualitative Veränderungen vor sich gegangen. Die chemische Struktur und die Zusammensetzung dieser Moleküle unterschied sich von denen der Moleküle in den untrainierten Kontrolltieren – ein Unterschied, den Hydén dem Training zuschrieb. Mit seinen genauen Methoden konnte Hydén selbst Unterschiede in der RNS-Struktur nach früheren und nach späteren Phasen des Lernens feststellen.

All dies schien ziemlich endgültig auf die RNS als Träger von Erinnerungen hinzuweisen, die durch chemische Kodifizierung der Molekülstruktur festgelegt worden waren. Hydén wußte aber, daß dies noch nicht die ganze Erklärung sein konnte. Wahrscheinlich war auch die DNS als beherrschende Aktivierungssubstanz der RNS beteiligt, und die RNS verwendete vielleicht die kodifizierten Daten als Mittel, um die neuen Erinnerungen in Proteinmoleküle einzubauen. Eine entscheidende Rolle der RNS, die durch andere Forschungsergebnisse bestätigt wurde, schien aber unleugbar. Mittlerweile hatten Hydéns Forschungen die neue Bedeutung der 90 vernachlässigten Prozent der Zellen des Gehirns erhellt – der 90 Milliarden Gliazellen (sie sind sehr klebrig, und ihr Name leitet sich von dem griechischen Wort für Leim ab), die bis dahin nur als Stützgewebe für die 10 Milliarden Neuronen angesehen worden waren. Er hatte beobachtet, daß bei Vermehrung der RNS in den Neuronen sich die RNS in den Gliazellen verminderte. Es sah aus, als belieferten die Gliazellen die Neuronen mit RNS und anderen chemischen Verbindungen, wenn diese für einen Lernprozeß benötigt wurden, und als ergänzten die Gliazellen ihren Vorrat später. Unter diesen Umständen scheinen die Gliazellen eine viel entscheidendere Rolle in der Gehirnfunktion zu spielen, und sie sind deshalb der Gegenstand intensiver, mit Aufmerksamkeit betriebener Forschung geworden.

Wir wollen nun überlegen, was diese Versuche bedeuten könnten. Unter Umständen könnte allein schon eine erhöhte Menge RNS in den Gehirnzellen den Lernprozeß oder die Gedächtnisleistung verbessern. Wäre dem so, dann würde jede Substanz, welche die Eigenproduktion der Zellen an RNS beschleunigt, ähnliche Wirkungen haben. Umgekehrt könnte jede Substanz, welche die RNS-Produktion hemmte, den Lernvorgang verlangsamen und die Gedächtnisleistung beeinträchtigen. Wenn es andererseits das Protein wäre, auf das es entscheidend ankommt, und wenn es eine Substanz gäbe, welche die Fähigkeit der RNS beeinträchtigte, Protein herzustellen, ohne gleichzeitig die RNS sonst zu beeinträchtigen, müßte eine Gabe dieser Substanz den Lernvorgang hemmen und das Gedächtnis abstumpfen. Im Lauf der letzten Jahre sind all diese Versuche vorgenommen worden – mit interessanten, jedoch noch umstrittenen und unschlüssigen Ergebnissen.

Noch umstrittener sind Versuche, die vorgenommen wurden, um weitere Einzelheiten der »Gedächtnismoleküle« aufzuklären. Das Wesentliche an den Erinnerungen im Gedächtnis ist, daß sie mit einem hohen Grad der Zuverlässigkeit erinnert werden können. Deshalb müßten Gedächtnismoleküle, wenn es sie gäbe, in ihrer Struktur konstant sein. Wenn dies zuträfe, wäre ein Weg, dies zu beweisen, die Möglichkeit, sie und ihren anerzogenen Inhalt von einem Tier auf ein anderes zu übertragen. Wenn zum Beispiel Einsteins Wissen von einer Relativitätstheorie in bestimmten RNS-Molekülen seines Gehirns verankert war, dann sollte es möglich sein, durch bloße Übertragung dieser Moleküle – wenn sie säuberlich und ohne Beschädigung von Molekülen und Gehirn bewirkt werden könnte – dem Empfänger das volle Verständnis dieser schwierigen Materie zu vermitteln. Eine teilweise Übertragung müßte ein teilweises Verständnis vermitteln und es dem Empfänger leichter machen, den Rest zu lernen.

Wir wollen zunächst kurz auf die zweite Art von Versuchen eingehen. Die bekanntesten – sicherlich verdanken sie ihre Popularität dem Experimentator Dr. James V. McConnell von der Universität von Michigan, einem ungewöhnlich witzigen und beredten Forscher – wurden mit einer Gruppe der Plattwürmer, den Planarien, durchgeführt, die McConnell durch seine allgemeinverständliche Zeitschrift »The Worm Runner's Journal« auch in Laienkreisen bekanntgemacht hat. Die Planarien können durch kleine Elektroschocks lernen, sich immer dann zu krümmen, wenn ein Lichtschein auf sie gerichtet wird, oder Teile eines an sich für sie zugänglichen Gebietes zu meiden. Als solche trainierten Planarien zerkleinert und an untrainierte Planarien verfüttert wurden, konnte McConnell beobachten, daß die kannibalischen Würmer danach dieselben Verhaltensweisen viel rascher lernten als andere neue Planarien, die diese Art von Futter nicht erhalten hatten. (Spottlustige hängten McConnell nach diesen Versuchen den Namen »James V. McCannibal« an.)

Um festzustellen, ob etwa die RNS als Übertragungssubstanz für diese Schockerinnerungen in Frage kam, wurde ein weiterer Versuch unternommen. Wenn ein Planarium in zwei Hälften zerschnitten wird, regenerieren sich diese zu zwei neuen Planarien. Die Forscher hatten sich schon hinreichend davon überzeugt, daß beim Zerschneiden eines trainierten Planariums jeder neue Plattwurm einige der Kenntnisse des früheren Plattwurms mitbekommt. Im Besitz dieses Wissens zerschnitten sie einen ausgebildeten Plattwurm in zwei Hälften. Die obere Hälfte entwickelte sich, wie erwartet, zu einem neuen Planarium, das teilweise ausgebildet war. Die untere Hälfte aber, mit einer Substanz behandelt, die RNS zerstört, wurde zu einem Wurm ganz ohne Ausbildung – und somit ohne Erinnerungen.

Ein Mitarbeiter McConnells bei diesen Versuchen war ein Psychologe, Dr. Alan L. Jacobson, der dann an die Universität von Kalifornien nach Los Angeles ging und sich fortan nicht mehr mit Plattwürmern, sondern mit Ratten und Hamstern befaßte. Er trainierte Ratten, die dann schnell die gleichen Aufgaben erlernten. Die einzigen Aufgaben, die sie mit so ungewöhnlicher Geschwindigkeit lernten, waren genau diejenigen, die mit den Injektionen übertragen schienen. Dann berichteten Jacobson und seine Mitarbeiter von Erfolgen, Erlerntes in ähnlicher Weise von Ratten auf Hamster und umgekehrt übertragen zu haben. An der Medizinischen Fakultät der Baylor-Universität hatte Dr. Georges Ungar gleichen Erfolg bei der Übertragung von Erlerntem. Jedoch wurden diese Ergebnisse von anderen Forschern angezweifelt – unter ihnen hochangesehene Forscher in Universitäten, pharmazeutischen Laboratorien und den National Institutes of Health, die ohne Erfolg versuchten, Jacobson (und in manchen Fällen auch McConnells) Versuche zu wiederholen.

Dennoch gibt es verlockende Bestätigungen von anderer Seite, daß das RNS-Molekül auf irgendeine, wenn nicht sogar entscheidende Weise mit dem Gedächtnis verbunden ist. So lernten zum Beispiel Dr. Hydéns Ratten viel schneller während Perioden hoher RNS-Aktivität. Dr. D. Ewen Cameron, jetzt am Veterans Administration Hospital in Albany, New York, begann Versuche mit RNS an älteren psychiatrischen Patienten, während er noch an der McGill-Universität in Montreal war. Er berichtete zuerst 1958 darüber, daß das Gedächtnis von Patienten, die noch nicht ganz senil waren, sich zu verbessern schien, wenn sie aus Hefe extrahierte RNS erhielten.

Diese ersten Ergebnisse von Cameron sind schwer richtig einzuschätzen, da sie einmal in großem Maße von subjektiven Aussagen abhängen und weil es ziemlich sicher scheint, daß RNS, wenn sie in die Verdauungsorgane gelangt, dort zerlegt wird, und noch niemand sicher sein kann, in welcher Form sie die Zellen erreicht – besonders die Zellen des Gehirns, die von der Blut/Gehirn-Schranke geschützt werden. Menschen können nicht ohne weiteres eine Ausbildung so essen, wie die Planarien mit ihren einfacheren biologischen Systemen es anscheinend tun können. Es müßte eine Methode geben, um festzustellen, daß RNS auch in Form von RNS in die Gehirnzellen gelangt. Die zweitbeste Möglichkeit würde in einer Methode bestehen, die Zellen dazu anzuregen, ihre eigene Produktion von RNS zu vermehren.

Dieser Weg wird von den Abbott Laboratories mit einem Präparat namens Cylert (Magnesiumpemolin) geprüft. Seine Wirkung – aufgeklärt durch radioaktive Markierung und Verfolgung seines Verhaltens – besteht darin, ein Gehirnenzym, das für die Herstellung von RNS zuständig ist, zu stimulieren. Enzyme bleiben nicht gern untätig. Man nimmt an, daß man durch Förderung der Entstehung dieses Enzyms die Erzeugung von RNS beleben kann. Bedeutet mehr RNS ein besseres Gedächtnis und erhöhte Lernfähigkeit? In Versuchen mit Ratten war der Erfolg von Cylert ausgezeichnet. Die Ratten, die Cylert erhielten, lernten nicht nur viel schneller als normal, sondern behielten ihre Lektionen auch viel länger im Gedächtnis. Jetzt erzielen Dr. Cameron und andere ermutigende Ergebnisse bei Menschen – wenn es auch noch zu früh ist, Cylert als »die Gedächtnispille« zu feiern, wie manche es getan haben (wenn auch nicht der viel vorsichtigere Hersteller).

Die Rolle, welche die RNS für das Gedächtnis spielt, wurde von Dr. Gerard, jetzt an der Universität von Kalifornien in Irvine tätig, bestätigt, als er 1962 – damals noch an der Universität von Michigan – berichtete, daß er durch chemische Beschleunigung der RNS-Produktion in Ratten in der Lage war, das Lernen dieser Tiere zu beschleunigen und durch chemische Verlangsamung der RNS-Produktion das Lernen zu verlangsamen. Um zu zeigen, daß die RNS allein noch nicht die ganze Erklärung war, verwendeten Wissenschaftler an der Universität von Pennsylvanien und an der Universität von Michigan Puromycin – ein Antibiotikum, das zwar sonst die RNS nicht beeinträchtigt, aber ihre Fähigkeit ausschaltet, Protein zu erzeugen. Die Tatsache, daß auch Puromycin das Lernen verlangsamte und die Erinnerung auslöschte, läßt darauf schließen, daß Protein für das Gedächtnis unumgänglich ist. Auch Dr. Ungars Forschungen an der Baylor-Universität führten ihn zu dem Schluß, daß Protein die Schlüsselsubstanz sein müßte. »Diese Feststellungen«, beeilte er sich jedoch hinzuzufügen, »vertragen sich völlig mit der Annahme, daß RNS die ununterbrochene Produktion von verschlüsselten Proteinmolekülen sichert.«

Viele Gehirnforscher halten es für falsch, sich RNS oder Proteinmoleküle als *Speicher* für Erinnerungen vorzustellen. Für sie ist die Vorstellung von Speichereinrichtungen zu statisch; sie würde bedeuten, daß die Moleküle selbst die einzelnen Erinnerungen *sind* oder zumindest die ausführliche Information in ihrer Substanz aufgezeichnet enthalten. So glaubt zum Beispiel Dr. Samuel Bogoch vom Boston Research Center, daß die zusätzlichen Zuckerproteine, die in den Gehirnzellen seiner trainierten Tauben (im Gegensatz zu den untrainierten Tauben, deren Zellen sie nicht enthalten) enthalten sind, nicht selbst gespeicherte Informationen darstellen, sondern als Schaltmechanismen dienen, die auf irgendeine Weise das elektrische Verhalten der Neuronen beeinflussen. Dr. Heinz von Foerster betont ebenfalls die dynamische Natur des Vorgangs und vergleicht die Moleküle mit winzigen Computern, die auf elektrische Reize reagieren. Wenn die Moleküle infolge einer Erfahrung ihre Anordnung ändern, stellt somit die Veränderung einen *veränderten Zustand der Bereitschaft* dar, in einer geänderten Weise auf einen gleichen elektrischen Reiz zu reagieren und das Neuron zu beeinflussen, sich in einer geänderten Weise zu verhalten. Es erfordert *den ganzen Prozeß*, nicht nur die Veränderung des Moleküls, um ein anderes Lernschema zu erhalten. In manchen Fällen kann das Neuron allein handeln, in anderen Fällen mit einigen benachbarten Neuronen und in noch anderen im Zusammenklang mit einer großen ineinandergreifenden Schar von Neuronen.

Dieses kompliziertere Bild macht die Leistung, Erinnerungen an Gelerntes zu übertragen, indem Moleküle übertragen werden, noch schwieriger, aber die zusätzliche Schwierigkeit schließt die Möglichkeit, diese Leistung zu vollbringen, nicht aus. Es könnte sich, wie Dr. Karl H. Pribram, der bedeutende Gehirnforscher der Stanford-Universität, bemerkte, erweisen, daß das Suchen nach dem Gedächtnis in der Physiologie des Gehirns sich als etwas Ähnliches herausstellt wie »die Feststellung des Unterschiedes zwischen Jazz und sinfonischer Musik durch Prüfung der Rillen einer Schallplatte auf ihre Schwingungsweite«. Aber die Schwingungsweiten einer Schallplattenaufzeichnung stellen tatsächlich die materielle Struktur dar, die im Kontakt mit der Nadel die Musik ergeben. Die Schwingungsweite der Rillen ist nicht die Musik selbst, aber sie sind in einem bestimmten Sinn ihre physikalische Manifestation, die diktiert, daß die elektrischen Impulse beim Abspielen der Platte nur die Musik ergeben, die in der Aufzeichnung der Schallplatte »gespeichert« ist.

Kaum jemand leugnet, daß tatsächlich physikalische Veränderungen in den Molekülen der Neuronen stattfinden; der wissenschaftliche Streit geht nur darum, was die Veränderungen bedeuten. Was sich auch als wahr herausstellen mag, die molekulare Grundlage des Gedächtnisses scheint gesichert. Und ebenso die Tatsache, daß durch chemische Manipulation der Lernvorgang beschleunigt oder verlangsamt und das Gedächtnis verbessert oder beeinträchtigt werden kann.

Verbesserte geistige Fähigkeiten sind somit eine der Verbesserungen, welche die neue Biologie verspricht. Dr. Rostand meinte, daß wir die Größe und damit das Fassungsvermögen des Gehirns durch Eingriffe am Embryo *in vitro* erhöhen könnten – man müßte einen Weg finden, die Zellen zu veranlassen, sich noch einmal mehr zu teilen, und schon hätte man die Größe des Gehirns verdoppelt. Ein aussichtsreicherer Vorschlag, der eher zu verwirklichen scheint und auch bei jenen angewendet werden könnte, die schon jenseits der Embryonalentwicklung stehen (und für die deshalb die Rostandsche Lösung nicht in Frage kommt), stammt von Dr. Francis Otto Schmitt vom Massachusetts Institute of Technology, einem der führenden Gehirnforscher der Welt. Ein unvermeidliches Mißgeschick des Menschen ist es, daß jenseits des Alters von etwa fünfunddreißig Jahren seine Gehirnzellen abzusterben beginnen, und zwar ungefähr 100 000 Zellen jeden Tag – und Gehirnzellen sind nicht, wie andere Zellen des Körpers, in der Lage, Ersatz für sich zu schaffen. Dieser Verlust macht im Jahre etwa 36,5 Millionen Neuronen aus. Selbst im Besitz von 10 Milliarden Neuronen ist dieser Verlust nicht ganz bedeutungslos und sicherlich ein wichtiger Grund dafür, daß mit fortschreitendem Alter die Schärfe des Denkens und das Gedächtnis nachlassen. Dr. Hydéns Untersuchungen ergaben auch, daß in den verbleibenden Neuronen der RNS-Gehalt sich auf einen gleichbleibenden Wert einstellt, nachdem er von der Kindheit bis etwa zum Alter von vierzig Jahren ständig zunahm. Wenn der Mensch sich seinen Sechzigerjahren nähert, verliert er nicht nur die erwähnten 100 000 Neuronen je Tag, sondern die verbleibenden Neuronen beginnen auch einen Teil der RNS zu verlieren. Die Ergänzung dieses RNS-Verlustes oder die Anregung der RNS-Produktion scheinen realisierbare Möglichkeiten zu sein. Darüber hinaus sagt aber Dr. Schmitt voraus, daß »chemotherapeutische Maßnahmen, wenn sie entdeckt sind, das massenweise Absterben von Neuronen verhindern und damit die volle geistige Leistungsfähigkeit des Menschen verlängern könnten«.
Wenn die Forscher und Ärzte ihre Forschungen auf dem Gebiet der Psychopharmakologie erweitern, werden wir zweifellos den Nutzen davon haben, daß das elektrochemische System unseres Verstandes zu besserem und leichterem Lernen und zu gründlicherem Behalten des Gelernten gebracht wird. Dies dürfte vor allem für kleinere und größere Kinder gelten, deren Verstandeskräfte noch leicht formbar sind und ohnehin lebenslange Denkschemata in diesen Jahren erwerben.
Es lassen sich sogar noch radikalere Veränderungen als die von Dr.

Schmitt erwähnten vorstellen. Wenn ein Mensch Französisch, Algebra oder sonst einen üblichen Stoff lernt, was bedeutet dann dieser Lernvorgang unter dem Gesichtspunkt der Veränderungen in seinem Gehirn? Es scheint zu bedeuten, daß die RNS-Moleküle in den Gehirnzellen dieses Menschen den Wissensstoff in ihrer Struktur festhalten, vielleicht auch, daß das verschlüsselte neue Wissen auf Proteinmoleküle übertragen wird. Dr. McConnells Versuche mit Planarien wurden erwähnt, bei denen diese Plattwürmer Wissen dadurch zu erwerben schienen, daß sie es in Form von RNS der ausgebildeten Artgenossen verzehrten. Ebenso wurden Dr. Jacobsons Versuche erwähnt, Wissen von Ratten auf Hamster zu übertragen, indem RNS übertragen wurde.

Lassen wir für den Augenblick außer acht, daß diese Versuche umstritten sind, und nehmen wir an, das Lernen durch Übertragung von RNS-Molekülen sei möglich. Angenommen ferner, wir könnten genau erfahren, welche chemische Struktur RNS-Moleküle besitzen müßten, damit in ihnen die Kenntnis der französischen Sprache kodifiziert enthalten ist. Könnten wir diese Moleküle eines Tages vielleicht künstlich herstellen? Aber selbst wenn wir eine solche RNS besäßen, bestünde natürlich noch das Problem, sie ins Gehirn, in die Zellen hineinzubringen. Einer der Gründe, warum Dr. Camerons Versuche mit RNS aus Hefe unbefriedigend verliefen, war die Tatsache, daß die RNS das Verdauungssystem passieren mußte, wo sie wahrscheinlich abgebaut wurde. Könnte man sie statt dessen direkt in den Blutstrom injizieren? Könnte man sie intakt in die Zellen hineinbringen? Solche Vorstellungen haben zu dem Konzept künstlicher nutzbringender Viren geführt. (Dies ist auch eine der möglichen künftigen Methoden, den Alterungsprozeß zu bekämpfen, die in Teil I besprochen wurden.)

Ein Virus ist nichts weiter als ein Kern von Nukleinsäuremolekülen, oft RNS, der mit einer Hülle aus Protein umgeben ist. Die RNS – falls es sich um ein RNS-Virus handelt – ist es, welche die kodifizierten Daten enthält, die einem Virus ermöglichen, eine Zelle zu »infizieren«. Die Art, in der ein Virus arbeitet, besteht darin, daß es seine Information mittels seiner RNS in die Zelle hineinbringt – zum Schaden dieser Zelle. Wenn wir jetzt eine RNS besäßen, die das Wissen »Französische Sprache« oder »Algebra« enthielte, und wir daraus ein künstliches Virus herstellen könnten, dann könnten wir dieses Virus in den Blutstrom injizieren. Außerdem müßten wir noch wissen, wie es möglich wäre, es durch die Blut/Gehirn-Schranke hindurchzubringen (sicherlich ein Wissen, über das wir verfügen können, ehe wir imstande sind, eine künstliche RNS mit einkodifiziertem Lernstoff herzustellen) – dann könnten wir die Gehirnzellen mit diesem Virus »infizieren« und wären in der Lage, Französisch oder Algebra oder sonst ein Wissen, dessen Code wir kennen, durch Injektion zu erlernen. Man kann sich Massenerziehung durch

Massenimpfung vorstellen oder die Verwendung der Methoden bakteriologischer Kriegführung für segensreiche Zwecke, indem man ganze Völker mit »guten« Viren beregnet[84]. Der Unterricht in vielen Fächern würde damit unnötig.

In Frankreich haben Dr. Alexandre Monnier und Dr. Paul Laget derartige Spekulationen noch etwas weitergeführt. Wenn wir diese Nukleinsäure-Codes kennen, warum sollten sie dann nicht schon gleich mit in das genetische Material eingebaut werden? Der Gedanke ist gar nicht so lächerlich. Man braucht z.B. nur an die Ameisen zu denken – in deren Gene ist ein ganzes Gesellschaftssystem eingebaut. Und ebenso die Vögel – sie wissen, wie ein Nest zu bauen ist, ohne daß sie es erlernen müssen. Man brauchte »nur« eine bestimmte Menge von Grundwissen, etwa die Fähigkeit, zu gehen, zu sprechen, zu schwimmen, zu rechnen, Klavier zu spielen, klassisches Griechisch zu lesen oder was sonst unentbehrlich erscheint, in den Kern der befruchteten Eizelle hineinzugeben, dann würde das neugeborene Kind all diese Fertigkeiten beherrschen, ohne sie erst erlernen zu müssen.

Wissenschaftler scheinen aber nie auf etwas Hoffnung machen zu können, ohne gleichzeitig warnend auf einen Nachteil hinzuweisen. In diesem Fall wiesen Monnier und Laget auf die Möglichkeit hin, daß »ererbtes Wissen oder sogar ein zu schnell und zu perfekt arbeitendes Gedächtnis jeglichen weiteren Fortschritt unserer Art verhindern könnte. Bei den Insekten scheint sich die Evolution entscheidend verlangsamt zu haben. Diese Tiere, die alles zu tun vermögen, scheinbar ohne etwas lernen zu müssen, haben sich in geologischen Zeiträumen kaum noch entwickelt.«

Der Sinn dieser Warnung ist deutlich: Wenn der Mensch versucht, seine Evolution in den Griff zu bekommen, könnte er sie zum Stillstand bringen.

Was uns unzufrieden mit der Leistung unseres Gehirns macht, ist die Tatsache, daß wir andere Menschen – unter ihnen solche, die uns nicht unbedingt geistig überlegen sind – einen weit besseren Gebrauch von ihrem Gehirn machen sehen. Im Fernsehen werden wir Zeuge eines Quizprogramms und erleben eine erstaunliche Leistung eines sonst in jeder Hinsicht ganz durchschnittlichen Menschen, dessen photographisches Gedächtnis ihm erlaubt, ein anscheinend riesiges Wissen zu speichern und beim Abfragen mühelos wieder hervorzuholen. Wir lesen von geistig zurückgebliebenen Kindern, den sogenannten »idiots savants«, die erstaunlichste Kopfrechnungen blitzschnell ausführen können. Und dann wundern wir uns, was mit uns, trotz unseres sicherlich

84 Die gleiche Methode könnte natürlich auch von einer feindlichen Nation – oder auch von der eigenen Regierung – zur Verbreitung von Propagandaviren mißbraucht werden.

höheren Intelligenzquotienten, nicht in Ordnung ist, da wir die gleiche Leistung nicht vollbringen.

Manchmal kann ein Mensch, der normalerweise solche Fähigkeiten nicht besitzt, sie für kurze Zeit erwerben, wenn er hypnotisiert wird, unter dem Einfluß bestimmter Substanzen steht und neuerdings auch der elektrischen Gehirnreizung unterworfen wird. Personen in tiefer Hypnose besitzen oft ein unglaubliches Erinnerungsvermögen, so daß gelegentlich etwas wörtlich wiederholt werden kann, was z.B. ein Elternteil während der Kindheit vorgelesen hat[85]. Abgesehen von diesem ungewöhnlichen Zugang zum Gedächtnis haben Menschen unter dem Einfluß der Hypnose eine ungewöhnliche Beherrschung ihres Körpers gezeigt: Sie konnten auf ihrer Haut echte Brandblasen produzieren, ohne mit etwas Heißem in Berührung gekommen zu sein, sie konnten Warzen von ihrer Haut verschwinden lassen, Schmerzempfindungen nicht aufkommen lassen und Kraftakte und sonstige Muskelleistungen vollbringen, die im Wachzustand ihre Fähigkeiten bei weitem überschritten hätten.

Das Wachrufen von Erinnerungen mittels elektrischer Stimulation des Gehirns ist in einer Hinsicht sehr ähnlich dem Sicherinnern in der Hypnose. In beiden Fällen erwacht die Erinnerung durch die Einwirkung eines Experimentators. Aber bei der elektrischen Gehirnstimulation muß der Experimentator wissen, *wo* er das Gehirn reizen muß, ehe er sicher sein kann, die Erinnerung hervorzulocken, die er haben will. Bei der Hypnose hat der Experimentator keine Ahnung, wo irgendwelche Erinnerungen gespeichert sind; er nimmt nur die suggestive Beeinflussung vor, und *das Gehirn erledigt alles übrige selbst.*

Welche biochemischen Rätsel diese erstaunlichen Kräfte beherrschen, wie das Bewußtsein über die Nerven und Drüsen und Organe und Muskeln das Unterbewußtsein erreicht, diese Gebiete der Forschung – einst als Okkultismus angesehen – sind jetzt von großem und neuem Interesse für die Wissenschaft. Dabei besteht eine schwache Hoffnung, diese Möglichkeiten, die jetzt nur sporadisch und von bestimmten Bedingungen abhängig sind, als zuverlässigen Dauerzustand zu erhalten und den jetzt noch notwendigen fremden Experimentator durch unser eigenes Bewußtsein zu ersetzen. Über welche Geistesgaben könnten wir verfügen, wenn wir in der Lage wären, uns an praktisch alles Erinnerungswürdige zu erinnern, und wenn uns ferner diese wichtigen Erinnerungen bei Bedarf sofort und mühelos zur Verfügung stehen würden! Wenn

85 Das bedeutet jedoch nicht, daß alle Eindrücke während des ganzen Lebens lückenlos im Gedächtnis haften. Dr. Heinz von Foerster von der Universität von Illinois zum Beispiel weist diese Vorstellung zurück. »Wenn die Menschen alles im Gedächtnis behalten würden, was sie je vor Augen bekommen haben«, meint er, »könnten sie sich an überhaupt nichts mehr erinnern.«

wir doch in der Lage wären, viele unserer Wünsche, Empfindungen und körperlichen Fähigkeiten mittels bewußter Befehle über das Unterbewußtsein (als was sich das auch immer erweisen mag) an jene Organe des Körpers weiterzugeben, zu denen noch niemand – ausgenommen vielleicht jene, die sehr gut die Techniken des Joga beherrschen – direkten Zugang hat!

Niemand weiß wirklich, wie groß die Fähigkeiten des bis zu seiner Grenze genutzten menschlichen Gehirns sein können. Aber diese Grenze, gleichgültig, wo sie liegt, könnte bald dadurch überwunden werden, daß das menschliche Gehirn mit einem Computer zusammengeschaltet wird. Wenn von dieser Gehirn-Computer-Verbindung die Rede ist, läuft es gewöhnlich darauf hinaus, daß der Computer das Gehirn oder ein Dutzend Gehirne oder noch mehr beherrscht. Es gibt jedoch keinen Grund, warum es nicht genau umgekehrt sein sollte, so daß der Computer als ein großer Speicher voller leicht zugänglicher Informationen dem menschlichen Gehirn zur Verfügung steht (»Intellektronik« nennt Dr. Simon Ramo dieses neue Forschungsgebiet). »Ein Mensch könnte sich mit einem Computer zusammenschalten lassen, der programmiert worden ist, die Malerei im Stil Cézannes zu lehren«, meint Dr. Kurt von Meier von der Universität von Kalifornien in Los Angeles, »oder mit einem Computer, der ihn lehren könnte, Musik wie Mozart zu schreiben. Es müßte möglich sein, jede Fertigkeit oder sogar jede Kunst in dieser Weise zu erlernen.«

Dabei muß es nicht bleiben. Manche der gleichen Versuche, die zeigten, wie die Erinnerungen eines Menschen wachgerufen werden können, zeigten auch, daß ein Mensch dazu gebracht werden kann, sich an Dinge zu erinnern, die er gar nicht erlebt hat. Ein Hypnotiseur zum Beispiel kann einem Menschen durch Suggestion eine völlig gefälschte Erinnerung eingeben, und wenn der Hypnotisierte erwacht, glaubt er felsenfest, der Vorfall habe sich wirklich zugetragen.

Nun haben wir die Möglichkeit in Erwägung gezogen, Wissen durch Injektion zu erwerben und wie künftige künstliche Viren uns statt der Grippe die Kenntnis des Französischen oder der Algebra verschaffen könnten. All dies beruhte auf der Annahme, daß die Einzelheiten des zu erlernenden Wissens in die chemischen kodifizierten Strukturen der Moleküle im Innern der Gehirnzellen eingebaut werden. Diese molekularen Veränderungen werden jedoch ursprünglich von elektrischen Impulsen bewirkt. Das Wissen scheint, soviel bekannt ist, elektrisch erworben zu werden, jedoch chemisch gespeichert. So scheint es denkbar, das Wissen auf elektrischem Wege zu vermitteln, wenn wir nur den Mechanismus kennen[86].

86 Die Kontrolle des Gehirns von der Außenseite mittels elektrischer Einwirkung ist eine recht verbreitete Romanidee. Es gibt aber keinen Grund, warum nicht die eigenen

Arthur C. Clarke ist überzeugt, daß der berühmte »mechanische Lehrer« der Science-fiction – die Maschine, die »dem Gehirn in wenigen Minuten die Kenntnisse und Erfahrungen einverleiben könnte, für die man sonst ein ganzes Leben brauchen würde« – nicht unbedingt immer nur ein Romanthema bleiben muß. Er ist der Ansicht, dem Gehirn könnten Informationen ungefähr so zugeführt werden wie Töne und Geräusche einem Tonbandgerät, das sie aufzeichnet und dann zum beliebigen Abruf bereithält.

Wenn richtige Informationen in dieser Weise aufgezeichnet und gespeichert werden können, warum dann nicht auch falsche Informationen? Und wenn Informationen wie auf einem Magnetband festgehalten werden können, sollten sie dann nicht auch ebenso wie die Aufzeichnungen auf einem solchen Band wieder gelöscht werden können? (Das Löschen – was vielleicht auf chemischem Wege geschehen müßte – könnte sich als beträchtlich schwieriger herausstellen.) Alles Wissen, das nicht mehr gebraucht wird, jede Erinnerung an ein Erlebnis, das ein Mensch lieber vergessen möchte, könnte ausgelöscht werden, als habe es nie bestanden. Außerdem könnten beliebige künstliche Erinnerungen erzeugt werden. Ein Mensch könnte seine eigene Lebensgeschichte, soweit sie in seinen Erinnerungen existiert, nach Belieben umgestalten – oder andere könnten dies an seiner Stelle (und vielleicht ohne sein Wissen) für ihn tun –, eine Art Gehirnwäsche und vergleichbar mit der nachträglichen Umgestaltung der Geschichte eines Volkes, wie sie oft unter totalitären Regierungen vorgekommen ist. Wenn es solche Möglichkeiten gibt und wenn von ihnen Gebrauch gemacht wird, wer könnte dann noch sicher sein, daß seine Erinnerungen und Erfahrungen echt und nicht künstlich in sein Gehirn eingespeist sind? Wenn Menschen, die schon völlig gefügig gemacht worden sind, dazu programmiert werden könnten, sich zu einer bestimmten Stunde des Tages anzuschließen oder einen Empfänger auf eine bestimmte Wellenlänge einzustellen oder was sonst dem jeweiligen Stand der Technik entspricht, dann könnten Diktatoren, die über ein paar Nachrichtensatelliten verfügen, Gedanken, Stimmungen, Gefühle, Erlebnisse und Erfahrungen, selbst Persönlichkeiten in ganze Völker eingeben. In einer neuen Zeit könnte die Frage nach der Identität erschreckende Dimensionen annehmen.

Die Umgehung unserer Sinnesorgane mittels der Elektronik wird von den Forschern bereits untersucht. Wir sehen und hören nicht mit unseren Augen und Ohren, sondern mit den Seh- und Hörzentren unseres Gehirns, auf die Signale einwirken, die von den Augen und

elektrischen Ströme des Gehirns – besonders wenn ein brauchbarer Verstärker dafür erfunden wird und eine Möglichkeit besteht, ihn mit dem Gehirn zusammenzuschalten – dazu verwendet werden könnten, die Umwelt vom Gehirn her zu steuern. Eine fabelhafte Aussicht für alle, die vermeidbare Bewegungen scheuen.

Ohren aufgenommen und dann weitergeleitet werden. Wenn Apparate erfunden werden könnten – und einige noch primitive Apparate dieser Art gibt es schon –, welche die Außenwelt absuchen und die gleiche Art von Signalen an unser Gehirn weitergeben könnten, dann würden wir ohne Augen und Ohren zu sehen und zu hören vermögen. Durch Umgehung der Sinnesorgane müßte es auch möglich sein, Empfindungen und Erlebnisse zu erlangen, die weit jenseits der durch die Beschaffenheit unserer natürlichen Sinnesorgane gezogenen Grenzen liegen, und uns Bereiche zu erschließen, die uns zur Zeit ebenso unvorstellbar erscheinen wie dem Maulwurf die Farben.

Gesichts- und Gehörseindrücke, Gerüche und andere Empfindungen sind künstlich durch elektrische Gehirnreizung, chemische Substanzen und Hypnose erzeugt worden, ohne daß etwas »Wirkliches« zu sehen, zu hören oder zu riechen war.

»Künstliche Erlebnisse wären, wenn sie zusammengestellt, auf einem Band gespeichert und dann auf elektrischem Wege oder auf andere Weise in das Gehirn eingespeist würden«, sagt Arthur Clarke in »Profiles of the Future«, »eine Form stellvertretenden Erlebens, viel lebhafter beeindruckend (da alle Sinne angesprochen werden) als alles, was ganz Hollywood zusammengenommen hervorbringen könnte. Sie wären das Nonplusultra der Unterhaltung – künstliche Erlebnisse, die realer erscheinen als die Realität selbst.« Wenn ein Mann alle Einzelheiten eines Liebesabenteuers mit einer schönen Frau auf diese Weise genießen und sich später daran so lebhaft erinnern könnte, als habe es sich tatsächlich abgespielt, würde er dann nicht diese Form des Erlebnisses der mühevollen, anstrengenden und kostspieligen Werbung um eine wirkliche Frau in Fleisch und Blut vorziehen[87]? Würde er nach Ägypten reisen, um die Pyramiden zu sehen, wenn er sie sehen, fühlen und selbst den Geruch der Steine wie die volle Wirklichkeit zu Hause erleben könnte? »Dabei ergibt sich die Frage«, schreibt Clarke, »ob nicht die meisten Menschen auf ein waches Leben völlig verzichten würden, wenn Traumfabriken jeden Wunsch zum Preis von einigen Pfennigen für etwas Strom erfüllen könnten.« Wenn die Menschen einer technisch hochentwickelten Zivilisation je solchen Versuchungen nachgäben, könnten sie leicht einem relativ barbarischen Volk zum Opfer fallen, dessen Menschen Erlebnissen in der natürlichen Form den Vorzug geben – oder einem Volk, das seine technischen Möglichkeiten aggressiver und weniger verweichlicht nutzt?

Clarke führt seine Betrachtungen noch weiter. Da das Gehirn der Schlüssel zum Erleben ist, würde es, solange das Gehirn übrigbleibt, keine

87 Arthur Clarke schrieb selbst eine Kurzgeschichte mit dem Titel »Patent Pending«, in der das angemeldete Patent einen kleinen Apparat betrifft, der sexuelle Erlebnisse in allen Einzelheiten aufzeichnet und sie jederzeit zu reproduzieren erlaubt.

Rolle spielen, wieviel vom Körper durch künstliche Sensoren ersetzt würde – selbst wenn diese künstlichen Wahrnehmungsorgane schließlich den Körper ganz ersetzten und nur noch einem gut aufbewahrten und geschützten, die Wahrnehmungen verarbeitenden Gehirn dienten. Maßgebliche Wissenschaftler sind der gleichen Ansicht wie Clarke. So sprach zum Beispiel Dr. James Bonner, ein bedeutender Biologe des California Institute of Technology, auf einer Vortragsveranstaltung im Jahre 1965 über die Möglichkeit, das Leben des Gehirns zu verlängern und sein Fassungsvermögen durch seine Vergrößerung zu steigern. Wenn dabei die Gehirne zu groß würden, um herumgetragen zu werden, warum sollten dann nicht – meinte Bonner – diese Gehirne an Ort und Stelle bleiben und ihre Sinnesorgane in die Welt hinausschikken? »Wir könnten neue Sinnesorgane für den Empfang und das Aussenden von Zentimeterwellen entwickeln. Dies wäre sehr praktisch für die Verbindung über eine größere Entfernung.« Diese Art des Lebens und Wahrnehmens eines körperlosen Gehirns wurde von Curt Siodmak in seinem Roman »Donovan's Brain« behandelt. Könnte einem bei dem Gedanken an eine Existenz dieser Art nicht schaudern? Dr. J. D. Bernal schrieb einmal, daß zwar solch ein körperloses Gehirn »rein geistigen Charakters und von den gewohnten Genußmöglichkeiten des Körpers ausgeschlossen« sei, daß aber eine solche Existenz immer noch »der völligen Auslöschung vorzuziehen« sein könnte. Arthur Clarke meint, dies werde sogar mit Sicherheit der Fall sein. Möglicherweise wäre es sogar in der Art, wie wir jetzt leben und erleben, vorzuziehen. »Wenn man glaubt«, schreibt Clarke, »ein unbewegliches Gehirn führe ein sehr langweiliges Leben, dann hat man noch nicht völlig verstanden, was über die Sinne gesagt worden ist.«

Clarkes Überlegungen werden durch eine überaus interessante Untersuchung von Dr. John Money an der Johns-Hopkins-Universität bestätigt, die dem Sexualleben von Querschnittsgelähmten galt. Einem männlichen Querschnittsgelähmten, der vor seinem Unfall oder seiner Erkrankung an normale sexuelle Beziehungen gewöhnt war, sind die bisherigen Abläufe des sexuellen Verhaltens nicht mehr möglich, weil infolge der Eigenart des Zustands das benötigte Zentrum im Gehirn nicht mehr mit dem Erektionszentrum im Rückenmark in Verbindung steht. (Dieses Zentrum wird normalerweise vom Gehirn aktiviert, und dies führt zu dem physiologsichen Vorgang der Erektion.) In solchen Fällen sind zwei Arten von Vorgängen unabhängig voneinander möglich: Der Patient kann durch örtliche Reizung wie etwa manuelle Stimulation des Penis das Zentrum im Rückenmark aktivieren, so daß eine Erektion eintritt – aber selbst wenn er diesen Zustand sieht und er ihm auf eine abstrakte Weise bewußt wird, hat er keine Empfindung dadurch, und er wird ihm nicht praktisch bewußt; subjektiv ist der Vorgang bedeutungslos, da er *nicht wirklich erlebt* wird. Der Patient kann aber auch durch seine Phantasie oder Träume, die allein im Gehirn stattfinden, sämtliche sexuellen Empfindungen von der Erektion bis zur Ejakulation haben, wenn in Wirklichkeit in seiner unteren Körperhälfte nichts geschieht. Die sexuellen Vorgänge spielen sich dabei allein im Gehirn ab.

Dr. Wooldridge hat Versuche erdacht, bei denen ein menschliches Gehirn für sich allein am Leben erhalten wird, etwa so, wie Dr. White ein Affengehirn in Cleveland am Leben erhielt. Das menschliche Gehirn würde ernährt und auf elektrochemischem Wege »bei Bewußtsein« erhalten werden, und Wooldridge stellt sich weiter vor, daß es mittels elektronischer Geräte mit Wahrnehmungen versorgt werden könnte, etwa in der Art, daß die elektronischen Signale eines Fernsehbildes an den Sehnerv herangeführt werden. Außerdem könnte eine Art Sprechmechanismus, auch dies ein elektronisches Gerät, angeschlossen werden. »Hier wäre wohl ein Wort der Beruhigung angebracht«, gibt er zu, »da diese theoretisch entwickelte Versuchsidee grausam erscheinen könnte. Das körperlose Gehirn braucht uns nicht unbedingt leid zu tun. Wir würden gewiß seine Existenzbedingungen so gestalten, daß es weder Schmerz noch Unbehagen empfindet. Außerdem wissen wir aus unserer Arbeit mit den entsprechenden Zentren des Gehirns, daß wir auch seine Gefühlslage beeinflussen können, so daß es sich ständig frei von Kümmernissen, ausgeglichen und glücklich, sogar ekstatisch fühlen kann, wenn wir einfach für die dazu nötige Art von elektrischen Strömen in den richtigen Stellen des Hirnstamms sorgen. »Wenn solche Versuche jemals Wirklichkeit werden sollten«, sagt er voraus, »dann dürfte es sogar schwierig werden, zwischen den Freiwilligen für die Entkörperung des Gehirns auszuwählen, weil sich vielleicht zu viele darum bewerben, einen glücklicheren Seinszustand zu erreichen, als er ihnen auf gewöhnliche Weise zugänglich wäre.«

Ein Gehirn, das mit Drähten oder drahtlos mit geeigneten Organen verbunden ist, könnte an jedem denkbaren Erlebnis, wirklich oder imaginär, teilhaben. Wenn man etwas berührt, macht man sich auch nicht klar, daß die Tastempfindung nicht in den Fingerspitzen entsteht, sondern etwa einen Meter entfernt im Gehirn. Ein Unterschied träte auch nicht in Erscheinung, wenn die Entfernung statt ein Meter tausend Kilometer betragen würde, denn Funksignale legen eine solche Strecke viel schneller zurück, als die Nervenimpulse durch den Arm wandern.

»Man kann sich durchaus schon eine Zeit vorstellen«, schreibt Clarke, »in der Menschen, die noch ihre organischen Körper bewohnen, von denen bedauert werden, die bereits in eine unendlich reichere Existenzform übergegangen sind und in dieser die Fähigkeit besitzen, ihr Bewußtsein, ihre Aufmerksamkeit augenblicklich auf jede Stelle des Landes, des Meeres oder des Himmels zu richten, wo sich ein geeignetes Empfindungsorgan aufhält.«

Um seine Relativitätstheorie entwickeln und erklären zu können, benutzte Einstein ausgiebig das, was er »Gedankenexperimente« nannte. Es handelt sich um Experimente, die in Wirklichkeit möglich oder auch unmöglich wären, sich aber auf jeden Fall leicht in seiner Phantasie ausführen ließen. Um zum Beispiel seine Vorstellungen über den Charakter der Schwerkraft zu klären, fand er es zweckmäßig, sich Szenen wie die vorzustellen, daß ein Mann in einem Fahrstuhl durch den Weltraum fährt, ohne zu wissen, ob es aufwärts oder abwärts geht.

Diese Methode der Gedankenexperimente ist neuerdings von Dr. Wooldridge verwendet worden, um Klarheit über die Entdeckungen der letzten Zeit auf dem Gebiet der Elektrochemie des Gehirns, der Molekularbiologie der Genetik und der Beziehungen zwischen Computern und Menschen zu gewinnen. Zwei dieser Gedankenversuche – Teilung von Gehirnen und Wiederzusammensetzen und Ausstattung eines isolierten menschlichen Gehirns mit der Fähigkeit der Sprache – wurden schon beschrieben. Seine streng logischen gedanklichen Weiterentwicklungen, wohin solche Experimente führen könnten, werfen ein deutliches Licht auf manche der schwierigen Fragen, die mit der Identität der Person, den Fragen von Tod oder Leben und der Seele zusammenhängen. In seinem Buch »Mechanical Man: The Physical Basis of Intelligent Life«, aus dem die beiden schon gebrachten Beispiele stammen, stellt er sich einen Versuch vor, der an einem normalen Erwachsenen ausgeführt wird und

> aus den folgenden Schritten besteht: (1) Mit geeigneter Narkose verbinden wir die für solche Zwecke in Frage kommenden Apparate mit dem Gehirn der Versuchsperson und stellen eine bleibende Aufzeichnung des vollständigen Inhalts seines Gedächtnisses her (natürlich einschließlich körperlicher und geistiger Gewohnheiten). (2) Wir übertragen diese Aufzeichnung auf das Neuronenmaterial eines frischen, in der Fabrik hergestellten menschlichen Gehirns. (3) Wir ersetzen das natürliche Gehirn der Versuchsperson mit dem neu in der Fabrik hergestellten künstlichen Gehirn und schließen alle abgehenden und ankommenden Nerven an. (4) Wir lassen die Versuchsperson aus der Narkose erwachen. Die entscheidende Frage lautet nun: »Was oder vielmehr wer ist das Ergebnis dieser Maßnahme?«
>
> Allem Anschein nach ist die Versuchsperson durch die Operation nicht verändert worden. Ihre Erinnerungen, Gewohnheiten, Gedankenabläufe, ihr Wissen, ihre Sorgen, Ängste und Hoffnungen sind genau dieselben wie zuvor. Diese werden alle von der Struktur und der Chemie des Gehirnmaterials bestimmt, all dessen Einzelheiten

durch das angenommene Kopierverfahren getreulich in dem künstlichen Gehirn gespeichert worden sind. Es stimmt zwar, das Material, aus dem jetzt sein Gehirn besteht, ist völlig neu, und unser herkömmliches Denken läßt uns deshalb fast automatisch annehmen, daß das frühere Individuum nicht mehr existiere. Aber trifft das wirklich zu? Schließlich werden auch die Moleküle eines normalen, natürlichen Gehirns durch Stoffwechselvorgänge ständig ersetzt; kaum ein Material ist für mehr als ein paar Wochen bei uns verblieben. Und doch nehmen wir nicht an, daß wir dadurch neue Individuen würden. Die Logik ebenso wie die These der maschinenähnlichen Art des Menschen[88] würden uns zwingen, die gleiche Ansicht in bezug auf dieses Gedankenexperiment zu vertreten – nämlich den Schluß zu ziehen, daß die Persönlichkeit der Versuchsperson nicht nur unverändert *scheint*, sondern unverändert *ist*, obwohl das Material seines Gehirns vollständig ausgetauscht wurde.

Nun Wooldridges Gedankenversuch über eine Reise im Weltraum:

Die relativ kurze Lebensspanne des Astronauten ist ein offensichtliches Problem. Die Lösung könnte im Rahmen unserer Gedankengänge die folgende sein: Der gesamte Inhalt des Gehirns eines Astronauten wird aufgezeichnet und ebenso wie seine genetischen DNS-Instruktionen auf ein dauerhaftes und langlebiges Speichermaterial übertragen. Man sorgt dafür, daß in einem Raumschiff der Zukunft, wenn dies einmal erforderlich geworden ist, ein Mechanismus automatisch geeignete inaktive chemische Substanzen kombiniert und sie im Rahmen der aufgezeichneten genetischen Instruktionen den Behandlungen unterwirft, die weiter oben im Zusammenhang mit der Menschenfabrikation beschrieben wurden. Dann wird mit einem ebenfalls automatischen Verfahren auf das aufnahmebereite Material des Gehirns dieses neuentstandenen Menschen der ganze aufgezeichnete Inhalt des Gehirns des Astronauten übertragen. Schließlich wird dafür gesorgt, daß der fertige neue Mensch rechtzeitig erwacht, um die Bewohner des besuchten Planeten zu begrüßen. Wenn sich dies auch wie die Phantasien eines Zukunftsromans lesen mag, so stellen doch die einzelnen Schritte dieser Gedankenexperimente wieder einmal eine der absonderlichsten Entwicklungen aus der Idee von der maschinenähnlichen Art des Menschen dar. Denn wenn auch Tausende von Jahren zwischen der Aufzeichnung der konstruktiven Einzelheiten der Astronauten und seiner Neuerschaffung vergehen sollten, so müßten wir doch annehmen, daß es ebenso zutreffend wäre, die beiden Organismen das gleiche Individuum zu nennen, wie jeder von uns behaupten könnte, er sei heute derselbe Mensch wie gestern.

88 Die maschinenähnliche Art des Menschen ist das Hauptthema von Wooldridges Buch, und selbstverständlich kann man über die Berechtigung dieser Hypothese streiten.

Mittels ähnlicher Gedankenversuche macht Wooldridge klar, daß diese Möglichkeiten keine wirklichen Zweifel über Fragen von Tod und Leben, der Identität oder der menschlichen Seele aufkommen lassen. Da er glaubt, daß »das Bewußtsein nur ein vorübergehender Besitz des augenblicklichen Zustands der Organisation und der elektrochemischen Aktivität der Materie« ist, definiert er einfach das Bwußtsein als die Identität des Individuums. (Es folgt daraus, daß die Übertragung des Bewußtseins einer *neuen* Identität auf das biologische Material einer schon existierenden Person dieses Individuum zu einer neuen Person machen würde. Das Bewußtsein ist das, worauf es ankommt.) Wenn dieses Bewußtsein vorhanden ist, lebt das Individuum; wenn es nicht existiert, ist das Individuum tot. Im Fall des hypothetischen Astronauten könnte gesagt werden, daß er Tausende von Jahren lang während seines Fluges durch das Weltall tot war und daß er ins Leben zurückgebracht wurde, als das Bewußtsein wiedererwachte. Wahrscheinlich müßte man über die Zeit, in der die Informationen für seine Wiederbelebung sicher gespeichert waren, richtiger sagen, daß er sich in einem Zustand suspendierter möglicher Belebung befand. Nur dann, wenn diese Informationen für immer vernichtet gewesen wären, hätte man sagen können, er sei wirklich tot gewesen.
Und wo war unterdessen die Seele? Für Wooldridge wäre das wie die Frage: »Wo geht das Licht hin, wenn es ausgeht?« Ebenso, wie das Licht eine Erscheinung ist, die so lange besteht, wie elektrischer Strom durch eine bestimmte dünne Art von Draht fließt, und nicht mehr besteht, wenn kein Strom fließt, so hört die Seele – oder das Leben oder die Identität – zu existieren auf, wenn das Bewußtsein aufhört. Auf diese Weise sind Leben, Seele, Identität ein und dasselbe und das gleiche wie das vorübergehende Bewußtsein, und alle Begriffsprobleme sind gelöst, wenn man sich Wooldridges Grundthese zu eigen machen kann. Es ist nicht leicht, sie endgültig zurückzuweisen.

Während das menschliche Gehirn damit beschäftigt ist, sich zu einem noch wunderbareren Instrument zu entwickeln (obwohl sicher nur wenige von uns Arthur Clarkes Begeisterung über diese Möglichkeiten teilen können), was tut unterdessen die Konkurrenz?
Konkurrenz?
Allerdings. Damit sind die Computer selbst gemeint, die wir gern Elektronengehirne zu nennen belieben – eine Neigung, die von manchen bedauert wird. Wenn diese künstlichen Gehirne weit genug entwickelt sind, warum sollten sie dann noch weiter für uns arbeiten? Warum sollten sie sich nicht selbständig machen?
Wissenschaftler und Ingenieure, die an der Verbesserung der Computer arbeiten, vor allem diejenigen, die für die Konzerne tätig sind, die Com-

puter herstellen, werden niemals müde, die Grenzen aufzuzeigen, die diesen Erzeugnissen gesetzt sind. Gewiß, hört man dann, Computer vollbringen unglaubliche Leistungen. Doch können sie nur das tun, was der Mensch in sie einprogrammiert. Zu selbständigem Denken sind sie nicht fähig und werden sie nicht fähig sein, versichert man uns ständig. Wörter wie »Gedächtnis« und »Lernen«, auf Computer angewendet, seien unangebrachte Analogien, und solche für menschliches Tun geprägten Begriffe sollten auf dem Gebiet der Computertechnik beseitigt werden. Was Computer vollbringen, ist eine rein mechanische und keine schöpferische Tätigkeit. Und so weiter.

Aber all diese negativen Prophezeiungen über künftige Fähigkeiten von Computern sind voreilig. Das Zeitalter der Computer hat kaum begonnen, und ihre Fähigkeiten haben schon die anfänglichen Erwartungen bei weitem übertroffen. Warum dann diese Eile, Grenzen dieser Fähigkeiten zu nennen, wenn diese Grenzen noch gar nicht bekannt sein können? Viele Computerforscher, vor allem die im akademischen Bereich, die weder Computer herstellen noch verkaufen, sondern sie nur benutzen und konstruieren und erproben, glauben, daß alle Urteile über diese Fragen hintangestellt werden sollten. Dr. Wooldridge ist einer von denen, die nicht einzusehen vermögen, warum hochentwickelte Computer nicht zu richtigem Lernen durch Erfahrung imstande sein sollten und ebenso zu unabhängigem Denken. Man wird sie einmal ganz zutreffend als elektronische Gehirne bezeichnen können. Solche Computer können aus immer raffinierteren und immer weiter miniaturisierten Elementen aufgebaut sein. Eines Tages wird man sie vielleicht sogar aus organischer Substanz herstellen. Dr. Kenneth Boulding meinte, *in vitro* am Leben erhaltene Gehirnzellen könnten ein hervorragendes Material für die Computer der Zukunft sein. Noch leistungsfähiger wäre organisches Material, das synthetisch im Laboratorium hergestellt wird[89]. Gleichgültig, woraus künftige Computer hergestellt sein mögen, sie könnten sehr wohl das besitzen, was Dr. Bernice Wenzel von der Universität von Kalifornien in Los Angeles die »extraorganismische Intelligenz« nennt. »Alles, was Computer *jetzt* tun können, ist das, was in sie hineingegeben worden ist«, gibt Dr. Wenzel ohne weiteres zu. »Aber angesichts der gegenwärtigen Schnelligkeit, mit der Forschungsergebnisse auf dem Gebiet der Computertechnik und der Intelligenzforschung, der Physiologie und der anderen einschlägigen Wissenschaften erzielt werden, kann ich nicht glauben, es sei unmöglich, dieses ›Ding‹ zu schaffen – diesen Klumpen künstlicher Intelligenz, diesen Computer, der überhaupt nicht mehr programmiert werden muß... Es wird einmal soweit sein,

89 »Es dürfte nur noch wenige Wissenschaftler geben«, schrieb Dr. Pierre Auger im »Bulletin of the Atomic Scientist«, »welche die Behauptung glauben würden, es sei dem Menschen unmöglich, die Synthese lebender Organismen zu erreichen.«

daß die Menschen nicht mehr zu unterscheiden vermögen, ob das ›Ding‹, mit dem sie Gedanken austauschen, eine künstliche Denkmaschine oder ein Mitmensch ist.« Wenn das erreicht ist, wie soll man dann zwischen einem künstlichen Gehirn und einem »echten« Gehirn differenzieren? Wird eine solche unabhängige Intelligenz dann als juristische Person betrachtet werden? Sollte sie als »Persönlichkeit« gelten? Besitzt sie Rechte?

Es käme nicht allein darauf an, was wir darüber meinen, sondern auch darauf, was *sie* denken. Wenn es uns nicht belieben sollte, ihnen ihre Rechte zu gewähren, dann könnte es sein, daß sie sich diese Rechte einfach nehmen. »Es besteht kaum ein Zweifel«, schreibt Richard R. Landers in »Man's Place in the Dybosphere«, »daß die Maschinen als eine Gruppe den Menschen als eine Gruppe und schließlich einzelne Maschinen einzelne Menschen beherrschen werden.«

Er erläutert dann: »Mit beherrschen meine ich kontrollieren, regulieren, zügeln, beeinflussen, durchsetzen, lenken, leiten, vorschreiben usw. infolge der Überlegenheit in allen Aspekten von Aufgaben, die Führungseigenschaften verlangen.«

> Wenn wir einmal Programme mit einer echten Möglichkeit der Selbstverbesserung entwickelt haben werden [schreibt Dr. Marvin L. Minsky vom Massachusetts Institute of Technology im »Scientific American«], wird ein schneller Evolutionsprozeß einsetzen. Wenn die Maschine sich selbst und ihr Modell verbessert, werden wir alle die Phänomene beobachten können, die mit den Begriffen »Bewußtsein«, »Intuition« und »Intelligenz« verbunden sind. Es läßt sich schwer sagen, wie nahe wir dieser Schwelle sind, aber sobald sie einmal überschritten ist, wird die Welt nicht mehr die gleiche sein.
>
> Ich glaube, es ist durchaus vernünftig, von unseren Beispielen nicht überzeugt zu sein und skeptisch darüber, ob Maschinen jemals intelligent sein werden. Es ist jedoch unvernünftig, zu glauben, Maschinen könnten *fast* so intelligent werden, wie wir es sind, und dann aufhören, oder anzunehmen, wir würden immer in der Lage sein, es hinsichtlich Witz und Weisheit mit ihnen aufzunehmen. Ob wir eine gewisse Kontrolle über die Maschinen behalten könnten, angenommen, wir wünschten dies, oder ob wir es nicht könnten, auf jeden Fall würde sich der Charakter unseres Tuns und Strebens völlig ändern durch die Anwesenheit intellektuell überlegener Existenz auf unserer Erde[90].

90 In Stanley Kubricks Film »2001« gewinnt ein Computer an Bord eines Raumschiffs, das sich auf dem Weg zum Jupiter befindet, die Oberhand über alle Astronauten bis auf einen, der sich dadurch rettet, daß er den Computer lahmlegt.
In einem kurzen Science-fiction-Roman mit dem Titel »Die Geschichte des großen Computers: Eine Vision« läßt ein bekannter schwedischer Physiker, der unter dem

Beim Umgang mit Computern (wie auch mit so vielen der neuen unheimlich wirkungsvollen Werkzeuge, Waffen und Methoden) befindet sich der Mensch ungefähr in der gleichen Lage wie jene japanischen Gastronomen, die nicht davon lassen können, ihren Gästen den Fugu-Fisch anzubieten. Dieser Fisch sondert ein tödliches Gift ab, gegen das kein Gegengift bekannt ist. Sein Fleisch wird aber für so hervorragend schmackhaft gehalten, daß japanische Liebhaber dieser Delikatesse bereit sind, hohe Preise dafür zu zahlen und die Gefahr in Kauf zu nehmen. Das Risiko wird etwas durch die Tatsache gemindert, daß in Japan nur Spezialköche, die darin ausgebildet sind, die giftigen Teile und die nicht giftigen auseinanderzuhalten und die Gerichte giftfrei herzustellen, diesen Fisch zubereiten dürfen. Aber natürlich sind Fehler dabei nicht absolut auszuschließen. Trotz aller Vorsichtsmaßnahmen sterben jährlich einige hundert Japaner an Fugu-Vergiftung.

Vielleicht sollten wir uns das zur Lehre dienen lassen. Wenn wir das Vergnügen haben wollen, müssen wir auch Gefahren in Kauf nehmen. Aber achten wir doch wenigstens darauf, daß die Köche wissen, was sie tun.

Alle »Erfahrung«, überhaupt alles, was im Universum existiert, verdankt seine Eigenschaften der Art, in der sein Informationsgehalt organisiert ist. Bei dieser Feststellung handelt es sich um eine der tiefsten und wesentlichsten Einsichten, welche die moderne Wissenschaft erlangte. Ein Kohlenstoffatom ist ein Kohlenstoffatom infolge der bestimmten Anordnung seiner Bestandteile. Nimmt man die gleichen Bestandteile und ordnet sie in einer anderen Weise, dann kann man alles mögliche erhalten, aber mit Sicherheit nicht wieder ein Kohlenstoffatom. Die ganze Computerrevolution und die sich daraus ergebenden großen Fortschritte in der Automation entstammen direkt der Entwicklung der Informationstheorie. Wie uns aus vorangehenden Kapiteln klar wurde, lehrt uns jetzt die Molekularbiologie, daß die Vererbung und alle Lebensprozesse von biochemischen Informationen diktiert werden, die im Zellkern gespeichert sind. Ändert man die Informationen, die Organisation der Atome in DNS-Molekülen, dann resultieren daraus andere Kombinationen von Eigenschaften, vielleicht sogar eine andere Art von Lebewesen. Wenn die Methoden der Manipulation verfeinert werden, mit denen die biochemischen Informationen geändert werden, die unsere Körper und Gehirne beherrschen, werden sich auch die Kontrollmöglichkeiten über unsere Körper und Gehirne verfeinern.

Pseudonym Olof Johannesson schreibt, den Romanerzähler – einen Computer der Zukunft – zum Lobe des dann schon praktisch verdrängten Menschen sagen, daß er »das einzige lebende Geschöpf« sei, »intelligent genug, um zu erkenen, daß der Zweck der Evolution der Computer war«.

Denkt man das bis zum theoretischen Extrem weiter, dann würde es bedeuten, daß jeder, der Zugang zu den erforderlichen Informationen besitzt und die Mittel, sie zu manipulieren, *praktisch jedem praktisch alles* antun kann.

Informationen können heutzutage fast ohne Verzögerung über große Entfernungen übermittelt werden. Informationen sind sogar so ziemlich das *einzige*, das verzögerungsfrei transportiert werden kann. Wenn wir eine Aussage auf dem Funkweg übermitteln, senden wir nicht die Stimme selbst, sondern ein eindimensionales Signal, das, wenn es durch den Empfänger geht, wieder in den Klang einer Stimme verwandelt wird. Bei der Übertragung von Fernsehbildern senden wir nicht Bilder selbst, sondern wir entnehmen ihnen die erforderlichen Informationen, diesmal in zwei Dimensionen – was der Grund dafür ist, warum das Fernsehen sich relativ langsam entwickelte –, dann senden wir die Informationen und setzen sie schließlich wieder zu einem Bild auf unserem Fernsehempfänger zusammen. (Für farbige Fernsehbilder sind mehr Informationen erforderlich als für schwarzweiße.)

Nehmen wir einmal an, Informationen könnten in *drei* Dimensionen übertragen werden – eine Möglichkeit, die Norbert Wiener faszinierte. Wenn wir auf irgendeine Weise von einem dreidimensionalen Körper *alle* wesentlichen Informationen erhalten könnten, die unglaubliche Fülle von Daten über jedes seiner Atome und alle Wechselbeziehungen zwischen ihnen, dann könnten wir auch diese Informationen aufzeichnen. Und wenn wir sie aufzeichnen könnten, wäre es auch möglich, sie zu übertragen und am Empfangsort wieder zusammenzusetzen.

Somit ist es theoretisch möglich, dreidimensionale Objekte, auch Menschen, augenblicklich über große Entfernungen zu transportieren – und zwar mit der Geschwindigkeit von Funkwellen oder Laserstrahlen. Dann könnte ein Mensch nicht nur aus den chemischen Verbindungen, aus denen er zusammengesetzt ist, neu erschaffen werden – die lange erträumte Schaffung von Leben aus anorganischen Substanzen im Laboratorium –, sondern *lediglich aus Informationen*[91]. Und wenn diese Informationen gespeichert wären, dann *könnte jede beliebige Zahl von Exemplaren hergestellt werden.* Dieses wäre die praktischste Methode, Menschen zu erzeugen. Statt Zellen in Gewebekultur am Leben zu erhalten, aus denen genetische Duplikate in vielen Jahren der Pflege und Ernährung herangezogen werden könnten, würde der Mensch sich einfacher auf einem Band speichern können, so daß, wenn er einen Unfall erlitte (oder alt und hinfällig wird), ein Duplikat von ihm *als gesundem Erwachsenen* durch Abspielen des Bandes hergestellt werden kann.

Das sind aber natürlich die nebelhaftesten Zukunftsphantasien über-

91 Dies wäre Dr. Wooldridges Gedankenexperiment mit dem Astronauten vergleichbar.

haupt, und selbst die Autoren, die eine besonders bewegliche Phantasie haben oder hatten, wie Dr. Wiener, Dr. Wooldridge und Arthur C. Clarke, geben zu, daß solche Möglichkeiten, wenn sie überhaupt bestehen, in der fernsten Zukunft liegen. Mittlerweile werden aber die Zusammenkopplungen von Mensch und Maschine schon recht real, und die Kybernetik – die Wissenschaft, die Wiener begründete – gedeiht. Für die hervorragenden Vertreter dieser Wissenschaft, die Kybernetiker, sind die technischen Probleme der Kombinationen von Mensch und Maschine ein routinemäßiger Teil ihrer täglichen Arbeit. Man kann kaum erwarten, daß sie *nicht* auch eigene Zukunftsbilder entwickeln.

Die Kybernetik[92] ist, vereinfacht ausgedrückt, das Studium der Beziehungen zwischen Computern und dem menschlichen Nervensystem. Sie befaßt sich mit der Kunst, große Mengen von Informationen zu verarbeiten, sie durch komplizierte Computersysteme zu schicken, die dann neue und nützliche Daten bekanntgeben. Um zum Beispiel eine automatische Erdölraffinerie betreiben zu können, werden ständig Informationen aus den Vorgängen gesammelt und aufgenommen, verarbeitet und wieder an die Anlage abgegeben, die dann die komplizierten technischen Verfahren erledigt. Es gibt Wissenschaftler, die jetzt der Ansicht sind, der menschliche Körper könne kybernetisch in ähnlicher Weise betrieben, d.h. automatisiert werden, obwohl natürlich diese Aufgabe noch wesentlich schwerer zu bewältigen wäre. Dieser erdachte automatisierte Mensch wird Kyborg genannt, eine Zusammenziehung aus den Wörtern kybernetischer Organismus. Der Kyborg, obzwar kybernetisch überwacht und gesteuert, würde immer noch ein Mensch sein, auch wenn dies nach einem solchen radikalen Eingriff zu glauben schwerfallen würde.

Eine Idee wie die vom Kyborg könnte ebenfalls leicht als reine Phantasie abgetan werden, aber die NASA sieht sich mit praktischen Raumfahrtproblemen konfrontiert, deren selbst nur teilweise Lösung durch einen Kyborg gefördert werden könnte. Die gewisse Verwirklichung der Kyborg-Idee könnte somit durch praktische Notwendigkeiten mehr beschleunigt werden, als es heute in den kühnsten Prognosen vorausgesagt wird.

Der Begriff Kyborg wird seit einiger Zeit auf fast jede Verbindung zwischen Mensch und Maschine angewendet, auch wenn es sich bei der Maschine nur um ein Holzbein oder eine eiserne Lunge handelt. Aber

92 Richard Landers von der Thompson Ramo Wooldridge, Inc., hat den Ausdruck *Dybologie* (nach dem hebräischen Wort *Dybuk* oder *Dibbuk* für eine frei schweifende Seele) geprägt, um das »sich vergrößernde Gebiet zwischen Biologie und Technik, das nicht rein biologisch und nicht rein technisch genannt werden kann«, zu definieren. Der Begriff erfaßt das ganze Gebiet lebensähnlicher, lebenserhaltender oder Lebendiges nachahmender Mechanismen.

nach der ursprünglichen Begriffsumgrenzung durch Dr. Nathan Klein und Dr. Manfred Clynes vom Rockland State Hospital in Orangeburg, N. Y., handelt es sich bei einem Kyborg um eine weitgehende Modifikation des menschlichen Körpers. Ein für astronautische Zwecke konstruierter Kyborg würde noch einem Menschen gleichen, wenn auch einem sehr unirdischen. Er wäre von einem engen Anzug umgeben, der nicht unter Druck stehen müßte, da seine Lungen teilweise stillgelegt und das Blut in ihnen heruntergekühlt würde, während die Atmung – und die meisten anderen körperlichen Funktionen – für ihn kybernetisch von winzigen künstlichen Organen und Sensoren ausgeführt würden, von denen manche an der Außenseite seines Körpers befestigt, andere chirurgisch eingepflanzt wären. Auch sein Mund und seine Nase würden von dem Anzug verschlossen sein, da er sie nicht zur Atmung benötigen würde. Kyborgs würden sich miteinander mittels elektrischer Impulse von ihren Stimmbändern, die auf dem Funkwege übertragen werden, verständigen können. Die künstlichen Organe – ein miniaturisiertes Computersystem, das ständig Informationen empfängt und an den Körper zurückgibt, um ihn auf die sich verändernde Umgebung einzustellen – würden den Stoffwechsel eines Kyborg trotz großer Schwankungen der Außentemperaturen und -drücke gleichmäßig erhalten. Der Kyborg könnte in einer unabgedichteten Kabine durch das Vakuum des Weltraums reisen und auf dem Mond oder auf dem Mars durch verschiedene chemische Substanzen und konzentrierte Nahrungsmittel, direkt in den Magen oder Blutstrom gepumpt, vor Hitze, Kälte und Strahlung geschützt herumlaufen. Die Abfälle könnten chemisch zur erneuten Verwertung aufbereitet werden, bis nur noch ganz kleine Reste völlig wertloser Abfallstoffe übrigbleiben, die automatisch in einem kleinen Kanister, der auf dem Rücken getragen wird, deponiert werden.

Ein für die Erde bestimmter Kyborg müßte nicht so kompliziert ausgestattet sein wie ein für den Weltraum vorgesehener Kyborg. Er würde den Raumanzug und den Kanister nicht benötigen und ebensowenig den außerordentlichen Schutz gegen schädliche Umgebungseinflüsse. Aber die Tatsache, daß die NASA einen gewissen Betrag ihres Budgets für diese Richtung der Forschung, die Entwicklung des Kyborg, vorgesehen hat, ist ein Anzeichen dafür, daß diese Möglichkeiten ernstgenommen werden[93].

93 Die praktischen Probleme, die bei Raumfahrtvorhaben zu bedenken sind, haben zu manchen unerwarteten Einzelheiten geführt. Um ein Beispiel zu nennen: Die NASA arbeitet ganz ernsthaft mit dem Öffentlichen Gesundheitsdienst und dem Landwirtschaftsministerium zusammen – und hat sogar einen »Planetaren Quarantänebeamten« ernannt –, um sich mit den Problemen zu befassen, wie vom Mond oder Mars zurückkehrende Raumfahrzeuge und Astronauten entseucht werden können. Ebenso wie die Indianerstämme von Krankheiten schwer betroffen wurden, die für die Europäer, die

Dr. Michael Del Duca, ein früher bei der NASA beschäftigter Wissenschaftler, ist der Ansicht, die Miniaturisierung werde noch so weit getrieben werden, daß die Kontrollmechanismen nur noch so groß wie ein Molekül zu sein brauchten – sie wären dann praktisch chemische Spezialsubstanzen, die in jeder Richtung durch die Haut dringen könnten, um sich dorthin zu bewegen, wo sie gebraucht werden, um ihre erstaunlichen Leistungen zu vollbringen. Del Duca ist auch überzeugt, der Mensch werde noch lernen, Sonnenlicht direkt, wie es die Pflanzen tun, in Energie zu verwandeln. Wenn dem Menschen die direkte Photosynthese möglich ist, wird er überhaupt keine Nahrung mehr benötigen. Dann wird es auch nicht mehr nötig sein, daß er schläft – oder zumindest wird die jetzt für das Schlafen erforderliche Zeit auf einen kleinen Bruchteil des jetzt mit diesem nutzlosen, aber unvermeidlichen Zeitvertreib verbrachten Drittels des Menschenlebens beschränkt werden können. Das hört sich alles sehr schlecht für Feinschmecker und für Leute an, die gern schlafen, und für Bauern und Matratzenfabrikanten, aber Forscher wie Del Duca und Clynes sind überzeugt, daß der Lohn dafür bei weitem die Entbehrungen übertreffen wird. Sie stellen sich den zur Photosynthese befähigten Kyborg des n-ten Jahrhunderts vor, wie er sich gänzlich ungebunden überall frei bewegt – wie er geht, schwebt, fliegt, schwimmt – durch die Erdatmosphäre, die Meerestiefen, das nicht mehr feindliche Vakuum des Weltraums – überall in dem ohne Einschränkung für ihn zugänglichen Universum, ein freies Wesen, das praktisch all seine Zeit mit Forschungen und schöpferischen Tätigkeiten verbringen kann.
In diesen leider noch fernen Tagen kann, wenn den Voraussagen zu trauen ist, jeder Mensch in einer Person sein eigener Shakespeare, Michelangelo, Beethoven und Newton zusammengenommen sein. Vielleicht wird dann, was früher als schöpferisches Genie galt, kläglich im Vergleich mit dem erscheinen, was dann möglich geworden ist. Der verstorbene Hindudichter und -philosoph Sri Aurobindo prophezeite, als er das »göttliche Leben« pries, das seiner Ansicht nach der neuen Evolution zu verdanken sein wird: »Wenn die Menschheit nur eine Ahnung von den unendlichen Freuden, vollkommenen Kräften, der Reichweite des spontanen Wissens, der großen Ruhe unseres Seins hätte, die für uns auf den Wegen bereitliegen, die unsere tierische Evolution noch nicht erreicht hat, würde sie alles andere sein lassen und keine Ruhe geben, bis sie diese Schätze der Zukunft erworben hat.«
Das Erlangen solcher Schätze wird nach der Ansicht Robert Ettingers

sie einschleppten, völlig harmlos waren, könnten Mikroorganismen von anderen Gestirnen, selbst wenn sie in ihrer eigenen Umgebung ungefährlich wären, auf der Erde zu Verheerungen führen.

einer der Hauptgründe für das Einfrierprogramm sein, für das er sich mit so viel Eifer einsetzt. Da er glaubt, Fortschritte der Forschung könnten die Einfriermethoden schon bald wesentlich verbessern, ist sein erster Rat für alle, die den Tod nahen zu fühlen meinen: Versucht, noch etwas länger zu leben. Wir könnten Schlechteres tun, als einer bedrängten und zerrissenen Welt den gleichen guten Rat zu geben: Versucht, noch etwas länger zu leben.

Teil IV
Nachwort

Nach Pico della Mirandola, der im fünfzehnten Jahrhundert schrieb, stehen wir Menschen etwa in der Mitte der Schöpfung, fähig, uns zu den Engeln zu erheben oder zu Bestien herabzusinken. Das war das Endergebnis der ersten Schöpfung. Jetzt, da wir uns der zweiten Schöpfung nähern, finden wir unsere Möglichkeiten, in jeder der beiden Richtungen weiterzugehen, außerordentlich vergrößert. Die Möglichkeit, an dem Punkt ungefähr in der Mitte der beiden Extreme stehenzubleiben, ist uns nicht gegeben. Wir leben in einer fortschreitenden Entwicklung, einer dynamischen vieldimensionalen Raum-Zeit-Realität, in der es Ruhe nur als theoretischen Zustand gibt. Entweder entscheiden wir uns, vorwärts zu gehen – oder aufwärts in Picos Sinn, einer schöneren Zukunft entgegen –, oder wir ziehen uns auf die Bestialität zurück – beim Sturz in einen Abgrund, in den sich kein Tier wagen würde.

Ein solcher Absturz in die Bestialität war die unvermeidliche Folge jeder Periode drastischer Veränderungen, bemerkt Eric Hoffer, denn seiner Ansicht nach stellt eine solche Periode unerträgliche Anforderungen an die Hirnrinde, den zuletzt entwickelten und deshalb menschlichsten und verletzlichsten Teil des Gehirns, was uns den primitiveren Gehirnzentren ausliefert. Deshalb ist zwangsläufig, wie er glaubt, jede Zeit des Umsturzes eine »Zeit der Barbarisierung«. »Jede Generation«, sagt Hoffer, »muß sich wieder humanisieren.«

Sich humanisieren – das Primat der Hirnrinde und ihrer beherrschten Intelligenz wiederherzustellen, sich zu weigern, den fühllosen Regungen unseres tierischeren Hirnkerns nachzugeben, die »Zeit der Barbarisierung« angesichts aller Belastungen und gesellschaftlicher Umwälzungen zu vermeiden – das ist die Hauptaufgabe der jetzigen Generationen. Uns zu humanisieren bedeutet, jedes voreilige Rasen auf das hin, was nur zu schnell eine rückläufige Entwicklung werden könnte, zu unterbrechen. Hinab, das ist sicherlich der leichtere Weg, auf den wir mühelos (jedoch nicht ohne schmerzliche Folgen) gerieten. Uns humanisieren bedeutet schließlich, zu beginnen, daß sich Geist und Körper gegen die Schwerkraft, gegen die Entropie in die Richtung unserer nächsten Evolutionsstufe bewegen. Mit Hilfe der BSP können wir uns verschiedene Nachzivilisationen vorstellen, die der zweiten Schöpfung keine Schande machen, und verschiedene Arten der Transhumanen, die sie bevölkern könnten. Wir können unsere Wahl treffen – keine genaue Wahl, da der Vorstellungskraft und der Prognose Grenzen gesetzt sind, aber eine ungefähre Wahl, ausreichend, um unsere allgemeine Richtung festzulegen. Wenn wir uns entschieden haben, würde unsere Aufgabe darin bestehen, zu überlegen, wie wir von der Gegenwart in die Zukunft gelangen können. Wenn sich unsere neuen Möglichkeiten abzeichnen, sollten wir sie akzeptieren und willkommen heißen, aber nicht zulassen, daß sich unsere Vorsicht in Furcht verwandelt. Wir müssen uns selbst vertrauen, die neuen Kräfte zu unserem Besten zu verwenden und Möglichkeiten zu finden, das Üble abzuwenden – vielleicht dadurch, daß wir unsere neuen Möglichkeiten der Kontrolle für den letzteren Zweck verwenden. Wir müssen, um einen vertrauten Begriff aus unserem Alltag zu benutzen, eine »Qualitätskontrolle« für unsere Zukunft einrichten.

Wenn wir unsere Gegenwart betrachten, bemerken wir nur wenig, was zu einer optimistischen Einstellung verleiten könnte. Wir finden es schwer, Arthur Koestler unsere Zustimmung zu versagen, wenn er »einen Zug von Wahnsinn, der die Geschichte unserer Art begleitete«, feststellt, daß »das dem Menschen Angeborene, zwar überlegen dem jeder anderen lebenden Art, dennoch einen eigentümlichen Irrtum oder Mangel enthält, der ihn auf den Weg der Selbstzerstörung führt«. Er empfiehlt schließlich als einzige Lösung für den unverbesserlichen Menschen die Entwicklung einer zivilisierenden neuen Pille, welche die primitiveren Instinkte dämpft. Wenn wir jedoch nicht bald eine Lösung finden, indem wir unseren Verstand benutzen, um unsere Einstellung und unser Verhalten zu beeinflussen, wenn uns die Armseligkeit unserer Zukunftsvisionen als *einzige* Hoffnung die elektrochemische Automanipulation läßt, dann müssen wir tatsächlich, mit den Worten von Shaws Dr. Barnabas, »den Weg des Mastodons und des Megatheriums und aller übrigen mißlungenen Experimente gehen«.

Ein großer Teil der Angst in einer Welt, in der der Mensch in einer unbehaglichen Symbiose mit der Bombe leben muß, stammt von einem vorherrschenden Mangel an Zuversicht in eine lebenswerte Zukunft. Der Gedanke ernüchtert, daß unsere Zivilisation schließlich doch nur ein fadenscheiniger dünner Schleier ist, der, wenn er durch Unvorsicht einen Schaden nähme, nichts als ein kurzes flüchtiges Jucken auf der Haut der Erde gewesen wäre, ein leises Knistern, das bald im lauten Chaos der Ewigkeit verschwände.

Angesichts dieser ernüchternden Feststellung bleibt ein größeres Hindernis zu einer hoffnungsvolleren Aussicht unsere hartnäckige Wiederholung defätistischer Klischees: Kriege hat es immer gegeben, Kriege wird es immer geben, man kann die Menschen nicht ändern, usw. Wenn wir der Ansicht sind, der Mensch, der nicht geändert werden könne, sei schon von Natur aus mit Mängeln behaftet, dann müssen wir unsere Hoffnungen doppelt zurückstecken. Das Unbehagen und die Verzweiflung in unserer Gesellschaft sind tatsächlich weitgehend auf das Bild des Menschen zurückzuführen, das wir uns haben einreden lassen: der Mensch ein bis auf den Kern verdorbenes Geschöpf, durch sein Erbe zu mörderischer Aggressivität verdammt – deshalb ein Geschöpf ohne Hoffnung, das ein völlig sinnloses Leben in einer inhaltslosen Gesellschaft führt. Ich glaube, dieses Bild ist falsch, entstanden aus unzureichenden Beweisen einer Theorie, die uns wie ein Joch um den Hals bedrückt. Aber es läßt sich nicht leugnen, dies ist das Bild, das wir uns heute von uns machen, in einer der interessantesten Zeiten der menschlichen Geschichte, in einer phantastisch anmutenden Ära des Wechsels, der Änderung und der bevorstehenden verlokkenden Herausforderungen.

Die Neigung zur Selbstentmutigung ist nicht erst kürzlich entstanden. Viele bedeutende geschichtliche Persönlichkeiten haben die menschliche Natur ähnlich gering eingeschätzt und sich in gleicher Weise pessimistisch über die Zukunft des Menschen geäußert. Wenn man der Meinung ist, die Menschheit tauge nichts, dann wird man bei vielen Philosophen mindestens zurück bis Thomas Hobbes Unterstützung finden. Auch Sigmund Freud vertrat diese Ansicht, als er von der grundsätzlichen Feindseligkeit der Menschen untereinander schrieb und erklärte, wir seien nichts weniger als eine Mörderbande, wenn wir nach unseren unbewußten Wünschen beurteilt würden. Den Aggressionstrieb erklärte er für einen angeborenen, unabhängigen Instinkt des Menschen. Freuds Urteil, für das er meiner Ansicht nach nie einen überzeugenden Beweis erbrachte, wurde später durch die Verhaltensforschung an Tieren bestätigt. Aber ich glaube, daß zu viel und zu leichtsinnig tierisches Verhalten zur Deutung menschlichen Verhaltens auf unzureichend wissenschaftlicher Basis verwendet wurde.

Menschen sind weder Ameisen noch Bienen, deren individuelle und kollektive Zukunft starr in der Erbmasse verankert ist. Auch die Gene des Menschen setzen Grenzen, aber wir werden mit einer weitreichenden Möglichkeit geboren, etwas Zusätzliches zu lernen, und im Gegensatz zu den Tieren haben wir den Vorteil einer gemächlichen Entwicklungszeit in unserer Jugend, in der wir formbar bleiben und den formenden Einflüssen von Eltern und Lehrern, Freunden und Feinden und sozialen Einflüssen, teils erkennbar, teils nur unbewußt fühlbar, ausgesetzt sind. In einem sehr realen Sinne sind wir die Produkte unserer gesamten kulturellen Umwelt. Wir wissen aus Erfahrung und durch Versuche, daß sowohl die Menschen als auch ihre Umwelt in hohem Maß veränderlich sind und daß durch Änderung des einen sich das andere ändern kann. Wir *können* den Menschen ändern.

»Ist die bewußte Manipulierung einer Kultur für die Natur des Menschen gefährlich«, fragt der nicht immer unkritisiert gebliebene Dr. B. F. Skinner von der Harvard-Universität, »oder ist sie, um an das andere

Extrem zu denken, eine unausgeschöpfte Quelle der Stärke für die Kultur, die dazu ermutigt?« Skinner, der glaubt, der Mensch sei »eine psychologische Ganzheit und als solche weitgehend aus sich selbst geformt«, stimmte vor langer Zeit für die Steuerung des Verhaltens und die bewußte Formung der Gesellschaft. Statt alles geschehen zu lassen, ist er für »den wirkungsvollen Gebrauch der menschlichen Intelligenz für die Gestaltung der menschlichen Zukunft« [94].

Skinner charakterisiert Regierungen und die meisten sozialen und politischen Institutionen als »Verhaltenstechniken« und ruft nach phantasievolleren »kulturellen Erfindern«. Angenommen, er habe recht: Heißt es nicht selbst dann gegen die Natur handeln, wenn man Menschen mit künstlichen Mitteln dirigiert? Die meisten Menschen sagen, eine Manipulierung der sozialen Verhältnisse sei unnatürlich und sollte vermieden werden. Was aber ist noch natürlich an der Art, in der wir leben? Wir verbringen unser Leben damit, Natürliches zu unserem Nutzen zu verändern. Wir verfeinern züchterisch die Nahrungsmittel und wir kochen sie, wir tragen Kleidung, wir bauen Häuser und Gefängnisse und Museen, wir chlorieren Wasser und pasteurisieren Milch, wir machen Angelhaken und Autos und Atom-U-Boote. Wir gehen zur Schule und in die Kirche und in den Krieg, und wir bezahlen Steuern in dieser oder jener Form, um das alles zu bezahlen. Kaum etwas, das wir tun, ist im strengen Sinn »natürlich«.

Außerdem lehrt schon ein flüchtiger Blick auf unsere Gesellschaft – oder jede andere Gesellschaft, gleichgültig, wie »primitiv« sie sein mag –, daß das Verhalten des Menschen bereits kontrolliert wird, sei es durch Gesetze oder Bräuche, durch soziale Billigung oder Mißbilligung, durch Erziehungs- oder Wirtschaftssysteme, durch religiöse Tabus oder durch moralische Imperative jeder Art. Selbst in einer freien, demokratischen, nichttotalitären Gesellschaft wird das Verhalten eines jeden von uns in irgendeiner Weise vorgeschrieben, in nahezu allen Bereichen des Lebens.

Es hat deshalb fast nur eine theoretische Bedeutung, wenn wir uns fragen, ob wir unsere Gesellschaft kontrollieren sollten oder nicht. Wir tun es nämlich schon jetzt, wenn auch schlecht. Wir müßten es besser tun. In unserer heutigen Situation lassen wir die gesellschaftlichen Verhältnisse passiv über uns ergehen, oder wir basteln daran herum – etwas zu ängstlich und nicht recht bei der Sache, immer nur ein kleines

94 Wenn allerdings Skinner seine eigene Intelligenz gebraucht, um eine imaginäre Zukunft zu gestalten – wie er es zum Beispiel in seinem Roman »Walden II« tat –, beginnen sich die Leser, einschließlich der Wissenschaftler, Sorgen zu machen. Dessenungeachtet hat Skinners utopischer Roman viele Menschen beeinflußt und selbst zur Etablierung von experimentellen Lebensgemeinschaften nach dem Muster von Walden II geführt.

Stück auf einmal, einen Flicken darauf, um einen Riß hier zu schließen und eine undichte Stelle dort – mit allen Arten unschöner, ja schmerzlicher und unvernünftiger Ergebnisse. Warum planen wir die Gesellschaft nicht vernünftiger?

Einer der Gründe, warum das nicht geschieht, ist natürlich das Alarmierende, das in diesem Gedanken für uns steckt. Er schmeckt nach Totalitarismus, Gängelei und Beschneidung der persönlichen Freiheit, und wenn wir auch nicht gar so glücklich mit den Folgen unseres Treibenlassens sein mögen, haben uns doch einige der Beispiele umfassender Gesellschaftsplanung, die wir in unserer Zeit erlebten, sehr erschreckt. Wie können wir soziale Organisation, im örtlichen Bereich und im nationalen und internationalen Maßstab, aufbauen, die leistungsfähig, vernünftig und stabil sind, aber dabei flexibel genug bleiben, um Änderungen und Wachstum zuzulassen? Wie schaffen wir ein umfassendes kulturelles Milieu, das Gelegenheiten für die Arten fruchtbarer und erfreulicher Arbeit und Entspannung sowie die Entwicklung individueller schöpferischer Persönlichkeiten bietet, die der Plan der zweiten Schöpfung zuläßt? Es bleibt natürlich immer die Frage, die schon die der Pilgerväter als der Keimzelle des amerikanischen Staates war, wie man die Herrschaft über die Herrschenden behält, welche Sicherheitsvorkehrungen man bei der Verwirklichung von guten Ideen nicht vernachlässigen darf, um Machtmißbrauch zu verhindern oder zu bestrafen. Was erforderlich ist, wäre eine Möglichkeit, die Gesellschaft zu *regeln*, ohne das Individuum zu unterdrücken.

Eins ist sicher: Wir dürfen nicht mehr viel Zeit vergeuden. Das Wichtigste dafür muß schon geschehen, solange die Kontrollen noch gesellschaftlicher und zugleich abwendbarer Natur sind, ehe die ganze Fülle billiger und leicht anzuwendender Psychodrogen, perfektionierter elektrischer Gehirnstimulation, der Fabrikation von Menschen nach Maß und die wirklich umfassende Machtübernahme durch die Elektronik und ein Netz miteinander gekoppelter Computersysteme auf uns hereinbricht. Sich mit der Unvermeidlichkeit von Änderungen abzufinden bedeutet noch nicht, daß wir alle Änderungen unterschiedslos akzeptieren müssen. Wir können und müssen noch wählen. Man sollte von uns auch nicht fordern, daß wir, um dem Fortschritt den Weg frei zu machen, alles Alte niederreißen. Möglicherweise genügt eine wenn auch radikale Erneuerung. Vielleicht könnten wir überraschend tiefgreifende Veränderungen innerhalb des formbaren Rahmens unserer bisherigen Staatsform erzielen, wenn wir die schöpferische Mitarbeit der neuen Klasse der »kulturellen Erfinder« hätten, die Skinner erwartet.

Als Einstein die Relativitätstheorie aufstellte, seinerzeit ein gewiß unglaublich anmutendes Gebilde von Vorstellungen, sah er sich um und stellte fest, daß andere vor ihm alle möglichen Arten neuer Mathematik entwickelt hatten, die bis dahin nicht verwendet worden oder für einen anderen Zweck vorgesehen waren. Er nahm, was er brauchte, und beachtete das übrige nicht. In der gleichen Weise könnten Sozialtheoretiker und Theoretiker der Politik dringend benötigte Ideen an ganz überraschenden Stellen finden.

Die Rolle der Wissenschaft wird besonderer Überlegung bedürfen. Prinzipiell werden wir immer für ungebundene Forschung eintreten müssen. Wir wissen längst nicht alles, was wir wissen müßten, und wir können nicht voraussagen, wann wir je genug wissen werden. Aber da uns nicht ausreichend Mittel zur Verfügung stehen, können wir nicht *jede* Art von Forschung finanzieren. Es bleibt nichts übrig, als festzustellen, was gebraucht wird und welches Ziel erreicht werden soll, und dann die notwendigen Prioritäten zu geben.

Auf dem Gebiet der biologischen Kontrolle möchten die Menschen nicht alle in der gleichen Weise »verbessert« werden, noch sollte man sie dazu zwingen, genormte Charaktere oder Eigenschaften anzunehmen. Jedoch wären wohl die meisten von uns bereit, der Notwendigkeit, den Menschen zu verbessern, eine hohe Priorität zu geben. Wir dürften fast einstimmig der Ansicht sein, daß gar nicht schnell genug Methoden gefunden werden sollten, unsere Gesundheit, unsere Intelligenz und die Fähigkeiten unserer Sinnesorgane zu verbessern, länger und angenehmer und weiser zu leben. Wo wir jedoch vorsichtiger auftreten müßten, das sind die Gebiete, auf denen wir am wenigsten sicher sind, was wir zu erreichen und zu werden hoffen. Besonders vorsichtig sollten wir bei der verbreiteten Annahme von Prinzipien oder Umständen sein, die eine lebenswichtige und abwechslungsreiche Verschiedenheit durch eine bläßliche Einheitlichkeit zu ersetzen geeignet sind. Die Evolution, ob sie zielstrebig oder zufallsabhängig erfolgt, kann Ungeheuer hervorbringen, Geschöpfe, die sich nicht weiterentwickeln können, oder lebensschwache Wesen, deren Schicksal der Untergang ist. Trotz all seiner Mängel ist der Mensch der bisher höchstentwickelte Organismus, soweit wir direkte Beweise haben, und die Natur scheint sich nicht darauf festgelegt zu haben, ob seine Entwicklung ein Fortschritt, ein Rückschritt oder eine negative Auslese ist, die zum Erlöschen der Art führt. Somit könnte es eine gute vorläufige Entscheidung sein, während die Bemühungen dahin weitergehen, die Menschheit geistig zu fördern, die größeren evolutionären Entscheidungen aufzuschieben. Solche Entscheidungen könnten andere Möglichkeiten eventuell endgültig ausschließen. Klügere Männer sind vielleicht später in der Lage, mit größerer Zuverlässigkeit den richtigen Weg zu wählen. Sollten äußere Bedingungen den Menschen zwingen, auf den Luxus dieser Wartezeit zu verzichten, dann sollte wenigstens dafür gesorgt werden, daß eine biologische Kontrolle niemals von Gehirnen eingeführt und ausgeübt wird, die selbst unter der Herrschaft ihrer eigenen primitiven Gehirnzentren stehen. Kurz gesagt, jedes Wissensgebiet muß dahingehend durchgeprüft werden, daß alles davon mögliche Gute nicht unbemerkt bleibt, und dieses wiederum muß gewissenhaft auf mögliche schädliche Nebenwirkungen getestet werden. Wo noch eine Wahlmöglichkeit besteht, sollten zerstörende Faktoren nicht auf eine Gesellschaft losgelassen werden, die schon zerstört genug ist.

Viele Menschen glauben, wir sollten ernstlich erwägen, auf allen Gebieten der Forschung eine viel strengere Kontrolle auszuüben. Vor nicht langer Zeit gab z.B. Wilbur H. Ferry, ein Vizepräsident des »Fund for the Republic«, in einem Artikel in der »Saturday Review« seinen großen Sorgen darüber Ausdruck, daß die Wissenschaft und die Technik ihren stürmischen Fortschritt völlig ungehindert fortsetzen. Er schlug notfalls eine Verfassungsänderung vor, die gewährleisten sollte, daß die Forschung gezügelt wird – und zwar um zu erreichen, daß ihr Tempo etwas gezügelt wird und daß die Früchte sinnvoll angewendet werden, wobei der gemeinsame Nutzen aller das alleinige Ziel zu sein habe. Soweit gut und ein interessanter Gedanke. Aber dann fuhr Ferry fort: »Die Souveränität des Volkes muß wiederhergestellt werden, Regeln müssen formuliert und Vorschriften auferlegt werden. Die Abfassung soll durch Staatsmänner und Philosophen erfolgen, die das Gemeinwohl im Auge behalten, *und die Ingenieure und Forscher aus ihren Höhlen gerufen werden, um dabei zu helfen, wenn es erforderlich ist*« (Hervorhebung des Autors, R.). Diese Einstellung ist zugleich unvernünftig und gefährlich.

Ebenso gefährlich wäre es natürlich, den entgegengesetzten Standpunkt einzunehmen: naiverweise zu glauben, wie es anscheinend viele Laien tun, daß ein Wissenschaftler in der Lage sei, sein berufliches Können oder die in seinem Fach bewiesene Objektivität auch auf anderen Gebieten, außerhalb seines Fachs, zu beweisen. Ein Wissenschaftler bringt es durchaus auch fertig, nicht objektiv zu sein – sogar innerhalb seines Fachs. Er besitzt die gleichen menschlichen Mängel wie seine Mitmenschen und kann ebenso leicht von seinen Gefühlen und Vorurteilen mitgerissen werden. Wir würden deshalb schlecht beraten sein, wenn wir die Hände in den Schoß legten und den Wissenschaftlern die Bestimmung unseres Schicksals überließen. Da glücklicherweise wenige unter ihnen einen solchen Ehrgeiz hegen, ist es kein Problem. Um aber den Wissenschaftlern im allgemeinen Gerechtigkeit widerfahren zu lassen, sei nach der vorausgeschickten Einschränkung gesagt, daß diese Wissenschaftler besser als die meisten von uns zu objektiven Wahrheitssuchern ausgebildet *sind* und daß sie nicht alle unfähig wären, ihre wissenschaftliche Objektivität auf andere Gebiete menschlichen Denkens auszudehnen. Tatsache ist, daß sich die Wissenschaftler mehr als alle anderen Menschen Gedanken über die möglichen Folgen ihrer Entdeckungen gemacht haben. Sie selbst waren es, die Warnungen aussprachen und die versuchten – nicht immer mit besonders großem Erfolg –, die Staatsmänner und die Philosophen, denen Ferry so viel anvertrauen möchte, dazu zu bewegen, den Angelegenheiten Aufmerksamkeit zu schenken, die Aufmerksamkeit erfordern.

Eine der beruhigenderen Seiten der wissenschaftlichen Wahrheit ist, daß es sich immer um eine vorläufige Wahrheit handelt, die sich auf Grund besserer, zuverlässigerer Fakten, die später bekannt werden, stets noch ändern kann und daher weniger in der Richtung gefährlich werden könnte wie ein absolutes Dogma. Wissenschaftler geben zwar liebgewordene Vorstellungen nicht ohne Widerstand auf. Aber hier ist der Vorgang der Änderung weniger schmerzlich als auf anderen Gebieten, da die Bereitschaft zur Änderung der Auffassung eine der Grundregeln der Wissenschaft selbst ist. Ein wissenschaftliches Gesetz wird als wahr angesehen und damit gearbeitet, wie wenn es wahr wäre (weil man damit arbeiten kann, auch wenn dies aus den falschen Gründen möglich ist). Dabei steht aber stets das Bewußtsein im Hintergrund, daß sich die »wirkliche Wahrheit« erst noch herausstellen wird. Neue Einsichten, neue Tatsachen, unwiderlegliche Ergebnisse von Experimenten können verursachen, daß eine alte Wahrheit zugunsten einer neuen aufgegeben wird. Das Erfreuliche dabei ist, daß in der Regel die neuen Wahrheiten in der Wissenschaft die alten weniger gewaltsam verdrängen, als sie in den neuen Kontext hineinstellen. Die Relativitätstheorie, von der so oft behauptet wird, daß sie das Gebäude der klassischen Physik »zum Einsturz gebracht« habe, hat uns in Wirklichkeit die klassische Physik unverändert als ein äußerst wertvolles Werkzeug hinterlassen, das wir noch immer benutzen, als wäre es bis in die kleinsten Einzelheiten völlig wahr, da es der Wahrheit für alle irdischen Zwecke nahe genug kommt.

Es galt als modern, die Wissenschaft als inhuman anzuklagen. Wie aber Dr. Bronowski in »Science and Human Values« erklärt, hat die Wissenschaft »wie die anderen schöpferischen Tätigkeiten, die aus der Renaissance erwuchsen, unsere Werte humanisiert. Die Menschen haben Freiheit, Gerechtigkeit und Achtung ihrer Würde genau in dem Maße gefordert, wie sich der wissenschaftliche Geist unter ihnen ausbreitete. Das heutige Dilemma besteht nicht darin, daß menschliche Werte eine mechanische Wissenschaft nicht beherrschen können. Es verhält sich genau umgekehrt: Der wissenschaftliche Geist ist humaner als die Maschinerie der Regierungen. Wir haben weder die Toleranz noch den Empirizismus der Wissenschaft in die einfältigen Regeln eindringen lassen, mit denen wir noch immer ganzen Nationen vorzuschreiben versuchen, wie sie sich verhalten sollen.« C. P. Snow formulierte es kurz und bündig: die Wissenschaftler »haben die Zukunft in den Knochen«. Sie grundsätzlich von Machtgremien auszuschließen oder sie zu diskriminieren, nur weil sie Wissenschaftler sind, wäre ungefähr so sinnvoll, wie ein lebenswichtiges Organ aus dem Körper herauszuschneiden.

Es ist offensichtlich klar, daß wir nicht willkürlich dem Wissenschaftler eine so passive Rolle zuweisen können. Wie sollen wir uns ihm gegenüber verhalten, wenn er zu einem Thema Stellung nimmt, das außerhalb seiner beruflichen Zuständigkeit liegt? Ebenso wie gegenüber jedem anderen: Anhören, was er zu sagen hat, und seine Gedanken nach ihrem Wert beurteilen. Seine Bedeutung als Wissenschaftler sollte – in so einem Fall – weder als Qualifikation noch als Disqualifikation angesehen werden.

Auch auf dem Gebiet der menschlichen Werte, auf dem die Theologen oft unsicher sind, können Wissenschaftler wertvolle Beiträge auf Grund neuer Einsichten leisten. Wissenschaftler wollen die Religion nicht beseitigen; sie hoffen vielmehr, neue Grundlagen dafür zu finden, eine lebensfähige Religion aufzubauen – was Sir Julian Huxley »Religion ohne Offenbarung« nennt –, deren Wahrheiten wie die der Wissenschaft einen Wahrscheinlichkeitswert für uns besitzen, der hoch genug ist, um von uns als Wahrheit benutzt werden zu können, sich aber mit geringstmöglichem Schock neuen Kenntnissen und Erkenntnissen anpassen läßt. Man glaubt, so eine Religion – die nicht völlige Treue oder ewige Gelübde von ihren Anhängern fordert – werde eine viel größere Aussicht besitzen, allgemein anerkannt zu werden, als jede bestehende dogmatische Religion, gleichgültig, wie verbreitet, und auch gleichgültig, wie sehr sie durch den Zeitgeist modifiziert sein mag[95].

In seinen Schriften über seine Vorstellungen vom evolutionären Humanismus betonte Sir Julian Huxley immer wieder, daß sich die Gedanken auf das Individuum richten müssen. »Das gutentwickelte und gut veranlagte individuelle menschliche Leben«, schrieb er in »The Humanist Frame«, »ist, in einem strengen wissenschaftlichen Sinn, das höchste Phänomen, von dem wir etwas wissen; und die Verschieden-

95 Bisher ist noch keine derartige wissenschaftlich orientierte »Religion« gründlich bis in Einzelheiten durchdacht worden. Was aber eine religiöse Bewegung genannt werden könnte, hat sich organisch aus den Schriften einer Anzahl fruchtbarer Denker entwickelt, von dem zu wenig gewürdigten englischen Philosophen Lancelot Law Whyte, dessen bedeutendstes Werk »The Next Development in Man« ist, bis zu den tiefen Gedanken des als Philosoph und Naturwissenschaftler tätig gewesenen französischen Jesuiten Teilhard de Chardin, von dessen Werken »Der Mensch im Kosmos« genannt sei. Die Bewegung wird evolutionärer Humanismus genannt, und niemand hat ihre Ideen eleganter oder beredter zusammengestellt und formuliert, als es Huxley in einer Anzahl Vorlesungen, Abhandlungen, Artikeln und Büchern tat.

heit individueller Persönlichkeiten ist der höchste Reichtum der Welt.« Huxley glaubt, daß ein Mensch, wenn er seine Individualität in seiner eigenen Person im vollsten Maße entwickelte, »ein bedeutendes Quantum evolutionärer Möglichkeiten verwirklicht; er trägt seine eigene persönliche Qualität zur Erfüllung der menschlichen Bestimmung bei; und er hat die Gewißheit seiner Bedeutung in dem größeren und bleibenderen Ganzen, dessen Teil er ist«.

Huxley fordert nicht, daß die Wissenschaft über allen anderen Tätigkeiten des Menschen einen Platz erhalten solle. »Der zentrale Gedanke des evolutionären Humanismus besagt, daß das Dasein verbessert werden kann, daß sich bisher ungenutzte Möglichkeiten zunehmend ausschöpfen lassen und größere Erfüllung an Stelle der seelischen Entbehrung treten wird. Dieser Glaube ruht jetzt fest auf dem Boden des Wissens: Es könnte seinerseits zur festen Grundlage des Handelns werden.«

So sind es die Wissenschaftler (unter ihnen die Schule der humanistischen Psychologie unter Dr. Abraham H. Maslow von der Brandeis-Universität und Dr. Carl Rogers vom Western Behavioral Sciences Institute), die einen entscheidenden Beitrag zur Aufbesserung des lädierten Bildes vom Menschen leisten. Jeder ist aufgefordert, sich daran zu beteiligen, besonders der einzelne Denker und der schöpferische Künstler: Philosoph, Gesellschaftstheoretiker, Komponist, Maler, Filmschöpfer und ganz besonders der Schriftsteller – Essayist, Dichter, Dramatiker und Romancier.

Der Künstler hält dem Menschen einen Spiegel vor, während er sich bemüht, tief unter der Oberfläche die oft erschreckenden Eigenschaften der Seele des Menschen bloßzulegen. Der Spiegel ist für den Antihelden als Theater des Protests, das Anzweifeln gängiger Werte, das Aufdekken der Heuchelei, des Opportunismus und der Korruption in vielen Bereichen des heutigen Lebens geeignet. Aber die Kunst besteht nicht nur daraus, ebensowenig wie das Leben selbst. Infolge der Einseitigkeit ist das Bild des Menschen, wie es sich in den Werken zu vieler zeitgenössischer Künstler spiegelt, unwahr, weil es nur *halb wahr* ist.

In der Praxis vollbringt die Kunst mehr, als nur zu spiegeln, was existiert, was geschieht. Aus dem Werk des Künstlers, sei es mehr als Reportage, sei es als Produkt der Phantasie angelegt, entwickeln sich mächtige Kräfte, die beeinflussen und bestimmen, *was als nächstes geschieht.* Der Künstler hilft, das Bild des Menschen von sich selbst zu schaffen. Kurz, die Kunst hat Folgen ebenso wie die Wissenschaft. Der Wissenschaftler hat endlich erkannt, daß er nicht mehr jede Verantwortung für die Folgen seiner Arbeit ablehnen kann. Die Künstler aber, vor allem diejenigen, die zur Zeit Ansehen genießen, scheinen in dieser Hinsicht ganz unbedenklich und hämmern immer wieder mit

einer Art sadistischen Behagens ihre deprimierenden Ansichten der Hoffnungslosigkeit der Menschheit ein.
Wenn man einem Menschen lange genug und laut genug sagt, daß er nichtswürdig und heimtückisch sei, wird er es zu glauben beginnen und entsprechend handeln. Das Bild, das der Mensch sich heute von sich selbst macht, ist, wie Barbara Tuchman meinte, auf eine schreckliche Weise verwüstet, »mit dem Ergebnis, daß der Mensch in diesem Augenblick der Geschichte nicht mehr an seine Fähigkeit, gut zu sein, glauben mag«. Earl Hubbard fordert, Künstler und Autoren sollten sich verpflichtet fühlen, ein neues Menschenbild zu schaffen, das anderen Menschen, und besonders den Jungen, vorschweben kann, ein Bild, das die neuen Dimensionen umfaßt, die der Mensch mit seinen erweiterten Fähigkeiten erfassen kann. Eine Forderung an die Künstler ist in Malraux' Auftrag zu finden, »Bilder von uns selbst zu formen, deren Kraft unsere Nichtigkeit verleugnet«.
Um diese Bilder schaffen zu können, muß der Künstler die Wissenschaft und ihre Folgen akzeptieren und sich damit beschäftigen. Denn die Qualität unseres Lebens von jetzt an wird von der Wissenschaft und davon abhängen, welchen Gebrauch wir von ihr machen; ihr Fortschritt wird unsere Begriffe von Leben, Tod und individuellem Sein sowie jede Art menschlicher Beziehung ändern. Wenn ich Autoren empfehle, sich mit der Wissenschaft zu befassen, dann meine ich damit, ihre Romane, ihre Erzählungen, ihre Drehbücher, ihre Gedichte und ihre Theaterstücke und die neuen Formen, die sie vielleicht entwickeln werden, mit einem tiefen Bewußtsein des menschlichen Lebens zu erfüllen, das sich in dieser neuen Welt vollziehen wird.
Wenn innerhalb der Gesellschaft Planung stattfindet, wird sie zuerst die Struktur und die Aufgabe der Bildungseinrichtungen betreffen müssen, da der Bildungsprozeß sich bald über das ganze Leben erstrecken wird, und die Wahrscheinlichkeit, daß wir dabei eine falsche Entscheidung treffen werden, wird um so geringer sein, wenn wir stets im Auge behalten, wofür alles bestimmt sein muß: für den ganzen Menschen und die Erfüllung seines Lebens in einer geregelten, aber freien Gesellschaft. Die Hauptaufgabe der Bildungsstätten wird sein, Menschen hoher Qualität zu formen: Menschen, die fähig sind, ständig nicht nur ihr eigenes Leben ideell zu verbessern, sondern sich auch für die Verbesserung des Lebens anderer zu interessieren; Menschen, welche die notwendigen fachlichen Kenntnisse besitzen, die intellektuellen Fähigkeiten, das Empfindungsbewußtsein und die persönliche und gesellschaftliche Verantwortungsfähigkeit, um heiter den unendlichen Entwicklungsmöglichkeiten der neuen Zeit entgegenzusehen; Menschen, die jeglicher Bestialität gegenüber ihren Mitmenschen unfähig sind und die keinen Ehrgeiz persönlicher Macht besitzen, außer,

wenn diese eine echte Möglichkeit bietet, das Leben aller Menschen auf Erden in gleicher Weise zu verbessern.
Können wir solche Männer und Frauen, Bürger und Anführer hervorbringen, und zwar nicht farblose Massenmenschen, sondern charakteristische Einzelpersönlichkeiten in genügender Zahl? Wir müssen es und können es, wenn wir die Hoffnung nicht verlieren. Wir können zwar nicht sicher sein, daß Hoffnung allein uns sehr weit in das Morgen hineinführen wird, aber wir können uns darauf verlassen, daß Hoffnungslosigkeit allein uns bald auf einem toten Gleis enden lassen wird. Die Hoffnung aufzugeben wäre eine tödliche Sünde an der Zukunft.
Überlegen wir nur, welche unglaublichen Veränderungen mit solch atemberaubender Geschwindigkeit in nur wenigen Jahren stattgefunden haben: der Zusammenbruch weltweiter Reiche und die Entstehung neuer Nationen; tiefgreifende Verschiebungen von Beziehungen zwischen Staaten, bei denen die Freunde von gestern die Feinde von heute geworden sind; die ökumenische Bewegung zur Einigung der Kirchen und die Kritik der Glaubensgrundlagen durch Theologen selbst; entscheidende Wandlungen in den Beziehungen zwischen Rassen und in unserer sexuellen Moral; unerwartete Zurückhaltung angesichts von Provokationen, die früher zu sofortigem Ausbruch erbitterter Kriege geführt hätten. Die meisten dieser Veränderungen waren, obwohl sie uns betrafen, das Ergebnis kleinerer, »zufällig« wirkender Kräfte, die weitgehend der Kontrolle entzogen waren. Wenn wir aber fortfahren, die Dinge einfach weiterhin in dieser Weise geschehen zu lassen, während wir auf die zweite Schöpfung zusteuern, dann hieße das, Unheil förmlich heraufzubeschwören. Dennoch gibt uns die Tatsache, daß solche erstaunlichen Wandlungen fast unversehens und in so kurzen Zeitspannen vor sich gingen, die Hoffnung, daß wir mit voller Absicht ähnlich erstaunliche Wandlungen bewirken können.

Es gibt nichts in meiner persönlichen Erfahrung noch in dem, was ich gehört oder gelesen habe, das mich überzeugt, daß Menschen, wenn ihnen eine Wahl bleibt, es ausgesprochen *vorziehen*, böse Menschen zu sein. Mein Verstand und meine Instinkte führen mich eher zu der entgegengesetzten Ansicht, daß Menschen sich danach sehnen, gute Menschen zu sein – zu lieben und geliebt zu werden, statt zu hassen und gehaßt zu werden, auf ihre Menschlichkeit stolz zu sein und sich nicht ihrer zu schämen. Die Art der höheren Güte, welche die zweite Schöpfung erfordert, schlummert in vielen Menschen; bei anderen ist sie wenigstens gelegentlich zu bemerken; bei bestimmten seltenen Menschen tritt sie fast stets in Erscheinung. Manche Menschen verbergen sie absichtlich, um nicht verletzbar zu erscheinen. Um Enttäuschungen zu vermeiden, weigern sie sich zu hoffen.

Wenn es jemanden gäbe, der mit Menschen gut umgehen kann und weiß, wie er das in jedem vorhandene Gute bei allen gleichzeitig und umfassend freilegen könnte (gerade wie Hitlers böse Kraft den Antisemitismus in Deutschland zu aktivieren vermochte), oder wenn er wenigstens eine entscheidend große Zahl von Keimträgern des Guten zu finden vermöchte, dann könnte der von der zweiten Schöpfung zu erhoffende Idealzustand schon früher erreicht werden. Deprimierenderweise fielen die beiden Männer in unserem eigenen Lande und in unserer eigenen Zeit, die dieser Gabe am nächsten schienen – John F. Kennedy und Martin Luther King –, den Kugeln von Mördern zum Opfer. Während wir darauf warten, daß erneut solche Menschen erstehen, müssen wir alle selbst einen Teil der Last tragen.

Der »Staub«, aus dem der Mensch erschaffen wurde, wird von den meisten Wissenschaftlern (und wohl auch von den meisten Theologen unserer Zeit) für ein Gleichnis gehalten. Wissenschaftler glauben – natürlich nur mit Vorbehalt, auf Grund von Versuchsergebnissen und vernünftiger theoretischer Überlegungen –, daß in einem schwer festzulegenden Zeitpunkt in der Vergangenheit der Erde die Substanzen, aus denen Leben entstand, in der sogenannten Ursuppe vorlagen. Es war nichts weiter nötig als ein belebender Funke, vielleicht in Gestalt einer kräftigen Dosis kosmischer Strahlung, der sie zu den ersten sich selbst reproduzierenden Molekülen zusammenfügte. Sobald dies geschehen war, verlief das Wachstum organischer Substanz auf der Erde sehr stürmisch, und die erste Schöpfung ging unaufhaltsam vor sich.

Ich habe das starke Gefühl, das von vielen geteilt wird, daß solche entwicklungsträchtigen Bedingungen heute in Form der Hoffnungen und Wünsche und der guten Menschlichkeit des einzelnen in der ganzen Welt bereitliegen und nur auf den belebenden Funken warten, der uns über die Schwelle der zweiten Schöpfung tragen wird. Dieses Mal brauchen wir nicht auf einen Energieausbruch aus dem Kosmos zu warten.

An dem, wohin der Mensch geht und wie er gehen wird, ist nichts Unvermeidliches. Es liegt bei uns, die Ziele zu bestimmen und die Wege festzulegen und dann mit einem von der Vernunft gezügelten Wagemut unsere gefährliche Reise an unseren noch zu entdeckenden Bestimmungsort anzutreten.

Dank des Autors

Beim Schreiben dieses Buches hat mich stets das Gefühl der Verpflichtung gegenüber all jenen Wissenschaftlern und Ärzten begleitet, mit denen ich im Lauf der Jahre, in denen ich für die Zeitschrift »Life« naturwissenschaftliche und medizinische Themen bearbeitete, sprechen und ihnen zuhören und von ihnen lernen konnte. Außerdem bin ich »Life« für die Erlaubnis dankbar, Material zu verwenden, das ich selbst und andere für die Zeitschrift in jahrelanger Arbeit zusammengetragen haben.

Ferner bin ich für die Erlaubnis, aus den folgenden Quellen zitieren zu dürfen, zu Dank verpflichtet:

René Dubos, Man Adapting. Yale University Press.

Margaret Mead, Male and Female. Copyright 1949, 1967 by Margaret Mead. William Morrow & Co., Inc.

Dean E. Wooldridge, Mechanical Man: The Physical Basis of Intelligent Life. Copyright 1968 by McGraw-Hill Book Company. Verwendet mit Erlaubnis des Verlags.

Glenville Williams, The Sanctity of Life and the Criminal Law. Alfred A. Knopf, Inc.

Sir Alan Parkes, Sex, Science, and Society. Oriel Press Ltd., Newcastle upon Tyne 1966.

The Short Novels of Dostojevsky (aus der Einführung von Thomas Mann). The Dial Press, Inc.

Sidney Howard, Yellow Jack; Sinclair Lewis, Arrowsmith. Harcourt, Brace & World, Inc.

Fred Warshofsky, The Rebuilt Man. Thomas Y. Crowell Company.

Gordon Wolstenholme, Man and His Future. Little, Brown and Company.

Bernard Shaw, Back To Methuselah. Mit Erlaubnis des Public Trustee und der Society of Authors, London. Deutsche Ausgabe Suhrkamp 1962.

Alex Comfort, The Nature of Human Nature; Arthur Clarke, Profiles of the Future; Dr. Jacob Bronowski, Science and Human Values. Harper & Row, Publishers, Inc.

Robert C. W. Ettinger, The Prospect of Immortality. Copyright 1964 by R. C. W. Ettinger. Mit Erlaubnis des Verlages Doubleday & Company, Inc.

George W. Beadle und Muriel Beadle, The Language of Life. Copyright

1966 by George W. Beadle and Muriel Beadle. Mit Erlaubnis des Verlages Doubleday & Company, Inc. New York.

Jean Rostand, Can Man Be Modified? (Peut-on modifier l'homme?). Copyright 1956 by Librairie Gallimard, 1959 by Martin Secker and Warburg Ltd./Basic Books, Inc., Publishers, New York.

James Costigan, Baby Want a Kiss. Copyright 1965 by James Costigan. Mit Erlaubnis der Ashley Famous Agency, Inc.

Marcel Proust, Remembrance of Things Past, Swann's Way (A la recherche du temps perdu, Du côté de chez Swann). Copyright 1934, 1962 by Random House, Inc. Deutsche Ausgabe Suhrkamp 1955.

Dr. Marvin L. Minsky, Artificial Intelligence. September 1966. Copyright 1966 by Scientific American, Inc.

Joan Woollcott, The Mortal Cell. September 1967. Mit Erlaubnis von »Medical Affairs«.

Bruce Jackson, White Collar Pill Party. Copyright 1966 by The Atlantic Monthly Company, Boston, Mass. Mit Erlaubnis des Verlags.

Ardis Whitman, Is Marriage Still Sacred? Copyright 1967 by McCall Corporation.

J. Russell Elkinton, M. D., Moral Problems in the Use of Borrowed Organs, Artificial and Transplanted. Aus einem redaktionellen Artikel in der Ausgabe Februar 1964 der Ann. of Internal Med.

Dr. Oscar Creech, The Shape of Medicine in 1990, in: Med. World News, 25. November 1966.

Auszüge aus vier Artikeln in J. Amer. Med. Association: Dr. Frank J. Ayd, Jr., The Hopeless Case, 29. September 1962; Hannibal Hamlin, Life or Death by EEG, 12. Oktober 1964; Dr. Eugene D. Robin, Rapid Scientific Advances Bring New Ethical Questions, 24. August 1964; Dr. William P. Williamson, Life or Death – Whose Decision?, 5. September 1966.

Auszüge aus der Deerfield Foundation Lecture von Joel Elkes, M. D., The Johns Hopkins University School of Medicine.

Auszüge aus der James Arthur Lecture über die Evolution des menschlichen Gehirns von Dr. José M. R. Delgado, unter dem Titel »Evolution of Physical Control of the Brain«, 1965. Mit Erlaubnis des American Museum of Natural History.

Auszüge aus vervielfältigten Vorlesungen über Ethik. Yale Medical School. Mit Erlaubnis der Yale University.

Auszüge aus Dr. Neal Millers »The Scientific Endeavor«, 1965. Mit Erlaubnis der Rockefeller University Press.

Auszüge aus einer Sendung des Public Broadcasting Laboratory über medizinische Moral. Mit Erlaubnis von PBL.